Markus Berger

Alles über psychoaktive Kakteen

Arten, Geschichte, Botanik, Anwendung

Impressum

Verlegt durch:

Nachtschatten Verlag AG
Kronengasse 11
CH-4500 Solothurn
Tel. +41 (0)32 621 89 49
info@nachtschatten.ch
www.nachtschatten.ch

Revidierte und stark erweiterte Ausgabe des 2003 im Verlag Werner Pieper and The Grüne Kraft erschienenen Buches Psychoaktive Kakteen. Eine weitere, wesentlich erweiterte und übersetzte Auflage des Werks ist im September 2004 in Spanien unter dem Titel Cactus Enteógenos im Verlag La Canameria Global (Barcelona) erschienen.

3. Auflage 2026

Der Nachtschatten Verlag wird vom Bundesamt für Kultur mit einem Strukturbeitrag für die Jahre 2026 bis 2028 unterstützt.

Layout: Janine Warmbier, Hamburg
Umschlaggestaltung: Nina Seiler, Zürich
Korrektorat: Nina Seiler, Zürich

Printed in Germany
ISBN 978-3-03788-265-8

Auslieferung EU:
Agorando Technologies GmbH
An der Südspitze 1–12
D-04571 Rötha
info@agorando.com

INHALT

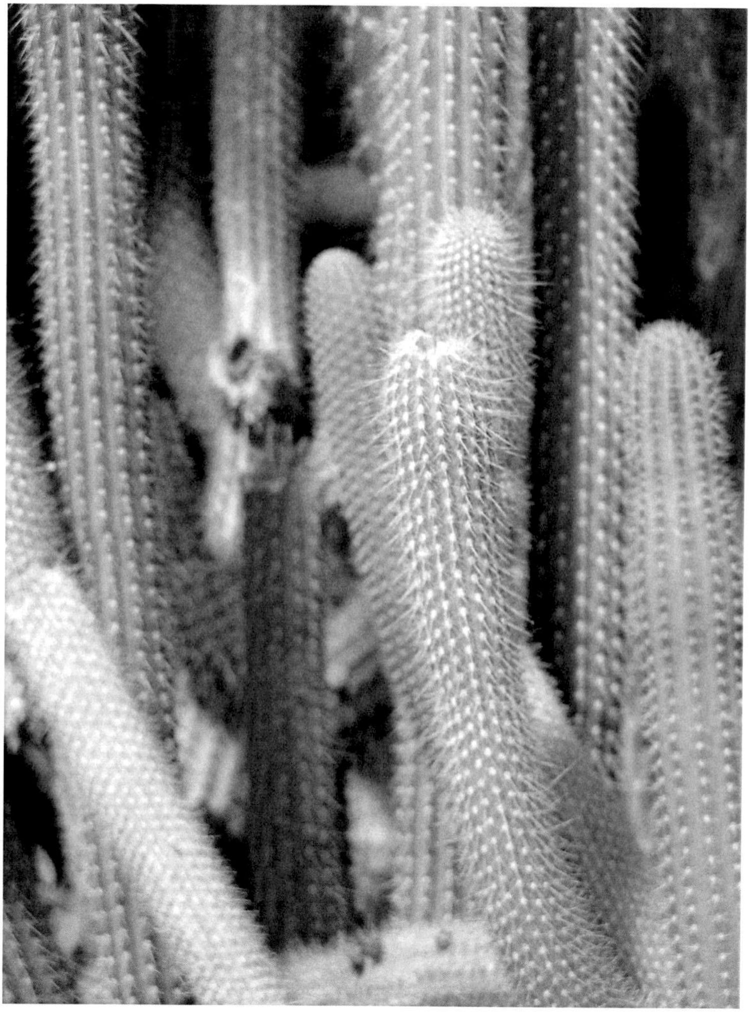

Kakteen sind auf dem amerikanischen Doppelkontinent wichtige Schrittmacher für die soziokulturelle Entwicklung.

Vorwort von Christian Rätsch

Als die Neue Welt »entdeckt« wurde, wurde auch eine Neue Welt der Kakteen entdeckt. Die üppige Fülle an Kaktusspezies allein in Mexiko war für europäische Pflanzenkenner überwältigend. Ganze Landschaften waren von Kakteen in allen Größen und verschiedensten Gestalten bevölkert. Viele wurden von den Ureinwohnern genutzt: als »lebende Zäune«, als Nahrungsmittel, als Medizinen, als Schamanenpflanzen, also als Entheogene. Für manche Indianer war (und ist) ein Kaktus Gott ... wie der berühmte Peyotl oder Peyote (*Lophophora williamsii*) aus Mexiko. Dieser kleine, kugelförmige und stachellose (!) Kaktus galt schon den Azteken als heilig und wurde von ihren Schamanen, die *Nahualli* (Verwandler), genannt wurden, eingenommen, weil sein Genuss prächtige und erkenntnisfördernde Visionen, genannt *temixoch*, »Blühende Träume«, schenken konnte. Für die Indianer stammt diese Kraft von der göttlichen Seele, die in dem kleinen Kaktus schlummert. Wir würden diese »Seele« wohl als den psychoaktiven Wirkstoff Meskalin bezeichnen. Aber, egal ob wir die Ursache der visionären Wirkung »Seele« oder »Wirkstoff« nennen, die davon ausgelösten menschlichen Erfahrungen bleiben die gleichen. Diese psychedelischen Erfahrungen eröffnen einen erstaunlichen Einblick in eine andere Wirklichkeit, die ansonsten dem Auge verschlossen bleibt. Für die Indianer ist die andere Wirklichkeit, die vom normalen Schein befreite »wahre Wirklichkeit«. Für konservative Psychiater ist eine derartige Erfahrung eine künstlich erregte Psychose, bestenfalls eine illusionäre Halluzination, also etwas Pathologisches.

Der Peyotekaktus bzw. das Meskalin war die erste »psychedelische« Droge, die im Westen, vor allem in Deutschland zu Anfang des 20. Jahrhunderts, erforscht wurde (Beringer). Seither wurden weitere Kaktusarten entdeckt, die von Schamanen als Entheogene benutzt werden, und die ebenfalls das Meskalin als Hauptwirkstoff enthalten, wie der südamerikanische San-Pedro-Kaktus (*Trichocereus pachanoi*). Es wurden auch Kakteen, von denen keine traditionelle, d. h. schamanische Nutzung bekannt ist, chemisch analysiert. Auch bei dieser Forschung hat man Meskalin, aber auch weitere psychoaktive Phenethylamine in vielen Kakteen entdeckt. Im vorliegenden Buch werden die Kakteen, die psychoaktive Substanzen enthalten, erschlossen. Dabei wird bei den ethnobotanisch relevanten Arten ihre kulturelle Bedeutung aufgezeigt.

Deshalb ist das vorliegende Buch sicherlich ein brauchbares Werk für Botaniker, Ethnobotaniker, Naturstoffchemiker, Ethnopharmakologen, ethnologische Schamanismusforscher, interdisziplinäre Bewusstseinsforscher, visionäre Künstler, magische Adepten, moderne Alchemisten, spirituell Suchende, für Mediziner, Psychiater, Therapeuten, Heilpraktiker, für professionelle Gärtner, Pflanzenzüchter, für Gartenfreunde, Kakteenliebhaber und Naturphilosophen. Ihnen allen kann das Kakteenbuch von Markus Berger nützen. Ich hoffe, dass es eine breitere Leserschaft findet.

Christian Rätsch
Hamburg, im August 2012

Vorwort zur 3. Auflage

Als dieses Buch zum ersten Mal erschien, hätte ich nicht gedacht, dass sich wenige Jahre später eine psychedelische Renaissance auf diesem Planeten ereignen würde. Heute – da diese tatsächlich in vollem Gange ist – wird daher das Wissen, das in diesem Band und vielen anderen Büchern von uns Protagonisten der psychedelischen Bewegung versammelt ist, mehr gebraucht denn je. Es freut mich sehr, zu sehen, dass damit auch meine Arbeit nach wie vor Früchte tragen kann und ihre öffentliche Reichweite sich deutlich zu vergrößern im Begriff ist.

Neben dieser aufregenden Renaissance ist in den vergangenen Jahren durch massenweise Forschung an pharmakologisch aktiven Pflanzen auch eine unermessliche Vielzahl an »neuen« Vertretern der psychotropen Flora entdeckt worden. Häufig, ohne dass die psychoaktiven Eigenschaften eines Gewächses im Hauptfokus gestanden hätten. Die Kenntnis um zahlreiche, bisher unbekannte psychisch aktive Pflanzen ist oft ein Nebenprodukt der Untersuchungen von Organismen, die auf unterschiedliche pharmakologische Effekte hin studiert wurden. Was auffällt, ist, dass eine solche aktuellere Forschung an Kakteen kaum stattgefunden hat. Und das, obwohl die Familie der Cactaceae sich schon immer als arzneiliche Schatzkammer erwiesen hat. Auch, wenn dieses Buch in einer der nächsten Auflagen unbedingt aktualisiert werden sollte, so sind doch neue Erkenntnisse über psychotrope Eigenschaften von Kakteen aufgrund dieses mangelnden akademischen Interesses nur spärlich vorhanden.

So hat man zum Beispiel herausgefunden, dass der Feigenkaktus *Opuntia ficus-indica* angstlösende (anxiolytische), antidepressive und sedative Effekte induzieren kann (Akkol et al. 2020; Benattia et al. 2019; De Lima Moura et al. 2023; Park et al. 2010). *Pereskia aculeata* wurde ebenfalls wissenschaftlich betrachtet. Forscher wiesen in dem Blattkaktus sowohl Meskalin als auch Tryptamin und die psychotropen Verbindungen Hordenin, Petunidin und Quercetin nach (PINTO NDE et al. 2015). Außerdem verifizierten sie die analgetischen Eigenschaften der Pflanze (ebd.). Und in diversen Arten der Gattungen *Hylocereus (H. costaricencis, H. lemairei, H. megalanthus, H. polyrhizus, H. undatus), Stenocereus (S. huastecorum, S. thurberi)* und *Selenicereus (S. setaceus)* wurden die psychotropen Verbindungen Catechusäure, Chlorogensäure, Gallussäure, Isoquercitrin, Kaempferol, Kaffeesäure, Luteolin, Naringenin, Protocatechusäure, Quercetin und Rutin sowie eine mit den Inhaltsstoffen in Zusammenhang stehende anxiolytische Wirksamkeit von *Hylocereus polyrhizus* nachgewiesen (COELHO et al. 2024). *Cereus jamacaru* wurden ebenfalls anxiolytische Effekte bescheinigt (DUTRA et al. 2025). Viel mehr interessante Erkenntnisse sind im Grunde nicht geschöpft worden. Doch da die Zeit nicht stillsteht und die Ressentiments gegenüber dem psychoaktiven Thema sich zusehends verflüchtigen, dürfen wir gespannt sein, was die Zukunft in dieser Hinsicht noch für uns bereithält.

Markus Berger
Felsberg, im März 2026

Literatur

Coelho VS, de Moura DG, Aguiar LL, Ribeiro LV, Silva VDM, da Veiga Correia VT, Melo AC, Silva MR, de Paula ACCFF, de Araújo RLB, Melo JOF. (2024), The Profile of Phenolic Compounds Identified in Pitaya Fruits, Health Effects, and Food Applications: An Integrative Review, *Plants* (Basel) 13(21): 3020.

DE LIMA MOURA R, DUTRA LMG, NASCIMENTO MDVSD, DE OLIVEIRA JCN, VIERA VB, DANTAS BS, COSTA RG, DA SILVA MS, DE MEDEIROS AN, NASCIMENTO YMD, TAVARES JF, SOARES JKB. (2023), Cactus flour (Opuntia ficus-indica) reduces brain lipid peroxidation and anxious-like behavior in old Wistar rats, *Physiol Behav.* 272: 114360.

DUTRA LMG., DE SOUZA AQUINO J, ALVES MEF, DE LIMA MOURA R, DO NASCIMENTO YM, DA SILVA MS et al. (2025), Consumption of goat yogurt enriched with Cereus jamacaru DC. modulates the gut-brain axis inducing anxiolytic-like behavior in young rats, *Physiology & Behavior* 301: 115063.

PARK SH, SIM YB, HAN PL, LEE JK, SUH HW. (2010), Antidepressant-like effect of kaempferol and quercitirin, isolated from Opuntia ficus-indica var. saboten, *Experimental Neurobiology* 19(1): 30.

PINTO NDE C, DUQUE AP, PACHECO NR, MENDES RDE F, MOTTA EV, BELLOZI PM, RIBEIRO A, SALVADOR MJ, SCIO E. (2015), Pereskia aculeata: A plant food with antinociceptive activity, *Pharm Biol.* 53(12): 1780-1785.

Danksagung

Wer mich kennt, der weiß, dass ich ohne eine ausführliche Danksagung im Rahmen eines solchen Buchs nicht auskomme. Daher bedanke ich mich aufrichtig und voller Liebe bei meiner Familie, meiner Frau Jutta, meinen Kindern Mirko und Melina und meinen Eltern. Für die unfassbare Unterstützung bei der Realisierung dieses Bandes danke ich meinem Freund und Verleger Roger Liggenstorfer sowie Barbara Blankart, Janine Warmbier und der gesamten Nachtschatten-Crew. Für das herrliche Vorwort zu diesem Buch bedanke ich mich bei meinem geschätzten Freund und Kollegen Christian Rätsch, der maßgeblich dafür mitverantwortlich ist, dass ich mich seit nunmehr weit über 20 Jahren mit den psychoaktiven Welten beschäftige. Derselbe Dank geht an Christians Frau, meine liebe Kollegin Claudia Müller-Ebeling. Ich umarme euch!

Allen, die direkt oder indirekt an der Entstehung dieses Buchs mitgewirkt haben, danke ich ganz herzlich – sei es durch ihre Freundschaft zu mir, ihre aufbauenden Worte und Taten, ihr Mitleiden während der Zeit meiner verheerenden Erkrankungen, ihre Inspiration, ihre Unterstützung, ihre Tipps und die Weitergabe ihrer Erfahrungen und/oder Bibliotheken – als da wären: Albert Hofmann (in memoriam), Sergius Golowin (in memoriam), Jochen Gartz, Wolfgang Bauer, Hans Cousto, Ralph Metzner, Ann und Alexander Shulgin, Jon Hanna, Ernst und Meizhen Meerbeck, Richard Rainsford, Lieyong Su, Hartwin Rohde, Tobias Szuwart, Mark „Marker" Meritan, Michael Knodt, Dieter Hagenbach, Daniel Trachsel, Ernesto Blume, Moisés Lopez, Enric Galega, Gianluca Toro, Alan Shoemaker, Alexander Ochse, Olit R., Günter Weiglein, Winni Fleckner und Klaudia Kolks, Michael Arnotti a.k.a. Tim, Kathrin Gebhardt, Mathias Bröckers, Ed Rosenthal, Thomas Chong, Jörn Werner, Jan Onym, Chris Groß, Johnny Appleseed, Ganesh Baba, K. Trout, D. M. Turner (in memoriam) und alle, die ich trotz intensiver Belastung meiner Großhirnrinde vergessen habe.

Musikalisch danke ich für jegliche Unterstützung meiner Arbeit den einzigartigen Beastie Boys (in memoriam Adam Yauch), Cypress Hill, Kottonmouth Kings, The Individuals, Adam Freeland, Alex Metric, Anoraak, Skrillex, Beginner, Infected Mushroom, Goa Gil, Evil Nine, Supergrass, Armin van Buuren, Boogie Army, Lady Waks, Fu Schnickens und dem venerablen Selassikai.

Ich danke allen Psychonauten, Psychoaktiva-Enthusiasten, Blazin-Tommy-Fans und Ethnopharmakologen dieser Welt! Möge der Hauch unseres Geistes fortbestehen und der von uns und unseren Vorfahren gesetzte Same keimen und aufgehen. Blühe, Entheogene Reform!

Unter den richtigen Umständen
führt Peyote den Schamanen
und seine Schüler zur Erleuchtung.
Peyote erhellt ihr Bewusstsein
und stellt sie auf die Lebenskraft der Natur ein.

HUICHOL-WEISHEIT

Und auf einmal verstand Schwarzhaar die Sprache der Sterne. Er lauschte ohne Angst dem Brausen des unendlichen Himmels. Glühender Staub zog an ihm vorbei, ballte sich zu Kugeln, wurde dichter und dichter. Es tauchten Sonnen auf und lockten mit der Stimme der Mutter des Lebens den sengenden Tod davon. Was hier verloren ging, setzte sich anderswo fort. Ein ewiges Wirken und Weben. Es gab kein Fragen mehr, denn keine Zunge formte die Worte. Das Höhere stieg noch höher, und das Niedrige erklomm mühsam Stufe um Stufe. Schwarzhaar hörte tausend Lieder, und jedes Staubkorn sprach von ewigen Zeiten, vom Vergehen und Entstehen, von Welten, die entstanden und längst verweht ein anderes Dasein führen. Er sank ohne Angst tiefer und tiefer, bis sein Fuß auf einmal etwas Weiches fühlte. Da hörte er über sich eine Stimme. „Schwarzhaar, frage dein Herz, was es zu sagen hat!" Und das Herz antwortete ihm: „Ich will, dass ich immer einig bin mit dem Kopf!" „Und nun", sagte die Stimme, „frage deinen Kopf, was er zu sagen hat!" Und der Kopf antwortete: „Ich will, dass ich immer einig bin mit dem Herzen!" Als der Kopf diese Worte sprach, fühlte Schwarzhaar eine Hand, die ihn über eine Wiese führte. „Bist du es, oberster Herrscher Mescál?" „Ja", antwortete dieser, „und nun höre: Was immer du an Wissen hast, es ist trocken und ohne Wert, wenn nicht Mitleid und Güte die Schale des Kopfes füllen!"

Aus: SCHÄFER et CUZ, *Im Reiche des Mescál*

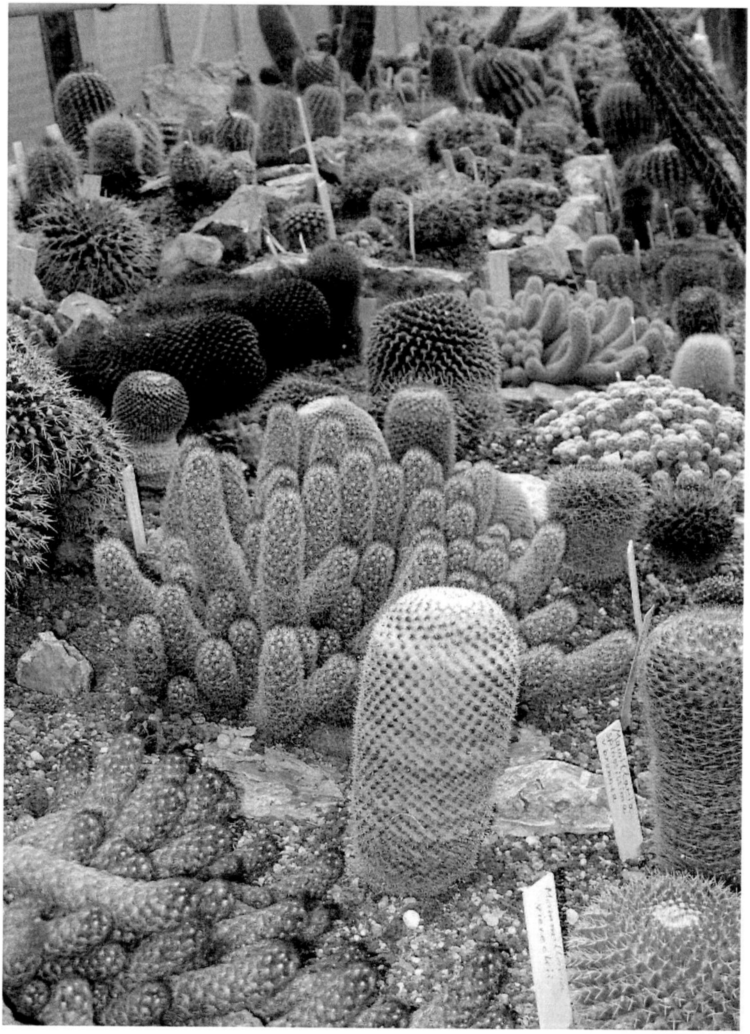

Diese prächtige Kakteensammlung umfasst mehrere psychoaktive Arten.

DER KAKTUS, DER MENSCH UND DIE GESCHICHTE

Historisches

„... Ich arbeite mit Aldous Huxley, Alan Watts und Allen Ginsberg, dem Poeten. Wir glauben, dass die Synthese des Peyote (Meskalin) und der Pilze (Psilocybin) Möglichkeiten bietet, das Bewusstsein zu erweitern, die Wahrnehmung zu verändern und Abstraktionen zu beseitigen ...“
TIMOTHY LEARY[6]

„Dass Peyotl ritualisiert angewendet wird, ist ganz wichtig. Jene, die es anwenden, sind durch einen Ritus betreut und geschützt, und darum gibt es auch keinen Missbrauch. Wir haben in unserer Gesellschaft keine solchen kulturellen Riten mehr, deshalb sind wir auch viel gefährdeter.“
VANNINI et VENTURINI 1999: 16

„Es gibt die ‚Peyote Meetings‘ der ‚Native American Church‘, der ‚Kirche der Ureinwohner Amerikas‘, bei denen ein Visionen schenkender Kaktus (Peyote, botanisch ‚Lophophora williamsii‘, meskalinhaltig) verspeist wird; in Mexiko werden verschiedene vergorene Getränke (Balché, Octli, Chicha usw.) rituell getrunken; es gibt die ‚mesa‘-Rituale in Peru, bei denen der meskalinhaltige San-Pedro-Kaktus (Trichocereus pachanoi) als Tee getrunken wird (...).“
RÄTSCH et OTT 2003: 74

Der Gebrauch psychoaktiver Kakteen hat eine lange Geschichte und Tradition. Wie archäologische Funde[7] ergaben, wird seit etwa 7000 Jahren Peyote (*Lophophora williamsii* und weitere Arten) in Texas und Mexiko sakral verwendet[8]. Im Lauf der Zeit fanden sich andere, ebenfalls psychoaktive Alkaloidkakteen, wie San Pedro (*Trichocereus pachanoi, T. peruvianus*), Doñana (*Neocoryphantha macromeris*), Tsuwiri und Sunami (*Ariocarpus* spp.) oder Peyotillo (*Pelecyphora aselliformis*), welche entweder als Beigabe im Rahmen eines Peyoterituals, als Medizin, als Zaubermittel oder als Substitut in Zeiten der Peyoteknappheit eingenommen werden (siehe Abschnitt *Die psychoaktiven Kakteen*).

Die Huichol- und die Tarahumara-Indianer, die Accaxeen, Cora und Yaki übten den Peyotekult am intensivsten aus. Die Huichol, Cora und Yaki praktizieren ihn bis heute, bei den Tarahumara scheint er sich langsam einzustellen.

Die Mescalero-Apachen und die Lipan etablierten wahrscheinlich den rituellen Kakteengebrauch in Nord-Amerika, wo er von den Arapahos, den Cheyennen, Chippewa, Comanche, den Delawaren, Navajo, den Pawnee, Shawnee, den Sioux und einer Reihe anderer Stämme übernommen wurde[9].

Die schamanischen Peyote-Esser sehen während eines Rituals die Zukunft voraus, heilen Kranke (s. u.) und lösen sogar scheinbar marginale, weltliche Probleme, was eine eindrucksvolle Demonstration der Macht des Peyote darstellt. Peyote wird außerdem auf Stammesfesten oder als leistungssteigernde Medizin, z. B. bei rituellen Wettläufen der Tarahumara, eingenommen.

Die beiden Haupt-Störfaktoren der freien geistigen Entfaltung, der Staat und die christlichen Kirchen, versuchen seit langer Zeit und immer wieder, den Kakteenkult zu zerschlagen oder wenigstens größtenteils zu unterbinden. Dies gelang allerdings niemals vollständig. 1995 erließ Bill Clinton ein Gesetz, das den Angehörigen der *Native American Church*[10] die rituelle Einnahme meskalinhaltiger Kakteen innerhalb der USA gestattet.

Die Hikuri-Jagd

Eine kleine Gruppe der Huichol unternimmt jedes Jahr eine lange Reise nach Wirikuta, um Peyote zu sammeln. Ein *Mara' akame* (Schamane) leitet die Jagd. Heutzutage wird die räumliche Distanz mit dem Auto überwunden. Früher mussten die Huichol den etwa 300 Kilometer langen Weg zu Fuß bewältigen – eine Peyote-Jagd dauerte 43 Tage. Der Legende nach, hinterließ ein gejagter Hirsch anstatt Fußspuren kleine Peyote-Kakteen. Die Jäger waren von dieser Speise der Götter so angetan und entzückt, dass sie von dem Hirsch abließen. Giorgio Samorini erzählt den Mythos:

„Vor langer Zeit, als die Vorfahren der Huichol zum erstenmal an den Ort gelangten, wo heute der *hi'kuli* wächst, sahen sie einen Hirschen, der kaum dass er fünf Schritte machte, verschwand. Als sie sich den Spuren (des Hirschen) näherten, entdeckten sie, dass jede einzelne ein *hi'kuli* war. Insgesamt waren es fünf, einer pro Fußspur. Sie schossen auf jeden einzelnen *hi'kuli* Pfeile, ohne ihn zu verletzen, zwei Pfeile auf die Spitze jedes einzelnen, sodass das hintere Stück des einen Pfeiles gegen Osten und das hintere Stück des anderen gegen Westen zeigte. An dem Ort, wo der Hirsch verschwunden war, wurde ein *hi'kuli* von riesiger Größe gefunden, der *Pa'li* oder *Wapa'li* genannt wurde. Nach einer Weile zogen sie die Pfeile heraus und verwahrten sie in den Köchern. Sie ließen lediglich diejenigen zurück, die sie in den größten *hi'kuli* gesteckt hatten, wie es ihnen von Urgroßvater Hirschschwanz aufgetragen wurde. Dann setzten sie sich und aßen den *hi'kuli*. Tamat's Palisi'ke blieb an dem Ort, wo der erste *hi'kuli* erschienen war, und heute kann man ihn in der Form eines Altars sehen. Es ist der Hauptaltar, ein großer *hi'kuli*" (SAMORINI 1998: 37).

hikuri (=Peyote) darf nicht einfach geerntet werden. Wird *hikuri* gesichtet, schießen die Jäger einen Pfeil dicht neben ihn in den Boden. Der Kaktus ist nun erlegt und jeder Teilnehmer nimmt ein Reinigungsritual, eine Art Beichte, rituelle Waschungen und Gebete um Regen und Erntesegen vor. Dann werden mehrere Tage lang große Körbe mit Peyote befüllt. In Christian Rätschs Tabakbuch wird uns in diesem Zusammenhang auch die Verknüpfung zwischen Kaktus und Tabak erläutert:

„Die Huichol gehen einmal im Jahr auf die Peyotejagd. Dazu haben sie kleine Pfeile und Bögen bei sich, mit denen sie den meskalinhaltigen Kaktus (...) schießen, so als ob sie tatsächlich als Jäger einen Hirschen, der den Peyote symbolisch in animalischer Form darstellt, erlegen. Dieser Pfeil ist gleichzeitig ein Gebet dafür, dass die Flaschenkürbisse an den Bäumen gut gedeihen, um daraus die rituell wichtigen Tabakkürbisse gewinnen zu können.

Nun folgt die Zeremonie der Tabakverteilung. Es werden Pfeilbogen ausgelegt, die in die vier Himmelsrichtungen weisen. Um

Mitternacht wird ein Feuer entfacht; denn für die Huichol ist der Tabak eng mit dem Feuer verknüpft. Der Schamane betet, während er den Tabak vor das Feuer legt, ihn mit den Federn berührt und dann an alle Pilger verteilt. Diese legen ihn in ihre Kürbisflaschen, als Symbol der Geburt des Tabaks.' (SCHULTES und HOFMANN 1998: 149f.)

Die Huichol-Indianer fertigen aus den getrockneten Baumkürbissen (*Crecentia cujete* L.) zeremonielle Tabakkalebassen oder ‚Tabakkürbisse' (...) an, die z.T. mit visionären Mustern oder symbolischen Bildern, die sie bei ihren Peyoteerfahrungen visionär gesehen haben, verziert sind (...); sie dienen auch als Opfergaben an einen erlegten Hirschen [= Peyote] oder an den halluzinogenen Goldkelch (*Solandra* spp., *Solanaceae*), den magischen ‚Baum des Windes' (...). Manchmal werden die ‚Tabakkürbisse' auch aus den Skrotum des Hirsches, einer mythischen Personifikation des Peyotekaktus, hergestellt (...)" (RÄTSCH 2002: 181).

Damit das Wissen um die *hikuri*-Wallfahrt nicht verloren geht, werden schon Kinder für die spätere Suche und Peyotejagd ausgebildet.

„Jedes Jahr wird im frühen Herbst, wenn der erste Mais und die ersten Kürbisse auf den Feldern gereift sind, eine längere Zeremonie für die jüngeren Kinder abgehalten, die gleichgesetzt werden mit den ersten Früchten auf dem Feld. Für sie rezitiert der Schamanenälteste der Verwandtschaftsgruppe die Geschichte in sich wiederholendem Gesang, den er mit seiner magischen Trommel begleitet. Diese ist ein dreifüßiges, aufrecht stehendes Instrument, das aus einem ausgehöhlten Baumstamm gemacht und mit einem Hirschfell bespannt ist. Diese Trommel erinnert sehr an jene *huehuetl* genannte der Azteken, doch nennen die Huichol sie *tepu*, von *teponaztli* abgeleitet, dem Nahuawort für die horizontale hölzerne Zungentrommel aus vorspanischen Zeiten. Mit seinem Gesang und den Schwingungen seiner Trommel verwandelt der Schamane die teilnehmenden Kinder in Vögel, die er in einem magischen Flug über den Weg der Peyotewallfahrt führt, wobei er auf alle wichtigen Stellen hinweist, sie einzeln benennt und die Kleinen dabei über die Geschehen in alten Zeiten belehrt, als die göttlichen Peyotesucher oder, wie die Huichol sie nennen, die *hikuritámete*, die heilige Suche einführten und den Hirsch-Peyote erfolgreich in Wirikúta jagten. Wenn die Kinder dann alt genug sind, um selbst auf eine solche Pilgerfahrt zu gehen, ist die heilige

Geographie unauslöschlich in ihr Gedächtnis eingeprägt.“ (FURST 1981)

Ein Neuling der *hikuri*-Jagd, ein sogenannter Primero, darf bei seiner ersten Ankunft in Wirikuta das Land nur mit verbundenen Augen betreten. Seine Augen würden, so die Huichol, in jedem anderen Fall durch die Herrlichkeit und Brillianz dieses heiligen Ortes erblinden. Bevor der Primero die Augenbinde abnehmen darf, wird er vom *Mara' akame* feierlich getauft. Der Schamane erklärt ausführlich, welch göttlicher Anblick den jungen Peyote-Jäger erwartet. Erst auf diese Weise vorbereitet, sind Körper und Geist des Primero befugt, *hikuri* zu finden und zu sammeln.

Die Tarahumara gehen nicht mehr auf Peyote-Jagd. Sie erwerben heute ihren *hikuri* käuflich bei den Huichol. Früher hingegen unternahm der Stamm noch seine eigenen Expeditionen:

„Da (...) die Peyotekakteen im Land der Tarahumara fehlen, müssen sie dort geholt werden, wo sie noch wachsen, vor allem im Gebiet des Bundesstaates San Luis Potosí. Zu diesem Zweck werden Männer in Gruppen von etwa einem Dutzend Sammlern alljährlich ausgesandt. Die Sammelgebiete befinden sich viele hundert Kilometer entfernt, so dass es sich um eine Art Expedition handelt. Diese wird rituell vorbereitet. Während einer vorangehenden Reinigungszeremonie wird Kopalharz verbrannt - Weihrauch der Indios Mexikos. Auf dem Weg ins Sammelgebiet dürfen die Männer essen und trinken, was ihnen beliebt. Haben sie aber das Gebiet, in dem Peyote wächst, erreicht, so ist ihnen nur noch *pinole* erlaubt, in Wasser aufgelöstes Mehl aus geröstetem Mais. Wenn die Sammler den ersten Peyotekaktus entdecken, errichten sie ein hohes Kreuz, Sinnbild des Lebens oder, wie manche Forscher annehmen, der vier Himmelsrichtungen (...)” (LEUENBERGER 1970: 23).

Verlauf eines Peyote-Rituals

Das Peyote-Ritual (*Peyote meeting*) ist ein sogenanntes Kreisritual. Das Zeremoniell findet in einem eigens für das Meeting hergerichteten Tipi statt. Die Teilnehmer sitzen die ganze Nacht im Kreis um ein Feuer, welches während dieser Zeit nicht verlöschen darf. Auf einem Altar liegen der Peyotestab (*talking stick* = ein symbolischer Ritualgegenstand), sowie Rassel, Flöte und Trommel. Zwischen Altar und Feuer steht ein lebendiger, älterer Peyote-Kaktus, der den Großen Geist symbolisiert. Das Tipi ist Symbol für das Universum, der Peyotestab steht für die Einheit des Großen Geistes mit dem Menschen. Mit Rassel und Trommel werden gesungene Peyote-Lieder untermalt, wobei die Rassel ein Gebet symbolisiert und die Trommel für den Puls, den Herzschlag steht. Der Ritualleiter (*Roadman*) spricht während der Peyote-Einnahme Gebete und singt heilige Lieder. Es kommt auch vor, dass Passagen aus der Bibel rezitiert werden.

„Die *Road men* sind darauf trainiert, auf Leute zu achten, die sich über Maß zurückziehen [dies ist zumeist ein Zeichen von beginnenden Negativerfahrungen; Anm. d. Verf.]. Beginnt ein Teilnehmer ins Feuer zu starren und scheint sich von den anderen abzusondern, spricht der *Road man* ihn an und, wenn nötig, geht zu ihm und betet mit ihm. Während des Betens fächert der *Road man* den Teilnehmer mit einem Fächer aus Adlerfedern, besprenkelt ihn mit Wasser und fächert Zedernweihrauch." (BERGMAN 1971)

Die Teilnehmer singen und schweigen im Wechsel, räuchern mit Kräutern, rauchen Tabak, trinken Wasser und kauen Peyote. Es wird während des gesamten Rituals nichts gegessen, außer den Peyote-Buttons. Das Ziel des *Peyote meetings* ist im weitesten Sinne das Erlernen des Sehens. Des Sehens seiner selbst, der im Normalzustand sinnlich nicht greifbaren Welt und der kosmischen Zusammenhänge. Man könnte sagen, die Probanden lernen, das Sein zu durchdringen – den Sinn des Lebens zu begreifen[11]. Schultes bemerkt, dass jedes Peyote-Ritual auch ein Heilungsritual sei. Da Peyote so gut wie alle Krankheiten zu heilen vermag, werden den anwesenden Kranken große Mengen des Kaktus verabreicht[12].

Meskalin/Peyote in der Medizin

„Meskalin machte die Experimentatoren mit einem Vermittler der ‚künstlichen Paradiese' bekannt, der sowohl Cannabis als auch Opium an Stärke übertraf. Beschreibungen von Meskalinzuständen zogen unweigerlich die Aufmerksamkeit der Surrealisten und Psychologen auf sich, die auch ihre Faszination von den in den Tiefen des neu definierten Unbewussten verborgenen Bildern mit-

einander teilten. Dr. Kurt Beringer, Lewins Schüler und ein Bekannter von Hermann Hesse und C. G. Jung, wurde zum Vater der psychedelischen Psychiatrie. Sein phänomenologischer Ansatz legte besonderes Gewicht auf die Berichterstattung über die inneren Ausblicke, die der Betreffende genoss. Er führte Hunderte von Experimenten mit Meskalin bei Menschen durch."
(McKenna 1992: 287)

Peyote lindert Leiden und heilt Krankheiten wie Arthritis, Darmerkrankungen, Diabetes, Fieber, Grippe, Kopfschmerzen, Sonnenstich, Schwindsucht und viele andere. Er wird außerdem als Gegenmittel bei Vergiftungen mit Toloache, einer Stechapfel-Art (*Datura innoxia*), eingesetzt und er unterstützt die Entwöhnung vom Alkoholismus. Dr. Louis Lewin brachte den Peyotekaktus als erster für wissenschaftliche Studien nach Europa und bewies 1888 die Existenz von Alkaloiden im Peyote. Deshalb wurde der bis dahin von der Fachwelt *Echinocactus williamsii* genannte Peyote im Rahmen einer nomenklatorischen Änderung ehrenhalber in *Anhalonium lewinii* umbenannt.

Von nun an interessierte sich kurzzeitig auch die Schulmedizin, vor allem der Zweig der Psychotherapie und Psychoanalyse, für das Meskalin, welches der Leipziger Arthur Heffter 1896 als erster aus dem Peyotekaktus isolierte. Dazu Albert Hofmann: „Das Alkaloid Meskalin [...] war das erste als reine Substanz vorliegende Halluzinogen oder Phantastikum [...], mit dem chemisch erzeugte Veränderungen der Sinnesempfindungen, Sinnestäuschungen (Halluzinationen) und Bewusstseinsveränderungen studiert werden konnten."[13]

Mit der in den 50er Jahren am kanadischen Hollywood Hospital von Dr. Abraham Hoffer ins Leben gerufenen psychedelischen Alkohol-Entwöhnungstherapie, der sogenannten „Psychedelic Therapy", wurde eine psychotherapeutische und psychiatrische Behandlungsform entwickelt, die eine starke Meskalinerfahrung, z. B. mit Peyote, aber auch Psilocybin und (hauptsächlich) LSD-25 in das Therapiegeschehen einbindet. Auf diese Art wird dem Patienten ein mystisches Offenbarungserlebnis verschafft, von welchem ausgehend die Persönlichkeitsstruktur des Probanden gänzlich neu definiert werden kann.

In England wurde 1954 von den Psychiatern Sandison, Spencer und Whitelaw eine, auf der Freudschen Psychoanalyse basierende Therapie geschaffen, die sogenannte „psycholytische Therapie" (gr. *lysis* = Auflösung). Der Patient bekommt über einen 6 Monate bis 2 Jahre dauernden Zeitraum Halluzinogene wie Meskalin, Psilocybin oder LSD in mittleren Dosen und verarbeitet die Erfahrungen dann mittels Malerei und Gespräch sowie anderer, vorwiegend gruppendynamischer Aktivitäten. Auf dem Gebiet der psycholytischen Forschung machte sich der deutsche Nervenarzt Hanscarl Leuner, Professor an der Universität Göttingen, durch zahlreiche Publikationen weltweit einen Namen[14].

Der berühmte Heidelberger Psychiatrieprofessor und Meskalinforscher Professor Dr. Kurt Beringer, ein Kollege Louis Lewins und ein Freund Hermann Hesses und C. G. Jungs, griff 1920 die Idee auf, das Rauschverhalten und die „Rauschgestaltung" unter Meskalineinwirkung zu studieren. Beringer hatte berufsmäßig, als klinischer Psychiater, ausschließlich mit Nervenkranken zu tun, die ihre Meskalinerfahrungen für wissenschaftliche Zwecke nicht befriedigend genug beschreiben konnten. Deshalb wurde die Studie an geistig gesunden Probanden vorgenommen. Ärzte, Juristen und Studenten, ein Maler, ein Philologe und ein Zoologe bekamen gezielte Meskalindosen. Die Erlebnisse eines jeden einzelnen Probanden wurden per Protokoll präzise dokumentiert. 1927 veröffentliche Beringer dann sein auf diesen Forschungsarbeiten basierendes Werk *Der Meskalinrausch – seine Geschichte und Erscheinungsweise*, welches bis heute weltweit das Standardwerk zum Thema ist. Im gleichen Jahr veröffentlichte Alexandre Rouhier, ein französischer Psychologe, die letzte offizielle, versuchspersonenbasierte Studie zur Wirkungsweise des Peyote unter dem Titel *Le Peyotl*[15].

Hans Prinzhorn (1886–1933), der berühmte Kunsthistoriker, Arzt, Psychologe und Herausgeber der legendären psychiatrischen Sammlung *Bildnerei der Geisteskranken* (Berlin 1922), hielt 1927 bei der Gesellschaft für freie Philosophie einen Vortrag über seine erste, 1922 in Heidelberg erlebte Meskalinerfahrung:

„... Ohne Grenzen ging nun alles ineinander über – sonderte sich für kurze Zeiten angestrengter Besinnung, um bald wieder zu verschwinden zu einem Gesamtweltgefühl, das an Fieber, beginnende Narkose, schwerste Übermüdung nach Strapazen (Krieg) oder stärkerem Alkoholrausch erinnert. Der ganze Raum wurde zu einem farbigen und klingenden Gewoge, das nah um mich locker, etwas ferner hingegen dichter, fester, geballter aussah. Auch der Fußboden machte darin keinen Unterschied – wiederholt vergewisserte ich mich durch Aufstampfen, dass da in dem klingenden Wogen wirklich ein Boden sei, auf dem man stehen könne – ich schwebte mehr als ich ging. Sobald ich einen Gegenstand aufmerksam anblickte oder ihn berührte, löste er sich aus der Umgebung, bekam aber sogleich eine irritierende zudringliche Selbständigkeit und störte dadurch die Situation derart, dass ich z. B. nach einem schwarzen Klavierstuhl wütend mit dem Fuß stieß. – Beim Liegen mit geschlossenen Augen verloren die Richtungen des Raumes (oben, unten, rechts u. s. w.) nach denen der Begleiter fragte, allen Sinn. Zwang ich mich, anzugeben, wo etwa oben sei, so sagte ich mir: Du liegst auf dem Rücken, also muss oben auf deiner Gesichtsseite, da vor dir sein.

Am wunderlichsten, aber auch am schönsten war das Klingen und Schwingen, darin Farben und Raumformen zugleich enthalten waren. Ich musste immerfort summende Töne versuchen, um den vollen Einklang zu bewähren, vor allem aber den Rhythmus aufzunehmen, oder, wie ich auf Fragen sagte, den 'Kuppelzauber mit herübernehmen' in die Augenblicke der Besinnung. Hier mag ein Stück aus dem eigenen Protokoll folgen, das am Tage nach dem Erlebnis diktiert wurde: Der Drang zum Summen setzt sich immer wieder durch, und zwar so, dass erst das Summen da war und dann mein Wissen darum – wobei dann gleichsam ein Hinübergleiten zum Gefühl des eigenen Körpers eintrat, jedoch mit dem Drang, diesen 'Stimmklang' als Ausdruck oder Symbol einer unendlichen Einheit zu erläutern. Beim Übergang in das Stadium der völligen Auflösung versuchte ich mit einer gewissen unwilligen Erbitterung mir den Hergang der Dunkelzimmerereignisse genau zu reproduzieren, wobei ich jedoch stets den Faden verlor wegen der immer stärker andrängenden Auflösungserlebnisse. Als zweite Komponente zu diesem Drang stellte sich Angst und Besorgnis ein, das Erlebte könnte mir später verlorengehen. Zu dem Summen, in das mir dann auch zwangsmäßig Worte einflossen, die ich erst nachher bemerkte, wie wenn sie von einer fremden Instanz produziert wären, gesellte sich zunehmend eine andere Tendenz: den Summton zu rhythmisieren durch Laute wie 'nen – nen – nen' z. B. Diese Rhythmisierungstendenz wurzelte schon in dem eben erwähnten schallwellenartigen Schwanken zwischen Realität und Traumreich und erschien zeitweise wie ein gleichmäßiges Wogen des Alls, mit dem ich eins war. Trat nun, stets unwillkommen, der

Kontakt mit der Realität ein, so nahm ich diesen wallenden Rhythmus in einer gewissen Angst in den Summton mit hinein, mehrmals deutlich in dem Sinn, hierdurch den Kontakt mit dem überwiegend schönen Rauschreich nicht zu verlieren. Für Augenblicke tauchte dann eine Erinnerung an die theoretische Einleitung meines Buches *Bildnerei der Geisteskranken* auf, in der die Funktion der Ordnungstendenzen in der Gestaltung mir stets besonders wichtig war, ohne dass ich zu voller begrifflicher Klarheit darüber je hoffte gelangen zu können. Manchmal ging der Rhythmus auch in die rechte Hand über und wurde auf den Liegestuhl geklopft. Mehrmals geschah der Übergang zum (stark reduzierten) Wachbewusstsein durch Berührung des eigenen Körpers: Beißen auf die Lippen, Kneifen, Beißen an den Fingern, Berührung der Nase; der übrige Körper war in diesem Stadium 'normalen' Körpergefühlen nicht mehr zugänglich. Beim Aufstehen berührte ich meine Schlüssel in der Tasche, konstatierte, dass sie es seien, zugleich aber, dass meine ganze rechte Seite konturlos in die Umwelt überging und selbst bei aufmerksamer Hinwendung nur für Augenblicke abzugrenzen war. So hatte die anfänglich ins unheimlich Bedrohliche gesteigerte Umwelt sich soweit verwandelt und den zuerst ihr gegenüberstehenden Beobachter soweit mitverwandelt und sich angeglichen, dass nun die Alltagswirklichkeit störend und quälend geworden war. Und die war verkörpert durch den Begleiter, der bald durch Hinweise, bald durch Fragen wissenschaftliche Interessen zur Geltung brachte, die mit der zwangsläufigen Erlebnisrichtung nicht das geringste mehr gemein hatten.

Durch diese Bemühung von außen, immer wieder den Selbstbeobachter zu wecken, steigerte sich nun neuerdings die Gegenspannung zwischen der Welt der messbaren Dinge und der beinahe dinglosen Welt des tiefen Rausches. Der Selbstbeobachter, seines Forscherberufs bewusst, trachtete intensiver denn je nach sachlich gültiger Einsicht in die erstaunlichen Geschehnisse, die ihm widerfuhren. Er bediente sich dazu der Beschreibung, versuchte mit dem Begleiter zu diskutieren, nahm Ironie, Skepsis, Scherz zu Hilfe, – während die Gegenseite, die auf ihn eindrängende und aller rationalen Schutzmaßnahmen spottende 'Fülle der Gesichte', zu immer wuchtigeren Stößen ausholte.

Teils waren es (auf der Linie der vorigen Szenen) gleichsam Erlebnisse des Eingesaugtwerdens: in einem Zimmer, das ich von früher gut kannte, zog eine neue, grobblättrige Tapete meine Aufmerksamkeit sofort auf sich. Ich konstatierte ganz sachlich die Veränderung, näherte mich der Wand, fühlte in Blätter hinein – Wald – Wogen – Baumkronen – das alles eins mit mir, ich flute als grünes Blättermeer sanft hin, eine Stimme ruft mich in das Zimmer zurück, ich finde mich schlaff hingelehnt in die Wand – Wald – und flute wieder fort, kehre zurück - versuche nun, zum Begleiter zurückzufinden – es gelingt nicht – keine Trennung möglich von Wald und Blättern – meine Hand klopft – da, was ist das? – harte Wand – Wand – Wand, – eins – zwei – drei – vier – aufatmend löse ich mich fort von der Wand, – sehe sie nun 'dort' – zähle noch lallend und verworren weiter und gerate gleitend, ohne Absetzung dieser Szene von der nächsten, in ganz neue Situationen hinein ..."

Auszug aus: Hans PRINZHORN, „Entrückung durch Rauschgift" in: *Zeitschrift für Parapsychologie* Heft 1, 1927, wiedergegeben in: Werner PIEPER, *Highdelberg – Zur Kulturgeschichte der Genussmittel am Beispiel einer berauschenden Stadt*, Löhrbach 2000 und GARTZ, Jochen (Hrsg.), *Halluzinogene in historischen Schriften – Eine Anthologie von 1913 bis 1968*, Solothurn 1999.

In der Homöopathie wird aus *Lophophora* ein Mittel namens Anhalonium gewonnen. Man setzt es hauptsächlich bei Depressionen, Kopfschmerzen, Schlafstörungen, psychischen Unruhezuständen und psychiatrischen Krankheitsbildern ein.

Es existiert leider auch eine geschichtliche Verknüpfung zwischen Nazis und Meskalin. Hierzu möchte ich auf das Buch *Nazis on Speed* von Werner Pieper hinweisen[16]. Es befasst sich mit der Thematik Nazis und Drogen/Drogen im Dritten Reich und behandelt auch die Meskalin-Versuche in Konzentrationslagern. Unter anderem beschreibt Thorsten Passie, philosophischer Mediziner und Psychedelik-Forscher, die damals gängigen Praktiken im wissenschaftlichen Umgang mit Meskalin. *Nazis on Speed* ist ein auch auf andere Drogen bezogenes, wunderbar aufklärendes Buch, voller Dokumente, Geschichten und Grafiken.

Prominente Persönlichkeiten und Meskalin/Peyote

Eine ganze Reihe Persönlichkeiten beschäftigte (oder beschäftigt) sich mit dem Phenethylamin Meskalin und dessen psychedelischer Wirkung. Richard Alpert, Kurt Beringer (s. o.), Lewis Carroll, Allen Ginsberg, Arthur Heffter, Albert Hofmann, Aldous Huxley, Terence McKenna, Tim Leary, Louis Lewin, Hans Prinzhorn und Alexander Shulgin sind nur einige. Sie alle waren fasziniert von der unglaublichen sinnlichen, außer- oder innerweltlichen Erfahrung des Meskalin-Trips. Bei einem Großteil der Nutzer dominiert unter Meskalin die visuelle Komponente. Dazu Arthur Heffter: „Es zeigte sich häufig an Nachbilder anschließend eine Reihe farbenprächtiger Bilder, die teils Teppichmuster und Mosaiken darstellten, teils aus verschlungenen, sich blitzschnell bewegenden farbigen Bändern bestanden. Es schossen farbige Strahlen von großer Helligkeit über das dunkle Gesichtsfeld, ungefähr wie Feuerwerkskörper, aber mit größerer Geschwindigkeit. Es waren alle Farben vertreten. An diese Erscheinungen schloss sich eine Reihe schöner Landschaften, die sich vor allem durch wunderbare Farbeneffekte auszeichneten ...“[17]. Ebenfalls nicht ungewöhnlich sind meskalininduzierte akustisch-visuelle Synästhesien. So beschreibt Kurt Beringer: „... unter Musikeinwirkung nahm diese Erscheinung mehr Bandform an, worauf die hohen Töne lebhafte grelle Farben und die tiefen Töne mehr stumpfe, matte Farben und mehr eintönige hervorriefen ...“[18].

Aber nicht immer wird ein Meskalintrip derart bunt und farbig erlebt. Aldous Huxley beschreibt weniger ein rein optisches, als ein ästhetisch-sinnliches Erlebnis der Istheit: „Die ‚andere' Welt, in welche das Meskalin mich einließ, war nicht die Welt der Visionen; sie existierte ‚dort draußen', als das, was ich mit offenen Augen sehen konnte. Die große Veränderung ging im Bereich objektiver Tatsachen vor sich. Was mit meinem subjektiven Weltall geschehen war, war verhältnismäßig unbedeutend. Ich schluckte meine Pille um 11 Uhr. Eineinhalb Stunden später saß ich in meinem Arbeitszimmer und blickte angespannt auf eine kleine Glasvase. Die Vase enthielt nur drei Blumen – eine voll erblühte ‚Schöne-von-Portugal'-Rose, muschelrosa, mit einer wärmeren, flammenderen Tönung am Grund jedes Blütenblatts; eine große magentarote und cremeweiße Nelke; und auf gekürztem Stengel die blassviolette, sehr heraldische Blüte einer Schwertlilie. Nur zufällig und vorläufig zusammengetan, verstieß das kleine Sträußchen gegen alle Regeln herkömmlichen guten Geschmacks. Beim Frühstück an diesem Morgen war mir die lebhafte Disharmonie seiner Farben aufgefallen. Aber auf sie kam es nicht länger an. Ich blickte jetzt nicht auf eine ungewöhnliche Zusammenstellung von Blumen. Ich sah, was Adam am Morgen seiner Erschaffung gesehen hatte – das Wunder, das sich von Augenblick zu Augenblick erneuernde Wunder bloßen Daseins." (HUXLEY 1954; in REAVIS 1967: 104f.).

Mit der Entdeckung bzw. Erforschung der Alkaloide LSD-25 und Psilocybin, welche in ihrer chemischen Struktur und Potenz und geringfügig in der Wirkungsweise vom Meskalin unterscheidbar sind, konnte man an gewonnene Erfahrungen anknüpfen. Bezüglich der psychedelischen Erfahrung von LSD-25 stellt Albert Hofmann in seinem Werk *LSD – Mein Sorgenkind* fest: „Das Wirkungsbild von LSD, wie es sich nach diesen ersten Untersuchungen darbot, war der Wissenschaft nicht neu. Es entsprach weitgehend dem des Meskalins, eines schon um die Jahrhundertwende untersuchten Alkaloids. Meskalin ist der psychoaktive Inhaltsstoff des mexikanischen Kaktus *Lophophora williamsii.*".

Natürlich erkannten Psychonauten und Künstler in aller Welt bald das Potenzial der Ritualkakteen bzw. des Meskalins. Allerdings war die langatmige Wuchszeit des Lophophora schon damals ein Problem. Man hatte mit den psilocybinischen Pilzen wuchsfreudigere, erntefreundlichere Alkaloidquellen ausfindig gemacht. Spätestens seit der Entdeckung des LSD-25 erübrigt sich für die breite Masse der Anwender ein umständliches Züchten von Kakteen.

Chemische Analysen verschiedener, auf dem nordamerikanischen und europäischen Schwarzmarkt illegal als Meskalin verkaufter Präparate ergaben, dass es sich zumeist um Fälschungen handelte. Seit den Sechzigerjahren werden häufig LSD-25, DOM und andere Substanzen unter dem Namen Meskalin an den Kunden gebracht. Der Grund hierfür dürfte sein, dass die Herstellung der Substanz eine komplizierte Synthese bedingt. Zur Kontrolle: Für eine entheogene Erfahrung mit Meskalin benötigt man eine ungleich höherere Dosis, als dies beispielsweise bei LSD-25 der Fall ist. Angebotene „Meskalin-Pappen" oder dergleichen kann man getrost vergessen. Dazu Daniel Trachsel: „[Es] will auch noch erwähnt sein, dass die gelegentlich erwähnten ‚Mescalin-Filze' nicht existieren bzw. dass es keinen Sinn ergeben würde, Mescalin auf Filze aufzutragen. Die für einen Rausch erforderliche Dosis Mescalin liegt bei mindestens 150 mg. Auf einem 1x1 großen cm Filzpapier können gerade mal höchstens 5 mg einer Substanz aufgetragen werden, ohne dass diese gleich wieder abbröckelt. Wäre tatsächlich Mescalin aufgetragen, so müssten mindestens etwa 30 Stück dieser Filze verzehrt werden! Vielmehr handelt es sich bei den sogenannten ‚Mescalin-Filzen' um herkömmliche LSD-Trips, manchmal vielleicht sogar um DOB oder andere psychoaktive Verbindungen (...), die alle bei einer auf einen Filz auftragbaren Menge einen intensiven Rausch erzeugen können. Diese Filze werden wohl eher als solche verkauft, um den Absatz etwas zu steigern." (TRACHSEL 2000: 177).

Die Meskalinerfahrung hatte also auf die Kunst einen immensen Einfluss. Schriftsteller wie Aldous Huxley (*Die Pforten der Wahrnehmung* und *Himmel und Hölle* sind literarisch wiedergegebene Meskalinerfahrungen), Allen Ginsberg (z. B. das Gedicht *Meskalin*), Hermann Hesse (*Der Steppenwolf*) oder Günter Wallraff (*Meskalin*, 1968)19 schrieben über oder auf Meskalin, die Band *The Doors* benannten sich nach Huxleys Buch *Doors of Perception,* nachdem Sänger Jim Morrison einen Meskalintrip durchlebte. Peter Rowan, US-amerikanischer Bluegrassmusiker (Bluegrass ist eine Art Countrymusik), schrieb den „Mescalito Song". Die in Seattle ansässige Band *Pearl Jam* bezieht ihren Namen auf eine aus Peyote und anderen psychoaktiven Pflanzen gekochte Marmelade, welche gern und oft von der Großmutter des Leadsängers zubereitet wurde (*Pearl* = Großmutter, Jam = Marmelade). Außerdem existiert in San Francisco eine Psychedelic-Rock-Band namens *The Wild Peyotes,* und eine Trancecombo nannte sich gleich direkt PEYOTE (Album Alcatraz, R&S Records 1992).

Henri Michaux, ein wahlfranzösischer Maler und Dichter belgischer Herkunft, malte auf Peyote seine Meskalinzeichnungen und ließ sich von der Substanz und der bei ihm davon ausgelösten „Reorientierung des Bewusstseins" stark beeindrucken. „Meskalin umgeht die Form, die niemals endgültig diese oder jene ist. Man sieht nicht. Man errät." Michaux war ein ausgesprochener Psychonaut. Seine psychedelischen Erfahrungen setzte er in mehreren drogenbeeinflussten Schriften und in surrealistischer Malerei um.[20]

Auch die Comic-Kunst bedient sich gern des Themas Meskalin/ Peyote: Der Zeichner Jeronaton zeichnete Geschichten wie *Im Reich Peyotls*, Freak-Brothers-Vater Gilbert Shelton schuf sowohl eine FreakBros-Geschichte zum Thema (*Die mexikanische Odysee*), wie auch den Comic „Ein Indianer kommt zum Essen", in dem mittels Peyote-Buttons ein Schwarz-Weiß-Fernseher zum Farb-TV umgerüstet wird ... [21]

Neben weiteren, zahlreichen Comicveröffentlichungen gibt es diverse Bildgeschichten und Romane, von denen ich *Im Reiche des Mescál*[22] von Georg Schäfer und Nan Cuz besonders hervorheben möchte. Es handelt sich bei diesem Märchen um eine indianische Legende, die, vereinfacht ausgedrückt, die erste Peyote- Erfahrung des kleinen Jungen Schwarzhaar zum Inhalt hat. Das Buch an sich ist schon ein Trip. Eine detailliertere, harmonischer komponierte Darstellung einer Meskalinreise konnte ich bisher nirgends finden. Ein kurzer Auszug findet sich in am Anfang dieses Buches.

Die Psychotherapeutin und Psychonautin Ann Shulgin (die Ehefrau von Alexander T. Shulgin, des Vaters solch bahnbrechender Substanzen wie DOM oder 2C-B) notiert nach einer Kaktuserfahrung: „Ich ging zu meinem Bücherschrank, fand Huxleys *Pforten der Wahrnehmung*, und in der intimen Stille der sehr frühen Morgenstunden las ich es nochmals, weinte abermals und sendete meine Dankbarkeit und Liebe an den Autor, dafür, dass er diese Worte fand. Dann schaltete ich die Nachttischlampe aus und schaute in die Dunkelheit, in die gewaltige, schöne, Freude spendende Liebe Gottes, dankte ihm mit all meiner Existenz und schlief ein." (SHULGIN et SHULGIN 1995: 131).

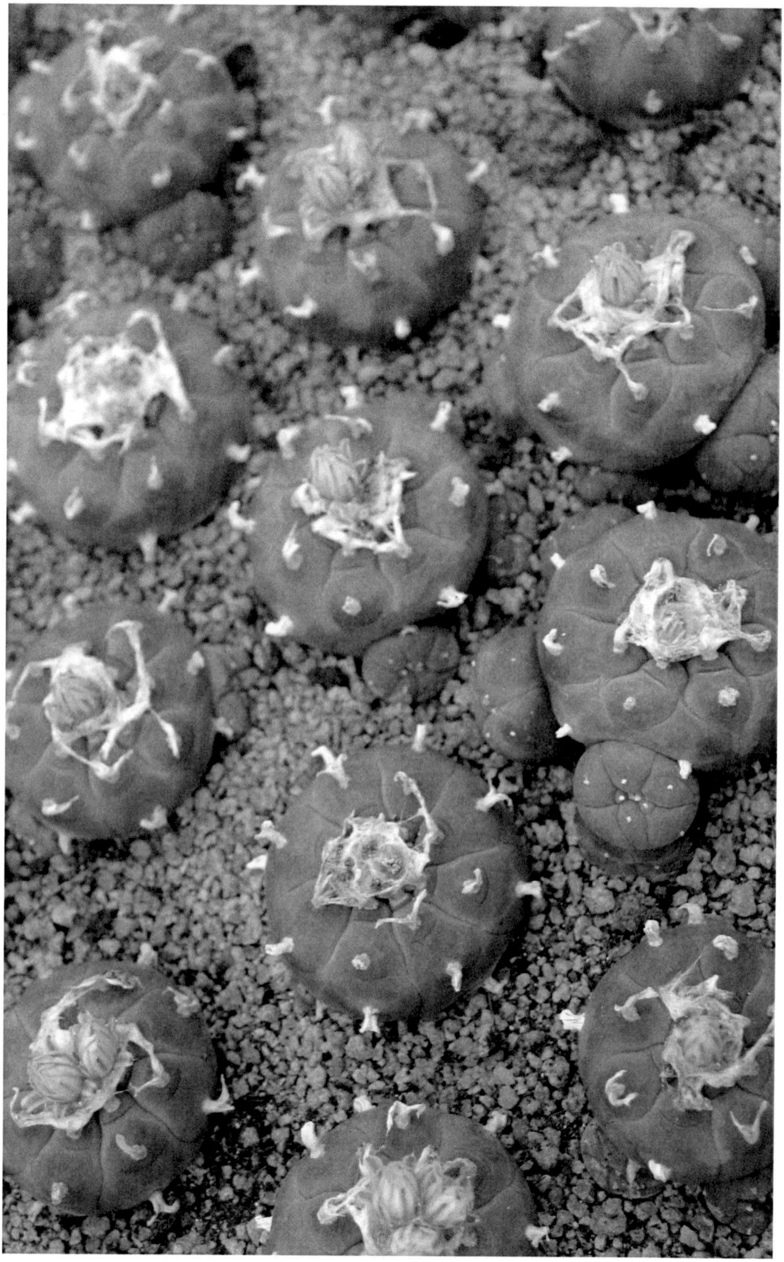

Der Peyote-Kaktus ist der bedeutsamste aller entheogenen Kakteen.

Der Kaktus im Mythos

„Schöne Lilie, die Du heut Morgen in Blüte stehst,
schütze mich. Vertreibe alle Zauberei.
Lass mein Leben lang sein.
Lass mich das Alter erreichen,
in dem ich einen Gehstock benötige.
Ich danke Dir, dass Du Deinen Duft versprühst –
dort wo Du stehst."

GEBET DER TARAHUMARA

„(...) So schwierig es für uns sein mag, in der Trunkenheit etwas anderes zu sehen als die Schande, für die sie im Abendland gehalten wird, so war doch in Wirklichkeit der Alkohol in der gleichen Weise wie der Tabak, die Cocapflanze, die halluzinogenen Pilze oder das *peyotl* (eine meskalinhaltige mexikanische Kaktuspflanze) ein Zugangsweg zu den Göttern. Die Normen, die überall seinen Genuß regeln, bilden dafür einen ausreichenden Beweis." (SÉJOURNÉ 1971: 131)

Weiter oben im Abschnitt über die *hikuri*-Jagd habe ich bereits den Mythos der Huichol zur Entdeckung des heiligen Peyote wiedergegeben. Hier nun ein weiterer Mythos aus Giorgio Samorinis Buch *Halluzinogene im Mythos*[23]:

„Einst zog ein Indianer der Mescalero Apachen im Süden in einem Gebiet umher, das Mexiko genannt wurde; er ging zum Jagen hoch in die Berge und verirrte sich. Drei Tage lang lief er ohne Wasser und Nahrung umher. Er war kurz vor dem Verdursten, aber er (lief) weiter, bis er am Fuße eines bestimmten Hügels angekommen war, auf dessen Spitze er unter einem dort wachsenden Baum Schatten vorgefunden hatte. Er wünschte sich, dort zu sterben. Mit großer Anstrengung erreichte er den Ort und als er dort war, streckte er sich auf dem Rücken aus und blieb liegen, mit dem Körper gegen Süden ausgerichtet und den Kopf auf irgendwas gestützt. Er streckte den rechten Arm Richtung Westen aus, den linken Arm Richtung Osten und, kaum so getan, fühlte er etwas Kaltes seine Hände berühren: ‚Was ist das?', fragte er sich. In seinem Inneren war Wasser, obwohl es auch Nahrung beinhaltete. Also nahm er das, was neben seiner rechten Hand war, führte es zum Mund und aß es. Daraufhin fuhr ein heiliger Geist in ihn, der da ausgestreckt am Bodenlag, nahm vom Geist des Indianers Besitz und trug ihn in höhere Regionen fort. Dort sah (der Indianer) einen Mann, der zu ihm sprach: ‚Ich war es, der dich leiden ließ, denn wenn du nicht gelitten hättest, hättest du niemals die wahre (Religion) erfahren. Und deshalb habe ich das, was du gegessen hast, geheiligt. Mein Vater gab es mir und erlaubte mir, es auf die Erde zu bringen. Mir wurde außerdem erlaubt, es zurückzunehmen und es einigen anderen Indianern zu geben. Im Augenblick existiert diese Religion im Süden, aber ich wünsche jetzt, dass sie sich im Norden ausbreitet. Ihr Indianer bekriegt euch ständig gegenseitig, und mit dem Ziel, den Krieg zu beenden, könnt ihr euch die Hände reichen und zusammen an einem Mahl teilnehmen, das ich euch in Form des Peyote schenke. Jetzt sollt ihr euch gegenseitig lieben. Der Schöpfer der Erde ist mein Vater. Vor langer Zeit schickte ich diese Frohbotschaft über den Ozean, aber ihr verstandet sie nicht. Jetzt lehre ich dich, sie zu verstehen.' Daraufhin führte er ihn an einen Ort, wo Peyote gegessen wurde. Dort lehrte er ihn die Gesänge und alles, was zu dieser Zeremonie gehört. Dann sagte er zu ihm: ‚Jetzt geh zu deinem Volk und lehre ihnen [sic!] alles das, was ich dir gesagt habe. Geh zu deinen Leuten im Norden und unterrichte sie. Ich habe meine Heiligkeit in das, was du isst, hineingelegt. Das, was mein Vater mir gab, habe ich dort hineingelegt.' So ordnete er ihm an, nach Hause zurückzukehren. Der Mann dachte, tot zu sein, aber in Wirklichkeit war es sein Geist, der ihn verlassen hatte. In Kürze fühlte sich der Mann wieder wohlauf. Es gab viele Peyote-Pflanzen um den Platz herum, wo er gelegen war, und er pflückte sie, bevor er aufbrach. Dann kehrte er nach Hause zurück. Er hatte geglaubt, sich verloren zu haben, aber es schien ihm eher unwahrscheinlich zu sein, dass dies reiner Zufall gewesen war. Sein Verlorensein in den Bergen schien ihm die Verfassung der Leute zu symbolisieren, bevor sie den Peyote gegessen hatten; als hätten sie sich verirrt und dann ihren Weg wiedergefunden." (Samorini 1998: 45f.)

Der Kaktus und der Adler – Die mexikanische Flagge

Ein aztekischer Priester träumte von Huitzilopochtli, dem Kriegsgott, der ihm nahebrachte: „Dort, wo ein Adler sich mit einer Schlange im Schnabel auf einem Kaktus zur Rast begibt, lasse Dich nieder, baue eine Stadt." Im Jahr 1325 war es dann soweit: Chichimecische Stämme wanderten ins Tolketenland ein. Auf Geheiß des Priesters baute einer dieser Stämme dort die Stadt Tenochtitlán („Platz des heiligen Sonnenkaktus"), wie die Vision des Priesters es vorsah. Dies geschah am See von Texcoco. Mit Tenochtitlán legten die Chichimeca den Grundstein für das heutige Mexico City. Auf Mexikos Nationalfahne sieht man bis heute Kaktus, Adler und Schlange.

Huitznahuac – Der unbekannte Heilige

Unter dem Namen Huitznahuac verehrte man einen Kaktus als Gottheit und errichtete diesem einen Tempel („Huitznahuacteopan") in Tenochtitlán. Die Dornen dieses bis heute unidentifizierten Kugelkaktus dienten als Nadeln zur zeremoniellen Blutabnahme während einer Opferfeier. Die Abbildung zeigt eine aztekische Zeichnung des Huitznahuacteopan-Tempels.

Menschenopfer

Echinocactus ingens („Teocomitl"; „Huitznahuac"; „Metzollin"; „Heilige Pfanne") und *Echinocactus grandis* („Hueicomitl") wurden von den Indios als rituelle Opfertische („Texcatl") benutzt. Das weibliche Menschenopfer wurde auf einen Felsen geschlagen und dann auf den großen Kaktus gespießt.

Die Opfergabe richtete sich an Mixcoatl, die Gottheit der Jagd. Eine andere, nicht minder grausame Methode der Opfergabe, war die, die an den Kriegsgott Huitzilopochtli ging. Das Opfer wurde auf den Kaktus gespießt, und der Priester riß ihm das Herz heraus (siehe nebenstehende aztekische Zeichnung).

Alte mexikanische Zeichnung eines Menschenopfers. Quelle: BACKEBERG 1974.

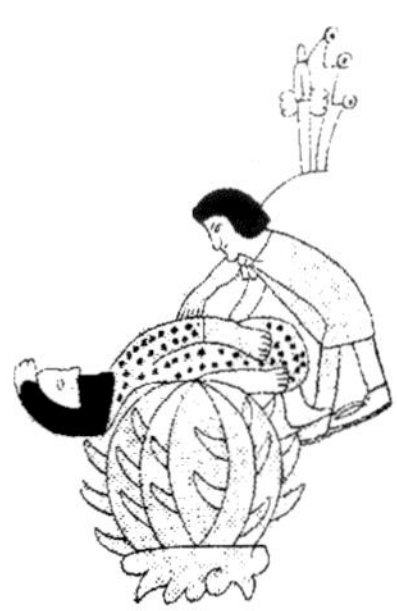

Die heilige Opuntia

Eine oder mehrere bis heute unbekannte Arten der *Opuntioideae* wurden von den Azteken als heilige Pflanzen verehrt und mit einem eigenen Sonnensymbol bedacht. Sie wurden Teonochtli, der „göttliche Feigenkaktus" genannt. Eine namentliche und historische Verbindung zur Stadt Tenochtitlán ist durchaus möglich. Vielleicht wurden die Kakteen wegen ihrer psychotropen Wirkstoffe verehrt.

Die magische Opuntia

Zylindrische Opuntien spielten eine wichtige Rolle in der aztekischen Magie. Ihnen wurden übernatürliche Kräfte nachgesagt, weshalb man oftmals Zauberamulette aus ihnen fertigte. Diese Amulette trug man um den Hals oder hängte sie als Waffe gegen böse Geister in der Wohnung, z. B. über Tür und Fenster, auf.

„Die Erde ist krank und stirbt.
Die Länder der Huichol Indianer,
die hoch in den Sierra Madre Gebirge des Nordwesten
Mexikos weit entfernt verborgen sind, sterben.
Die Wälder werden kleiner, Wasser wird schwer zu finden,
und die Tiere verschwinden.
Die Menschheit muss Wächter der Erde sein;
Wächter für alle, die auf ihr wohnen;
Eines Herzens mit allen Geschöpfen zu sein.
Die Menschen müssen lernen,
die Tränen eines jeden Geschöpfes zu teilen,
den Schmerz des verwundeten Tieres,
jeden zerdrückten Halm tief im Herzen zu fühlen;
Die Mutter Erde ist unser Fleisch; die Felsen, unsere Beine;
Die Flüsse sind das Blut unserer Venen."

Botschaft der Huichol

Der Kaktus als Nutzpflanze

„Im Norden des mexikanischen Staates Coahuila besteht ein kleines Dörfchen, das San Jesus Peyote heißt und die Reste einer 1692 gegründeten katholischen Mission, *El Santo Nombre de Jesus Peyote*, darstellt. Ursprünglich hieß es wohl nur Peyote, aber: ‚el nombre sea de Dios', sagt der fromme Indio, wenn er in eine fremde Ortschaft eintritt, und stellt vor den uralten aztekischen Ortsnamen irgend einen katholischen Heiligennamen."
(Reko 1987: 57)

Aus Trieben und Blüten von *Selenicereus grandiflorus* wird ein homöopathisches Herzmedikament hergestellt. Der berühmte Peyote-Kaktus wird in der Volksmedizin seit Jahrtausenden als scheinbar wirksames Rheuma- und Asthmamedikament eingesetzt. Außerdem können mit *Lophophora* viele andere Krankheiten geheilt werden (s. o.). Auch viele Arten der Gattung *Opuntia* wirken bei verschiedensten Krankheiten, z. B. Diabetes, heilend (s. u.). Längs geteilte Opuntienglieder großer Exemplare dienen als kühle Umschläge. In Südamerika benutzte man die Dornen verschiedener Kakteen (z. B. *Pachycereus pecten-arboriginum*) als Zahnstocher und zur Kammherstellung.

Die Haarpracht einiger Kakteen nutzte man als Kissen- und Bettfüllung, mit der Cephalienwolle einiger Säulenkakteen füllte man Matratzen. Die langen, harten Dornen von *Cereus hildmannianus*, und einigen *Mammillaria*-Arten wurden zu Nähnadeln umfunktioniert und getrocknete, geteilte und ausgehöhlte Melocacteen wurden in Westindien als Hut benutzt. Kleingehackte Opuntientriebe wurden als Desinfiziens und zur Konservierung von Trinkwasser verwendet. Aus getrockneten, ausgehöhlten Stücken des Saguaro (*Carnegiea gigantea*) machte man Briefkästen – eher provisorisch, aber funktionell. Zwei Arten der Gattung *Stenocereus* enthalten einen betäubenden Saft, der beim Fischfang eingesetzt wird. Die hakigen Dornen von *Mammillaria bocasana* und anderen Mammillarien wurden als Angelhaken benutzt.

Einige Säulenkakteen und *Opuntia*-Arten sind in ihrer Heimat (Argentinien, Bolivien, Chile, Mexiko, Mittelamerika, Nordafrika und Peru) Holzersatz bzw. mancherorts die einzige verfügbare Holzsorte und dienen als Baustoff für Haus- und Möbelherstellung oder als Zaunanlage oder Hecke für Haus, Hof und Land. Es wurden aus ihnen Fenster- und Türrahmen, Räder und Werkzeuge gefertigt. Außerdem dienen baumartige Kakteen, nicht zuletzt aufgrund ihrer Größe, in ihren Heimatländern immer wieder als Brennstoff.

Auf *Opuntia coccenillifera* („Nopalnochetzli") wurde und wird eine spezielle Schildlaus, die Cochenille-Laus („Nochetzli"), gehalten, weil diese in ihrer Eigenschaft als Farbstofflieferant sehr nützlich und wertvoll ist. Die Läuse werden abgekratzt, über Wasserdampf getötet und getrocknet. Die sonnengetrockneten, pulverisierten Weibchen werden zu einem rot-blauen Farbton verarbeitet. Männchen erzeugen eine scharlachrote Farbe. Erfunden wurde diese Art der Farbstoffproduktion von den Azteken. Die im 16. Jahrhundert in Mexiko einreisenden Spanier waren von der Art und Weise des Farbstoffanbaus so beeindruckt, dass sie die Praktiken übernahmen bzw. Farbstoff von Mexiko liefern ließen.

Kaum zu glauben: Nach Australien und Südafrika eingeschleppte Opuntien wurden aufgrund ihrer Glochiden zur Plage. Glochiden sind kleine, widerhakige Dornenbüschel, die sich den Tieren beim Fressen im Maul festklemmen. Diese sehr schmerzhafte und langwierige Angelegenheit machte die Opuntia für die Tiere ungenießbar. Erst eine natürliche Bekämpfungsmaßnahme, die Einfuhr einer opuntienfressenden Raupenart, konnte Abhilfe schaffen.

Aus vielen Kakteenteilen, z. B. Dornen und getrockneten Trieben oder Wurzeln (ansehnliche, große Rübenwurzeln), wurden und werden in Mittelamerika, Mexiko und Teilen Nordafrikas Souvenirs für Touristen in Handarbeit gefertigt. Solche Andenken findet man hauptsächlich auf den Märkten oder am Straßenrand feilgeboten. In einigen Teilen Mexikos dient der riesige *Carnegiea gigantea* als Weihnachtsbaum. Er wird feierlich geschmückt und die Geschenke werden darunter gelegt. Allerdings kommt der Kaktus nicht ins Wohnzimmer, sondern er bleibt draußen.

Quellenangaben für dieses Kapitel: BACKEBERG 1974, GÖTZ et GRÖNER 2000, HEWITT 1993, HAUSTEIN 1998

Essbare Kakteen

Die Geschichte der Kakteen als Nahrungsmittel

Die ersten Kakteenesser kamen aus Mexiko. Archäologische Funde (hierbei handelt es sich um mineralisiertes menschliche Exkremente) belegen, dass bereits 7000 v. Chr. Opuntienfrüchte von Menschen gegessen wurden.

Man erkannte, wie schmackhaft dieser Kaktus ist. Auch den medizinischen Nutzen der *Opuntia* hatte man bald erfasst. So fanden die Opuntien-Esser heraus, dass man bei dauerhaftem Konsum des Kaktus weitaus weniger anfällig für Diabetes, Blasenschwäche, Prostatabeschwerden und mannigfaltige andere Krankheiten und Leiden ist.

Mittlerweile werden in vielen Teilen der Welt, z. B. Europa, Indien, Nordafrika, Australien, Süd- und Zentralamerika, im Mittleren Osten und in den USA Kakteen verzehrt. Sogar in der Pflanzenversuchsanstalt Geisenheim führte man schon Hybridisierungsversuche mit *Opuntia* durch. Die Kakteen sollen im Endeffekt gänzlich unbedornt sein und zu Gemüse und Salat verarbeitet werden.

Was wird traditionell aus Kakteen bereitet?

In Mexiko bindet man die Opuntie vielfältig in die Nahrungszusammenstellung ein. Opuntienknospen werden pur gegessen, Früchte werden als Obst gereicht (wie in vielen anderen Teilen der Welt mittlerweile auch, z. B. als Dessert), die farbenprächtigen Blüten werden zu einer Art Müsli verarbeitet, die Sprosse der Opuntia werden gekocht und kommen als Gemüse auf den Tisch. Nopalitos (die jungen Triebe des *Opuntia ficus-indica*) werden meist als Bestandteil von Gemüse, Salaten und Suppen gereicht.
Der Nährstoffgehalt eines Opuntiasalats ist wesentlich geringer als der anderer, uns vertrauter Salate (z. B. Kopfsalat), da der Kaktus leider, bei aller medizinischen Verwendbarkeit, nur sehr wenige Nährstoffe und Vitamine hat.

Aus den gemahlenen Samen macht man Mehl für Brot und Gebäck. Im restlichen Mexiko sowie in Afrika verwendet man die *Opuntie* multiproduktiv: Man bereitet aus dem Kaktus: Alkohol allgemein, Branntwein, Gelee, Sirup (*Miel de tunas*), Honig (produziert die Honigbiene *Apis mellifica*), Käse (*Queso de tunas*), Marmelade, Most (*Colonche*), Pastete, Salat (*Ensalada de tunas*), Suppeneinlage (Nopalitoschiffchen = *Nopales navegantes*), Trockenfrüchte, Wein und Erfrischungsgetränke.

Mancherorts kann man heute noch Kaktus-Obstgärten in Mexiko sehen. Auch in Europa bekommt man mittlerweile Opuntienfrüchte im gut sortierten Feinschmeckerladen. In anderen Ländern, z. B. auf den Kanarischen Inseln, brennt man Schnaps aus Opuntien oder gießt sich aus den Blüten einen Tee auf.

Kommerzielle Produkte

Die Firma MeRoSan, ein Unternehmen aus dem Odenwald, vertreibt pflanzliche Gesundheitsprodukte, darunter zwei reine *Opuntien*-Präparate: Das OPUNZIA-Pulver®. Dies besteht zu 100 % aus naturbelassenem, reinem Feigenkaktus-Blütenpulver und dient als Teeaufguß. Und die OPUNZIA-Kapseln®. Diese enthalten 200 mg *Opuntien*-Blütenpulver, 50 mg *Opuntien*-Fruchtpulver und Vitamin E. Beide Produkte dienen als Nahrungszusatz und natürliches Beruhigungsmittel.

Welche Kakteen sind essbar?

Carnegiea gigantea, Echinocactus (einige Arten), *Echinocereus* (einige Arten), *Echinopsis pasacana, Epithelantha micromeris, Espsotoa lanata, Ferocactus* (einige Arten), *Hylocereus* (einige Arten), *Lemaireocereus marginatus, Mila, Myrtillocactus geometrizans, Neowerdermannia vorwerkii, Opuntia* (viele Arten), *Pereskia portulacifolia, Selenicereus megalanthus.* Außerdem einige Schlangenkakteen, *Cereus-, Mammillaria-* und *Echinopsis*-Arten, sowie manche epiphytische Kakteen.

Literatur:
Dr. Werner HOFFMANN und Ulrich HAAGE (1998) - *Kakteen zum Anbeißen*
und *The Cactus-cooking-Package - Kaktus-Kochbuch*
Beide Kochbücher sind nur über Kakteen-Haage zu beziehen. Adresse im Anhang.

Sonstige Quellen: BACKEBERG 1974, GÖTZ et GRÖNER 2000, HEWITT 1993, HAUSTEIN 1998

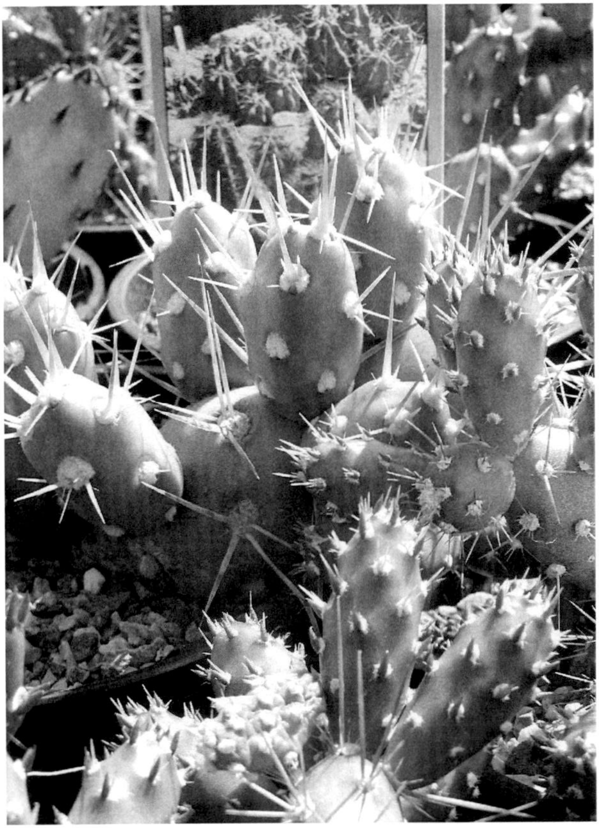

Manche Opuntien sind essbar und gesund.

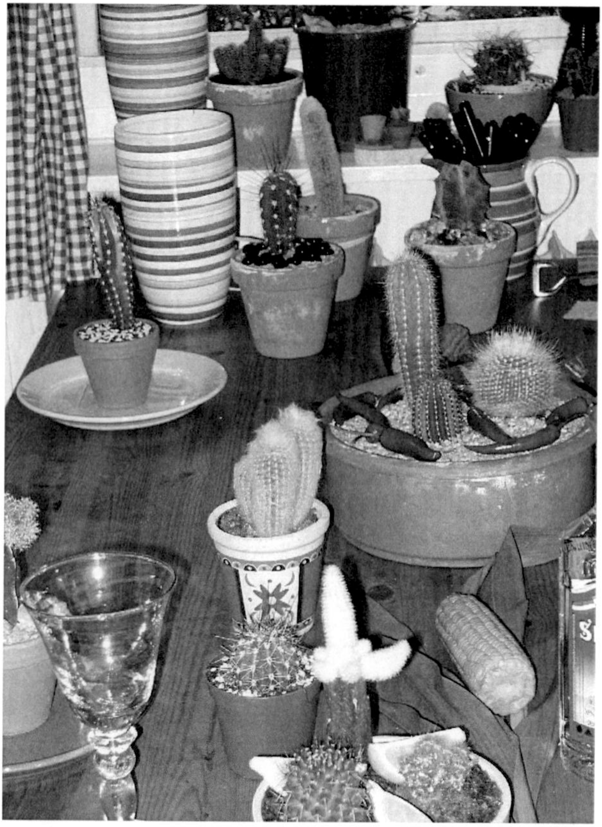

Kakteen sind vielseitig verwendbare Nutzpflanzen – und ein Blickfang obendrein.

DER KAKTUS UND DIE KAKTUS-KULTUR

Einführung

Wie Mais und Dammhirsch die Nahrung des Körpers sind,
so ist Peyotl die Nahrung des Geistes.
HUICHOL-SPRICHWORT

Der Name Kaktus (ursprünglich *cactus*) heißt soviel wie „stachelige Pflanze" und wurde vom schwedischen (Ethno-)Botaniker Carl von Linné vom griechischen Terminus *kàktos* abgeleitet. Kakteen sind sukkulente (fettfleischige) Gewächse, die sich über die Jahrhunderte ihrer Umgebung und den scheinbar lebensunfreundlichen vegetativen Bedingungen ihrer Heimat angepasst haben. Es gibt Kakteen von vier Zentimetern Größe und solche, die zwanzig Meter und auch höher werden können. Kakteen als fettfleischige Pflanzen besitzen die Fähigkeit, Wasservoräte über lange Zeiträume zu speichern und sparsam nach Bedarf aufzubrauchen. Im zumeist trockenen und öden Habitat der Gewächse ist das auch nötig. Kakteen haben kortikales Wassergewebe, das heißt, dass sie ihr Wasser in der primären Rinde speichern. Einige Arten, beispielsweise *Carnegiea gigantea*, nutzen auch das Mark ihres Körpers für die Wasseraufbewahrung. Aus den Blättern vieler Pflanzen haben sich evolutiv Dornen gebildet. Dornen sind nicht zu verwechseln mit Stacheln, denn sie sind ein fest mit dem Pflanzenkörper verwachsener Teil. Stacheln, zum Beispiel bei Rosen, sitzen nur außen am Stengel und scheinen auf diesem wie aufgeklebt. Um sich vor Tierfraß und anderen natürlichen Feinden (wie auch den Menschen) zu schützen, passen sich viele Kakteen ihrer Umwelt visuell an. Das nennt man Mimese. Einige *Ariocarpus*-Spezies oder auch *Aztekium ritteri* verstecken sich so geschickt, dass man sie nur mit geübtem Auge oder durch Zufall entdeckt. Pflanzen, die sich durch Mimese schützen, werden Mimikrypflanzen genannt.

Unterteilung der Cactaceae

Die *Cactaceae* werden wissenschaftlich nach ihrer Wuchsform klassifiziert. Es gibt:

- Blattkakteen
- Blattwarzenkakteen
- Echte Warzenkakteen
- Gliederkakteen
- Kugelkakteen
- Opuntienartige Kakteen
- Pereskienartige Kakteen
- Säulenkakteen
- Schlangenkakteen.

Innerhalb dieser Gliederung müssen allerdings weitere Formen unterschieden werden. Zum Beispiel:

- Flachkugelige
- Baumartige
- Strauchartige
- Sprossende
- Kandelaberartige

Die ursprüngliche Heimat des Kaktus ist der amerikanische Kontinent. Mittlerweile ist die Familie der Kakteen aber weit herumgekommen, weil viele Sammler und Forscher die Pflanzen in verschiedene Länder aller Kontinente brachten. Die größte natürliche Artenvielfalt findet man zweifellos in Mexiko. Dort hat der Kaktus eine soziale und religiöse kulturelle Integration erfahren wie sonst nirgends in der Welt.

Richtige Pflanzenpflege

Standort und Licht

Natürlich benötigen die Kaktusgewächse in ihrer Heimat ihre individuellen Standorte und Vegetationsverhältnisse. Wer die Pflanzen aber zuhause auf dem Fensterbrett pflegen mag – hierzulande gezogene, anspruchslosere Gewächse –, der kann einige Faustregeln bezüglich des präferierten Standortes auf praktisch alle Kultur-Kakteen anwenden. Geeignet sind bei Kultur in der Wohnung ein Süd-, ein Ost- oder ein Westfenster. Nordfenster sind gar nicht geeignet, da sie so gut wie kein Sonnenangebot gewähren. Auch sollte die Fensterbank direkt bevorzugt werden, da es den Pflanzen inmitten des Raumes schlecht ergehen könnte. Ausnahmen sind natürlich möglich, zum Beispiel wenn der Raum sehr hell ist. Die Kakteen sollten nicht permanenter Zugluft ausgesetzt sein und so am Fenster stehen, dass das Sonnenlicht nur indirekt auf sie einfällt, sie also nicht vollends trifft. Direktes Sonnenlicht kann die Pflanzen beschädigen, besonders z. B. nach dem Besprühen mit Wasser (siehe unten). Für eine optimale Atmungsaktivität und die dafür notwendige Kohlendioxid-Versorgung sollte auf die regelmäßige Zufuhr von genügend Frischluft geachtet werden. Kakteen lieben in den meisten Fällen eine hohe Umgebungstemperatur. Im Garten sollten Kakteen an einen schattigen bis halbschattigen Platz gestellt werden. Auch draußen ist direktes Sonnenlicht für die Gewächse nicht gut. Für einen adäquaten Gasaustausch sorgt bei einer Freilandkultur die Natur.

Substrat

Kakteen lassen sich am besten pflegen, wenn ein individuelles Substrat gewählt wird bzw. ein Erdgemisch, das auf die charakteristischen Bedürfnisse der jeweiligen Pflanzen eingeht. Zu diesem Zwecke empfiehlt es sich, Kaktus-Substrat selber zu mischen.

Standardmäßig, sprich für die meisten Kakteen, mische ich mein Substrat so:

- 5 Teile Spezial-Kakteenerde mit hohem Bimskies-Anteil
- 2 Teile Spielsand (Bausand ist gänzlich ungeeignet, da er zu hohe Kalkanteile besitzt)
- 1 Teil grobkörniger, gewaschener Aquarienkies
- ein Hauch Kokosfaser

Diese Komposition tut einem Großteil der Kaktuspflanzen gut, wenn man die Mixtur auch nicht pauschal bei allen *Cactaceae* anwenden sollte. Ein *Ariocarpus* z. B. würde sich in diesem Substrat nicht besonders wohl fühlen. Spezialliteratur hilft bei expliziten Exemplaren oftmals weiter. Wenn nicht, dann leisten der Kakteen-Fachhandel oder der Autor gern erste Hilfe. Außerdem bietet der Gartenhandel weitere interessante und wertvolle Zuschlagstoffe wie Perlite, Blähton, Lauberde, Sphagnum-Moos, Lehm, Lavalit, Granitgrus, Bims, Blähschiefer, Bentonit und mehr. Wie oben bereits erwähnt, ist es von Wichtigkeit zu wissen, welche Erde die zu pflegende Pflanze benötigt.

Der Kaktus in Hydrokultur

Kakteen können auch in Hydrokultur gehalten werden. Prinzipiell lassen sich alle Hydro-Substrate wie Blähton, Kiesel oder Plastik verwenden. Soll ein Kaktus, der vorher in Erde gewachsen ist, nun in Hydrokultur gesetzt werden, muss das komplette Wurzelwerk vom Altsubstrat befreit werden.
Fachmännischer Rat zur Hydrokultur und den allgemeinen Grundsätzen dieser Pflegemethode kann im Gartenmarkt oder über Literatur zu Rate gezogen werden.

Anfänglich erhält der Hydro-Kaktus ausschließlich Wasser ohne Nährstoffzugabe. Die Beigabe von Nährstoffen erfolgt dann nach drei bis vier Wochen. Im Winter wird der Wasserpegel konstant niedrig gehalten, so dass die Wurzel nur schwach feucht bleibt. Auf Nährstoffzusatz kann während der kalten Monate verzichtet werden.

Sauerstoff und Temperatur

Wie wir Menschen, benötigt auch der Kaktus Sauerstoff (O^2) für die Atmung. Pflanzen produzieren mittels ihres grünen Farbstoffes Chlorophyll mit der sogenannten Photosynthese selbständig Sauerstoff. Trotzdem dürfen auch in Wohnzimmerkultur gehaltene Kakteen keinem muffigen und stickigen Klima ausgesetzt werden. Eine regelmäßige Frischluftzirkulation im Raum bekommt den Pflanzen sichtlich - direkte Zugluft hingegen schädigt die Kakteen.

Die bei einer Fensterbrettkultur durch die Sonne regulierte Thermik ist für die Pflanzen optimal, es sei denn, es handelt sich um solche, die das Treibhausklima eines Gewächshauses eindeutig bevorzugen, z. B. *Ariocarpus*.

Wasser

Ein weltweit verbreitetes und besonders hartnäckiges Gerücht sagt, dass Kakteen kein oder nur sehr wenig Wasser brauchen. Das stimmt aber beileibe nicht. Während der Hauptwachstumsphase der meisten Kakteen, nämlich von März bis August, benötigen die Gewächse relativ viel Feuchtigkeit. Aber Vorsicht: Einige Arten, beispielsweise *Astrophytum* spp., bekommen erst ab April wieder richtig Wasser. Andere, wie *Ariocarpus* spp., pflegen ihre Ruhezeit während der Sommermonate zu genießen. Viele *Astrophytum*-Freunde gießen ihre Pflanzen ausschließlich von April bis September, sonst gar nicht. Hier ist es wichtig, Informationen zu den einzelnen Exemplaren der Sammlung zu besitzen.

Man muss wissen, dass Kakteen je nach Art zu 80–95 % aus Wasser bestehen. Sie können Wasser sehr gut speichern und verbrauchen es ebenso wirtschaftlich. Das darf aber keinesfalls zu dem Schluss führen, Kakteen müssten gar nicht gegossen werden.

Besondere Beachtung verdient hinsichtlich des Gießverhaltens die Wurzel. Sie darf nicht überwässert werden, muss atmungsaktiv bleiben und die Nässe muss adäquat abziehen können. Im Hochsommer, ab Temperaturen von etwa 25° C, schützen sich Kakteen mittels einer Wachsversiegelung vor Austrocknung. Das im sukkulenten Pflanzenkörper gespeicherte Wasser wird nun nicht mehr verbraucht, die Pflanze schwitzt nicht mehr – kann aber in der Quintessenz auch kein Wasser mehr aufnehmen. In dieser Situation ist die Gefahr einer Wurzelübernässung mit darauffolgender Schimmelpilzbildung am größten. Glücklicherweise ist der Mensch mittlerweile zu jeder Jahreszeit in der Lage, seine Umgebungstemperatur zu regulieren und entsprechend der Anforderungen seiner Kakteensammlung anzupassen.

In der Hauptwachstumsperiode gießt man einen Kaktus, sobald das Substrat durchgetrocknet ist, oder ein paar Tage danach. Hier sollte auf die entsprechenenden Vorlieben des jeweiligen Kaktus geachtet werden. Dann, aber auch nur wenn der Boden wirklich komplett trocken ist (am besten mit dem Finger oder einem Feuchtigkeitsmesser fühlen), gießt man vorsichtig nach. Und bitte nicht zuviel. Eine Staunässe bedeutet für viele Kakteen den sicheren Tod durch Wurzelfäulnis. Besonders, weil man anfangs gar nicht merkt, dass die Pflanze von unten her fault, somit krank ist und stirbt.

Einen Kaktus gießt man von unten, also nicht wie die meisten anderen Gewächse. Der Kaktus steht idealerweise in einem Ton- oder Plastiktopf mit Löchern im Boden. Diesen Topf stellt man nun auf eine Unterlage, wie einen Teller, eine Schale oder einen größeren Übertopf und gießt das Wasser von unten an, d. h. in die Schale, auf den Teller, in den Übertopf. Der Kaktus bleibt so lange in der Schale, bis sein Substrat komplett durchfeuchtet ist. Ist das der Fall, muss die Pflanze sofort aus dem Wasser, abtropfen und zurück an ihren Platz.

Eine andere Methode ist die Anstaumethode. Hier wird der komplette Topf in ein Gefäß voller Wasser (z. B. eine Salatschüssel oder auch in eine Badewanne) eingetaucht. Wenn sich im Wasser keine Luftbläschen mehr bilden, muss der Kaktus sofort aus dem Wasser und trocknen. Auch er kommt wieder an seinen Platz. Im heißen Sommer können Kakteen, auch die im Freien, abgebraust werden. Das tut ihnen sichtlich gut. Man achte nur darauf, nicht in der grellen und aggressiven Mittagssonne Pflanzen im Garten, auf dem Balkon oder am Fenster zu besprühen oder abzubrausen. Durch die Wassertropfen und die darauffallende Sonne würde der Lupeneffekt resultieren und den Kakteen irreversible Verbrennungen zufügen.

Ab September wird weniger gegossen. Ganz nach Konstitution der Pflanze sollte man bedarfsorientiert die Wassergaben reduzieren. Ab Oktober beginnt die Winterruhe der Kakteen. Es wird noch ein letztes Mal wenig gegossen. Sehr wenig. Im Oktober gieße ich Kakteen mit Standardpflegebedarf genau zweimal: in der ersten Oktoberwoche und in der vorletzten. Aber verschwindend gering. Die Kakteen stehen nun in Überwinterung und werden ab Februar (anfänglich genauso spärlich wie im Oktober) wieder gegossen. Ab Mitte März wird normal gewässert. Zum Gießen benutzen wir Leitungswasser oder sauberes Regenwasser.

Düngen

Kakteen werden nur im Frühjahr und Sommer bis Ende August gedüngt. Ein Kaktus ist dann zu düngen, wenn sein Substrat neuer Nährstoffe bedarf. Wenn wir uns vornehmen, einmal im Jahr - etwa Ende März - unsere Kakteen (natürlich unter Berücksichtigung der besonderen Bedürfnisse des jeweiligen Kaktus) zu düngen, dann fahren wir gut. Das reicht den Pflanzen in der Regel. Wer seine Pflanzen besonders verwöhnen möchte, düngt im Juli noch einmal. Man benutzt hierfür handelsüblichen Spezial-Kakteendünger. Dieser ist besonders stickstoffarm, was auf die Dauer überlebenswichtig für einen Kaktus ist. Außerdem wird die Pflanze sowieso alle zwei Jahre umgetopft, was mit neuem, frischem Substrat verbunden ist und uns eine darauffolgende Düngung erspart.

Umtopfen

Kakteen werden nach Bedarf oder faustregelmäßig alle zwei Jahre umgetopft. Auch wenn der Pflanzenkörper nicht unbedingt deutlich sichtbar wächst, gedeiht die Wurzel weiter. Frisches Substrat ist in zweijährigem Turnus auch nicht verkehrt (siehe oben). Säulenkakteen, besonders größere, können auch jedes Jahr umgetopft werden. Es tut ihnen gut und begünstigt das Wachstum.

Der Vorgang

In den neuen Topf sollte man nach Möglichkeit ein paar kleinere Scherben geben, z. B. die eines gebrochenen Tontopfes. Es geht auch gut gewaschener, sehr grober Aquarien-Kies (mindestens sechs Millimeter).

Der sehr vorsichtige Kaktuspfleger wird sicher beide Drainageschichten aufhäufen, also erst Tonscherben, dann Kies. Durch diese Maßnahme wird ein optimaler Wasserablauf gewährleistet.

In jedem Fall schaffen wir so eine Drainage des Topfbodens, die für die Kaktuswurzel so gefährliche Gießüberschüsse einfach ablaufen lässt und daher eine immerwährende Protektion vor Staunässe gewährleistet.

- Zur Lockerung des Bodens Topf auf dem Tisch aufklopfen
- Überstehendes Wurzelwerk sauber abschneiden
- Den Kaktus mit Handschuhen fassen
- Auf den Kopf stellen
- Topf vorsichtig abziehen
- Überschüssige, alte Erde und Klumpen grob entfernen (durch leichtes Klopfen; entweder den Wurzelballen auf den Tisch oder mit einem Stift oder Pinsel um die Wurzel herum)
- Einsetzen der Pflanze in den neuen Topf/die neue Erde

Kenner und Könner lassen vor dem Umtopfen das Substrat vollständig austrocknen. Dann lässt sich der Kaktus ganz einfach aus dem Topf nehmen. Kakteen werden nach dem Umtopfen nicht gleich gegossen. Um ihnen eine Eingewöhnungsphase zu gewähren, wässern wir erst eine Woche später.

Überwinterung

Ab Mitte bis Ende Oktober kommen die Kakteen in ein gesondertes Winterquartier. Dort bleiben sie etwa bis Ende Februar. Die Pflanzen sollten nicht direkt am Fenster stehen, sondern in einer zwar hellen, gut belüftbaren, nicht aber grellen Ecke des Zimmers. Mancher Kaktusfreund räumt seine Kakteen in den Keller. Die Umgebungstemperatur sollte zwischen fünf und fünfzehn Grad Celsius angesiedelt sein. Eine ausreichende, regelmäßig gewährleistete

Belüftung ist ebenso wichtig. An weniger kalten Tagen dürfen wir ruhig ab und zu durchlüften. Es wird minimal gegossen: vierzehntägig und auch nur tröpfchenweise. Einige Züchter und Liebhaber gießen ihre Pflanzen während der gesamten Winterruhe nicht. Ich ziehe es vor, die Kakteen nicht auf kompletten Entzug zu setzen.

Während der Winterruhe reduzieren die Kakteen ihre natürlichen Körperfunktionen auf ein Minimum und bereiten sich auf die Blüte im nächsten Jahr vor. Sie sollten wenig Stress ausgesetzt sein und sich in Ruhe erholen dürfen.

Zum Ende der Winterruhe, etwa in der zweiten Februarwoche, kommen die Kakteen wieder an ihren Platz. Wenn nun im Februar an manchen Tagen die Sonne arg grell scheint, decke ich meine Pflanzen immer schnell mit Zeitung ab. Das schützt sie vor einseitiger, zu rascher Weiterbildung der Triebe und außerdem vor argen Verbrennungen. Die knallige Februarsonne ist nicht so sanft wie die Spätfrühjahr- oder Sommersonne und tut in direktem Einfall den noch müden Kakteen nicht gut. Im Februar fängt man auch langsam an zu gießen. Wenig und selten. Ab März geht es dann wieder richtig los.

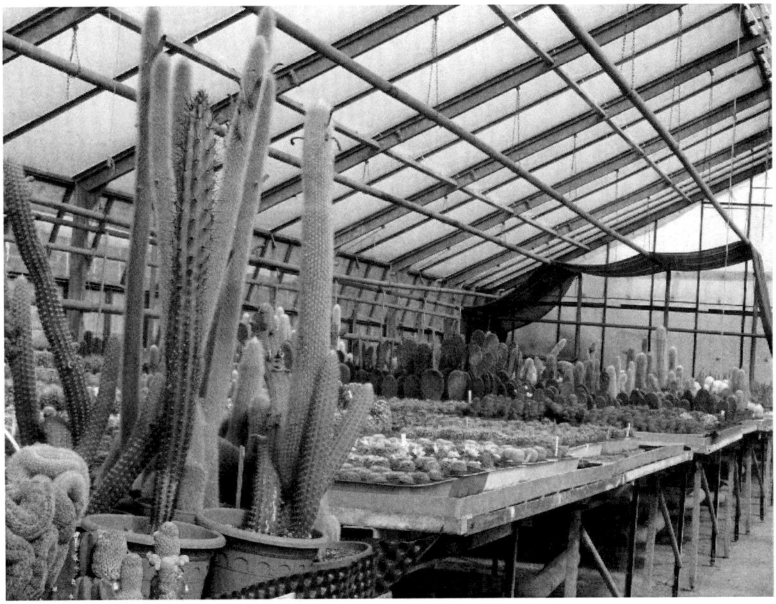

Die richtige Kultur lässt auch große Sammlungen prächtig gedeihen.

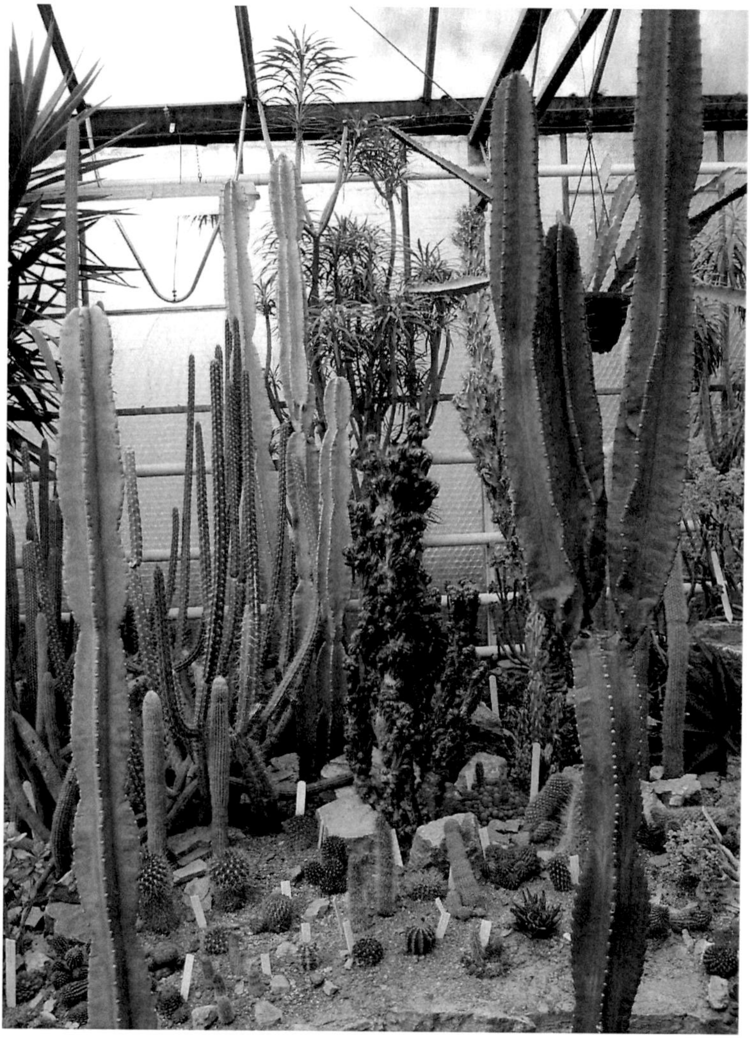

In diesem Treibhaus geht es den Pflanzen sichtlich gut.

Probleme und Krankheiten

Schädlingsbefall

Es sind hauptsächlich die tierischen Schädlinge, die unseren Kakteen zu schaffen machen. Bakterielle oder Virusinfektionen kommen eher selten vor. Wenn doch mal eine solche Erkrankung vorliegt, wurde diese mit Sicherheit auch von Tieren, nämlich von Insekten (den sog. Saugenden Insekten) übertragen. Dazu mehr unten. Zuerst eine Übersicht aller wichtigen Kakteen-Schädlinge. Die erwähnten Nützlinge sind Insekten, also lebende Tiere, auf deren Speiseplan die lästigen Schädlinge ganz oben stehen. Alle Nützlinge erhält man über die in den Bezugsquellen angegebenen Fachgeschäfte.

Die tierischen Schädlinge in der Übersicht

Blattlaus

Die Tierchen sind deutlich sichtbar. Sie saugen am Pflanzenkörper und scheiden den sogenannten Honigtau aus. Im Endeffekt schädigt der durch die Einstiche und Ausscheidungen entstandene Rußpilz die Pflanze.

Maßnahme:
Behandlung mit Neem® Schädlingsfrei[1]

Alternativ/erweiterte Maßnahme:
Von Hand entfernen, abwaschen oder mit Flüssigseife (Neudosan®) so gut als möglich abreiben. Des weiteren gibt es die Möglichkeit, eine selbst herzustellende Sprüh-Lösung zu bereiten. Diese besteht aus vier Teilen Wasser, einem Teil Reinigungsalkohol und einem Teil flüssiger Schmierseife (s.o). Mit dieser Lösung werden die befallenen Pflanzen – wenn nötig auch mehrfach – besprüht.[2]

Dickmaulrüssler (Rüsselkäfer)

Es gibt zwei Arten des Dickmaulrüsslers: den schwarzgefärbten und den braungefärbten Dickmaulrüssler. Erwachsene Tiere fressen Blätter und Triebe an, Larven sitzen in der Erde und schädigen die Wurzel. Die Pflanze wird welk und leblos. Sie fällt in sich zusammen. Dickmaulrüssler kommen hauptsächlich im Winter und Frühjahr vor.

Maßnahme:

Man nimmt die Käfer mit der Hand ab und setzt die Raubnematode als Nützling ein.

Nematode (Wurzelälchen)

Es gibt zwei verschiedene Arten Wurzelälchen. Die an Kakteen vorkommende Art nennt sich *Heterodora cacti*. Nematoden sitzen an der Wurzel und zerfressen diese. Die Schädlinge sind selbst nicht sichtbar, symptomatisch scheint die Pflanze krank, da sie das Wachstum einstellt oder radikal verringert. Sie bilden an der Wurzel kleine runde Zysten, die mit mehreren hundert Eiern gefüllt sind.

Maßnahme:

Keine gute Prognose: Die *Heterodora cacti* ist ein Kakteen-Killer. Falls möglich, Stecklinge sichern und Pflanze verbrennen.

Schildlaus

Es gibt viele Arten von Schildläusen, die sich in zwei Gruppen spalten: in Deckelschildlaus und Napfschildlaus. Da gibt es die Gemeine Napfschildlaus und die Halbkugelige Napfschildlaus, die Schwarze Napfschildlaus und die Kaktusschildlaus (die, wie der Name schon sagt, am häufigsten auf Kakteen zu finden ist), die Wollsack-Schildlaus und die Cochenille-Laus (siehe Abschnitt Der Kaktus als Nutzpflanze). Alle Schildläuse stechen die Pflanze an, saugen den Pflanzensaft und scheiden Honigtau aus. Dies hat einen Rußpilz-Befall zur Folge. Zuerst werden nur akut betroffene Stellen verpilzt, später die ganze Pflanze. Die Tierchen sind deutlich sichtbar. Schildläuse kommen an vielen Kakteen (hauptsächlich an Blattkakteen und *Opuntia*-Spezies) vor und schädigen diese ähnlich der Schmier- oder Blattlaus. Maßgeblich schädigend sind die Deckelschildlaus-Weibchen, als Muttertiere. In ihrer Jugend läuft das Weibchen noch herum, später setzt es sich an der Pflanze fest und ist gut geschützt durch ihren Panzer, den Deckel, unter dem sich sämtliche Eier befinden. Versucht der Pflanzenpfleger die Weibchen abzunehmen, fallen alle Eier und schon geschlüpfte Babyläuse ab und befallen weitere Pflanzenteile.

Maßnahme:
Mit einem in warmem Seifenwasser (Neudosan®) getränkten Lappen wird die Pflanze saubergewischt. Dabei mit dem Tuch immer in eine Richtung reiben, damit sich die Tierchen nicht noch weiter ausbreiten. Im Fachhandel gibt es Schlupfwespen als Nützlinge. Auch die bei Blattlausbefall wirksame Sprühlösung (siehe dort) ist ein geeignetes Hilfsmittel gegen die Schildlaus.

Schmierlaus (Wolllaus)

Schmierläuse bilden am Pflanzenkörper zuckerwatteähnliche Gespinste. Sie stechen den Kaktus an und saugen den Saft. Die Schädlinge scheiden wie die Blattläuse Honigtau aus. Die Einstichstellen und Ausscheidungsorte bilden zukünftige, von Rußtau befallene Herde.

Maßnahme:
Die Schmierlaus verursacht die gleichen Schädigungen wie die leicht zu bezähmende Blattlaus. Eine Bekämpfung ist bei ihr allerdings fast aussichtslos. Kein Mittel hilft wirklich. Versuche mit einer salzangereicherten Alkohollösung scheiterten. Einzige Hoffnung: Die Nützlinge *Leptomastix* und *Cryptolaemus montrouzieri* sind manchmal in der Lage, die Schmierlaus zu eliminieren. Ansonsten besprühen oder mit Flüssigseife abreiben, wie bei Blatt- und Schildlaus (siehe dort).

Sciara-Fliege (Trauermücke)

Hauptsächlich die Larven der Trauermücke schädigen unsere Aussaat und Kakteen-Sämlinge. Sie sitzen im Substrat, fressen die Samenkörner an und höhlen diese aus. Ansonsten fressen die Sciara-Larven organische Abfallprodukte, wie abgestorbene Wurzeln u. ä.

Maßnahme:
Gelbtafeln aus dem Gartenfachmarkt. Raubnematoden und Raubmilbe als Nützlinge.

Spinnmilbe (Rote Spinne)

Es gibt zwei Arten der Spinnmilbe: Echte Spinnmilben und Falsche Spinnmilben. An Kakteen findet sich hauptächlich die Falsche Spinnmilbe. Mit der Lupe sind rote, bis 0,5 Millimeterm große Punkte erkennbar. Spinnmilben hinterlassen Einstichstellen und füllen die Zellen des Kaktus mit Luft. Mit der Zeit werden betroffene Stellen blass und weiß-grau, gelb-braun oder korkig.

Maßnahme:
Behandlung mit Neem® Schädlingsfrei[3].

Alternativ/erweiterte Maßnahme:
Luftfeuchtigkeit hochschrauben, z. B. behelfsmäßig mit einer Plastiktüte.

Thrips (Blasenfuß)

Analoges Schadbild wie bei der Spinnmilbe. Durch Aussaugen und anschließende Luftanfüllung einzelner Zellen des Kaktus wird der Pflanzenkörper geschädigt. Thrips lieben niedrige Luftfeuchtigkeit.

Maßnahme:
Gelbtafeln und hohe Luftfeuchtigkeit für Ausbreitungsstopp und Befalldezimierung. Zur kompletten Bekämpfung die Raubnematode als Nützling einsetzen.

Weichhautmilben

Weichhautmilben sind mit den Spinnmilben verwandt, allerdings wesentlich kleiner als diese und fast nie zu erkennen. Das Schadbild der angefressenen Triebe spricht allerdings für sich. Weichhautmilben befallen gern junge Triebe. Sie stechen diese an und saugen sie aus. Die Pflanze verkrüppelt an den befallenen Stellen.

Maßnahme:
Behandlung mit Neem® Schädlingsfrei[4].

Alternativ/erweiterte Maßnahme:
Luftfeuchtigkeit hochschrauben, z. B. behelfsmäßig mit einer Plastiktüte.

Wurzellaus

Die mit der Schmierlaus verwandte Wurzellaus ist schwer erkennbar, da sie die Wurzel befällt. Dort bilden sich weißliche, coconartige Fadengebilde. Die Wurzel wird mit der Zeit marode, teilweise absterben und infolgedessen durch Schimmelpilz verfaulen.

Maßnahme:

Beim Umtopfen kontrollieren und bei Befall Erde und Wurzelwerk radikal entfernen und Pflanze neu bewurzeln. Bei nicht ausgeprägtem Befall, Substrat komplett entfernen, Wurzel säubern, in frisches Substrat geben und die Raubmilbe als Nützling einsetzen.

Kein Scherz: „Kakteenschädling" Hauskatze

In meiner Eigenschaft als dreifacher Katzenbesitzer kann ich allerhand Unschönes berichten: Alle Katzen fressen gern und immer wieder Kakteen der Gattungen *Schlumbergera, Hatiora, Aporocactus, Opuntia* und *Rhipsalis* an. Besonders gut scheint den felidaen Genossen der Osterkaktus (*Hatiora*) zu schmecken - einige Pflanzen dieser Gattung wurden von den beiden schon um mehr als drei Viertel reduziert.

Die erwähnten Kakteen sind für die Tiere ungefährlich. Allerdings ist es für mich jedesmal ein Schock und einen lauten Aufschrei wert, neuerlich abgekaute Pflanzen zu entdecken. Der kätzische Ideenreichtum ist unermeßlich, wenn es darum geht, eine begehrte, wohlschmeckende Pflanze zu erreichen. Da hilft nur eines: die Kakteen hoch oder in einen geschützten Raum stellen.

Haupt-Schädlinge outdoor:

- Ameisen
- Asseln (auch und gerade Kellerasseln!)
- Hundertfüßler
- Ohrenkneifer
- Raupen
- Schnecken
- Springschwänze
- Tausendfüßler

Krankheiten

Pilze

An Kakteen vorkommende Pilze:
- Diplodia
- Fusarium
- Gleosporium
- Phytium
- Phytophtora
- Rostpilze
- Rußtau
- Schimmelpilz
- Sclerotium
- Vermehrungspilz

Wer seine Kakteensammlung oder -aussaat permanent hoher Luftfeuchtigkeit aussetzt, steigert die Gefahr eines Pilzbefalls immens. Myzelien können nur in relativ hoher Luftfeuchtigkeit fruktifizieren. Wer also seine Umgebung an die heimatlichen Klimabedingungen der Kakteen einigermaßen anpassen kann, der sollte das tun. Die Kakteen werden es dankbar annehmen. Viele der durch Pilze verursachten Krankheitsbilder werden von Schädlingen, von Sauginsekten, übertragen (siehe oben). Eine vorbeugende-protektive Maßnahme gegen tierische Schädlinge ist also in jedem Fall zu empfehlen. Hat nun eine der Pflanzen oder die Aussaat einen fortgeschrittenen Pilz, welcher Art auch immer, könnte dieser nur unter Hinzunahme chemischer Fungizide behandelt werden. Ich ziehe eine Verbrennung mit anschließendem Begräbnis vor.

Vielleicht ist der Pilz noch nicht so weit ausgebreitet, so dass noch ein Ableger gezogen oder der Pilz sogar komplett entfernt werden kann. Mit einer Pinzette und einem hartborstigen Pinselchen können kleinere Pilzherde meist mühelos entfernt werden. Auf jeden Fall aber muss der befallene Kaktus schnellstmöglich in Quarantäne gebracht werden, um eine übergreifende Ausbreitung zu verhindern. Die Ursache des Befalls muss natürlich eruiert und behandelt werden. Weiterhin sollten in so einem Fall die Räumlichkeiten ausreichende Belüftung erfahren.

Befallene Kakteen weisen faulige, matschige, schwammige, weiche, manchmal auch glasige Stellen auf und werden bräunlich bis dunkelbraun, faulen also ganz banal. Oftmals ist der typische grauschimmelige Belag erkennbar. Ist der Kaktus an bislang nur wenigen Stellen verfault, kann die betroffene Region großzügig ausgeschnitten und der Pfleger kann hoffen, dass die restliche Pflanze verheilt und gesund weiterwächst. Ausaaten werden komplett verworfen.

Mykoplasmen

Über Mykoplasmose bei Kakteen ist leider zur Zeit nur wenig bekannt. Vielleicht sind Mykoplasmen für die monstrose Wuchsform einiger Säulenkakteen und für die allgemeine Cristaten-Bildung verantwortlich. Klar ist, dass Cristat- und Monstrosus-Kakteen augenscheinlich unter keiner Erkrankung leiden und andere Pflanzen nicht infizieren. Mancher Sammler würde es sich wünschen.

Viren

In der Pflanzenwelt treten verschiedene Virustypen auf. Viruserkrankungen erzeugen ein analoges Schadbild wie die Pilzkrankheiten. Für Kakteen besonders gefährlich ist das sogenannte Cactus-X-Virus. Es werden hauptsächlich *Epiphyllum, Ferocactus, Hatiora, Opuntia* und *Schlumbergera* von Viren befallen, was nicht heißt, dass andere Gattungen per se verschont würden oder gar immun wären.

Befallene Kakteen müssen unter höchsten Vorsichtsmaßnahmen sofort verbrannt werden. Latexhandschuhe und sterile Einwegklingen sind definitiv von Vorteil. Unter Umständen kann man als letzten Rettungsversuch und bei nicht fortgeschrittenener Erkrankung unter Quarantänebedingungen versuchen, jüngste Sproß-Spitzen zu veredeln (siehe Abschnitt Pfropfen).

Bakterien

Bakterien erzeugen ein analoges Schadbild wie die Pilze und Viren. Allerdings kann bei einem schwer nachweisbaren bakteriellen Infekt nicht viel gemacht werden. Eine Bekämpfung würde die Applikation von antibiotischen Pharmaka einschließen. Antibiotika verteilen sich allerdings schlecht bis gar nicht in cactoidem Gewebe. Die Pflanze muss durch Verbrennung oder isoliert im Müllsack entsorgt werden.

Kulturfehler

Algen/Moos

Bilden sich Moose oder gar Algen, wird die Pflanze zu feucht gehalten. Dies kann gerade bei *Hatiora* (Osterkaktus), *Rhipsalis, Schlumbergera* (Weihnachtskaktus) und ähnlichen Blatt- bzw. Gliederkakteen leicht passieren, da diese im Vergleich zu anderen Kaktusgewächsen relativ oft gegossen werden.

Aufplatzen/Einreißen

Der Kaktus wurde zu oft oder zu viel gegossen. Die wasserspeichernden Zellen sind übervoll. Das Gießen unbedingt einstellen und die Wunden des Kaktuskörpers nicht mit Wasser in Berührung bringen.

Ausbleiben der Blüte

Die Pflanze ist entweder noch zu zu jung oder es herrschen der Gattung nicht zuträgliche Vegetationsverhältnisse. In einem solchen Fall ist explizites Nachschlagen und gegebenenfalls eine Anpassung erforderlich.

Chlorose

Durch Nährstoffmangel oder Kalküberschuss verursachte Verfärbungen von Pflanzen. Das verwendete Substrat weist einen für den Kaktus unangemessenen pH-Wert auf. Der Kaktus muss zumindestens mit Kakteen-Spezialdünger gedüngt werden. Besser ist ein sofortiges Umtopfen in frisches Substrat.

Etiolement (Vergeilen, Aufschießen)

Der Kaktus leidet unter längerfristigem Lichtmangel und wird entweder zu feucht oder zu warm gehalten.

Frost- und Kälteschaden

Bei Temperaturen ab 15 Grad Celsius und niedriger verfärben einige Kakteen sich und werden schlaff. Sinken die Temperaturen unter Null, neigen viele Kakteen zum Platzen. Die in der Zelle des Kaktuskörpers gespeicherte Flüssigkeit gefriert, dehnt sich aus und reißt ein. Nach dem Auftauen bieten solcherlei geschädigte Pflanzen die beste Angriffsfläche für pilzliche Erreger.

Hockenbleiben (Sitzenbleiben)
Der Kaktus wächst nicht weiter. Ursachen können sein: Lichtmangel, Hitzestau, ungünstiges Substrat, Schädlinge oder Wassermangel. Die Pflanze muss dringend beobachtet werden. Spezielles Nachschlagen ist erforderlich, gegebenenfalls wirkt eine räumliche Veränderung oder eine Änderung der Kulturgewohnheiten (gießen, düngen, Substrat ...) Wunder.

Knospenverlust
Die Pflanze wurde entweder Zugluft ausgesetzt, frisch gekauft (radikaler Standortwechsel, z. B. vom Treibhausklima der Gärtnerei auf die Küchenfensterbank) oder sie leidet unter Wassermangel. Unter Umständen können auch tierische Schädlinge im Spiel sein.

Verbrennung
Der Kaktus hat Brandflecken, die Epidermis reißt unter Umständen ein. Dies kommt häufiger nach der Winterruhe vor, wenn die Pflanzen direkt der heftigen Spätwinter- oder Frühjahrssonne ausgesetzt werden. Temporäre kühle Lagerung für zwei bis drei Wochen erforderlich. Weitere Kultur mit Sonnenschutz aus Zeitung oder Seidentuch.

Verkorkung
Verkorkungen an der Basis eines (gerade älteren) Kaktus kommen häufig vor und sind nicht schlimm oder krankhaft. Verkorkungen von jüngeren oder jungen Trieben können verschiedene Ursachen haben: Verbrennung, Schädlinge, unzureichende Frischluft, Nährstoffmangel. Die betroffene Pflanze sollte sofort umgetopft und eine Weile beobachtet werden. Gegebenenfalls ist die Kultur anzupassen (nachschlagen!).

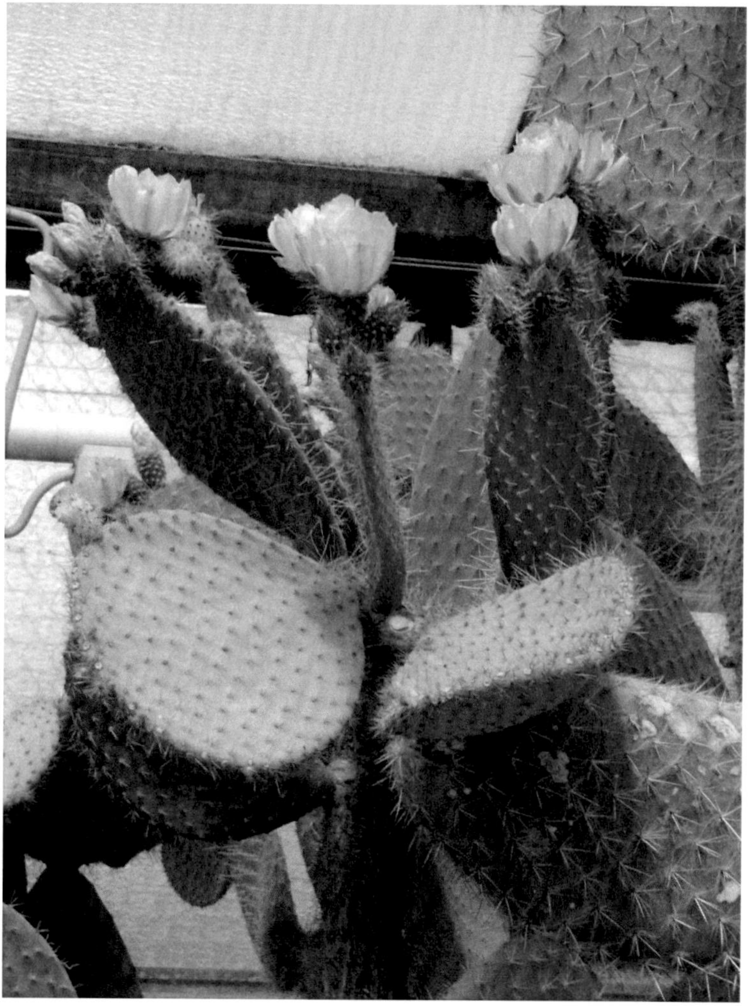

Opuntien sind besonders vielgestaltige Kakteen; nicht alle haben die typischen ohrenförmigen Triebe.

Winterharte Kakteen

Was sind winterharte Kakteen?

Winterharte Kakteen bedürfen keiner winterlichen Ruhepause im Keller, sie bleiben am Platz auf der Fensterbank oder auch im Freien. Winterharte Kakteen nehmen während der kalten Monate keine Flüssigkeit mehr auf und fallen sozusagen in sich zusammen – legen (vereinfacht ausgedrückt) die Triebe nieder und lassen sich vom Schnee bedecken. Deshalb müssen Winterharte im Haus auch während dieser Zeit von jeglichem Gießwasser verschont bleiben.

Drinnen oder draußen?

Ein Großteil der Winterharten kommt aus der Gattung *Opuntia*. Ob diese Pflanzen drinnen oder draußen gehalten werden, ist im Grunde egal. Einige Kakteen verlangen allerdings im tiefsten Winter outdoor eine Art Regenschutz. Es ist auch möglich, dass einige Arten im stickigen Wohnzimmer anfälliger für Krankheiten werden.

Draußen benötigen die Kakteen einen vollsonnigen Platz, idealerweise ein Südgefälle oder ein Frühbeet. Die Pflanzen werden direkt im Garten aus Samen gezogen oder direkt in Fachgärtnereien gekauft (siehe Anhang). Keinesfalls darf man Kakteen, die in Freilandkultur gehalten werden sollen, im Gartenmarkt kaufen oder im Gewächshaus verweichlicht anziehen.

Welche Kakteen sind winterhart?

Einige Arten der Gattungen
- *Austrocactus*
- *Coryphantha*
- *Echinocereus*
- *Escorbaria*
- *Maihuenia*
- *Opuntia*
- *Pediocactus*
- *Sclerocactus*

gelten als winterhart. Der freundliche Fachmann der Kakteengärtnerei berät gern.

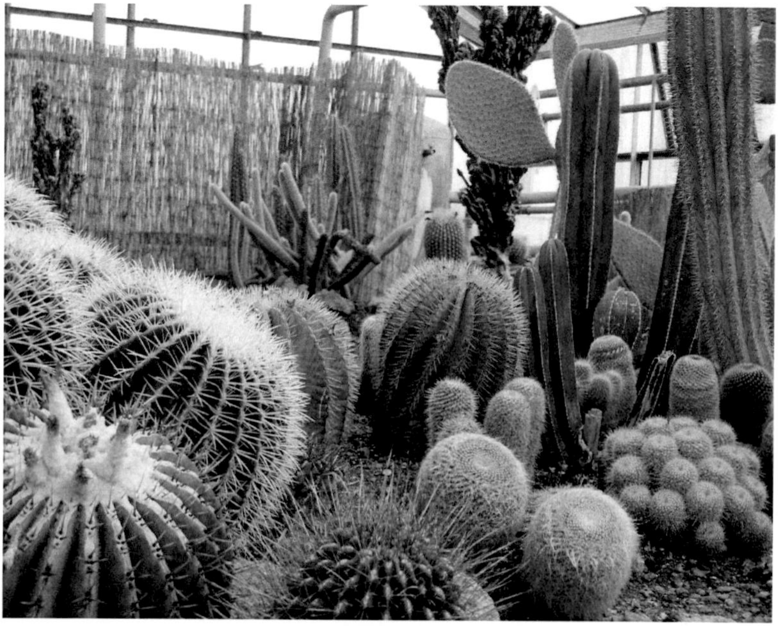

Kakteensammlung einer Gärtnerei.

Zucht und Vermehrung

Begriffsdefinition

Unter Zucht versteht man im strengen Sinn das Bestäuben von blühenden Pflanzen und das darauffolgende Ernten und Heranziehen der Samen.

Die vegetative Vermehrung

Die vegetative Vermehrung ist die Vermehrung über lebendige Gewächse. Hierfür benutzt man Stecklinge und Kindel.

Benötigte Materialien:

- Ein dünnes, sauberes, scharfes Messer
- Ethanollösung zur Keimeindämmung der Messerklinge
- Gärtnerhandschuhe
- Latexhandschuhe
- Pinzette (um dornige Stecklinge fassen zu können)
- eine saubere Unterlage
- einen Lappen
- Topfmaterial je nach Größe der Stecklinge
- Substrat oder vorzugsweise Kakteenerde aus dem Fachhandel
- Gummiringe verschiedener Größe (zum Pfropfen)

Vermehrung über Stecklinge

Ein Steckling ist ein Trieb-Stück eines im Wachstum fortgeschrittenen Kaktus.

Die Mutterpflanze wird vorzugsweise in der Mitte mit einem sauberen, scharfen und dünnen Messer geteilt (siehe Abbildung). Man wählt in etwa die Mitte, weil oben liegende Partien (Triebe) noch zu jung sind und als Steckling am Schnitt leicht faulen und weil der untere, ältere oder älteste Teil der Pflanze nur sehr schwerfällig Wurzeln treibt. Der frische Steckling wird konisch zugeschnitten. Das geschieht, indem man die einzelnen Rippen schräg, in Richtung des Kaktuskerns, anschneidet. Man achte peinlichst darauf, das ringförmige Leitbündel nicht zu verletzen. Die nun in ein paar Wochen entstehenden Wurzeln haben so keine andere Wahl, als gerade und sauber nach unten zu wachsen. Vorausgesetzt, der Steckling wird richtig gelagert:

Die Schnittstelle muss unbedingt nach unten weisen! Ein Kaktus bildet seine Wurzeln immer nach unten aus. Wird der Steckling also einfach auf die Seite gelegt, bekommt er seine Wurzeln an der nach unten weisenden Stelle, also seitlich. Besser, er wird abgestützt, zum Beispiel in einem leeren Blumentopf. Dann heißt es warten. Es gibt prinzipiell zwei Möglichkeiten: Entweder man lässt die Schnittstelle nur austrocknen und topft den Steckling dann direkt in Kakteenerde. Oder man wartet, bis sich neue Wurzelfaserchen gebildet haben. Das kann allerdings, je nach Art, bis zu sieben Wochen dauern. Dies ist die sicherere Methode. Der Kaktus wird, wenn man sich keine derben Patzer erlaubt, überleben und gedeihen, während bei der ersten Möglichkeit die Gefahr besteht, dass der Schnitt unter der Oberfläche noch feucht ist und die Pflanze an dieser Stelle im Topf allmählich fault.

Bewurzeln

Einige Arten, z. B. *Astrophytum*, werden speziell bewurzelt. Nach Austrocknung der Schnittstelle, setzt man den Steckling auf mineralisches, trockenes Substrat (z. B. ein Sand-Erde-Gemisch). Hier bildet er dann innerhalb weniger Wochen neue Wurzeln. Erst dann wird der Steckling in sein jeweils spezielles Lieblingssubstrat getopft.

Vermehrung über Kindel

Ein Kindel ist ein Ableger (ein Seitentrieb) eines Kaktus.

Je nach Beschaffenheit und Festigkeit des Kaktus, kann bei seitentriebbildenden Pflanzen ein Kindel im günstigsten Fall einfach abgedreht und benutzt werden. Manche Ableger bilden an der Mutterpflanze schon eigene Wurzeln. Hier genügt oftmals das Austopfen, um an solche Kindel zu gelangen, ohne Gewalt anwenden zu müssen. Andernfalls lässt sich der Trieb mit einem sauberen, scharfen Messer leicht abnehmen. Das Kindel wird behandelt wie ein Steckling. Zur Austrocknung der Riss- oder Schnittstelle wird es aufrecht abgestützt und luftig für einige Wochen abgestellt. Ist die Wunde verheilt und sind etwa sogar schon feine Wurzelhärchen sichtbar, kann das Kindel in den Topf gesetzt werden.

Pfropfen/Veredelung

Eine weitere Methode der Vermehrung, aber auch der Veredelung von Kakteen, nennt sich Pfropfen. Hier wird der Steckling auf einen anderen Kaktus aufgesetzt, damit beide Pflanzen miteinander verwachsen. Das bietet in den meisten Fällen den Vorteil, dass der Kaktus wesentlich schneller wächst als im natürlichen, wurzelechten Zustand. Langsam wachsende Kakteen, wie beispielsweise *Lophophora williamsii*, wachsen gepfropft auf Echinopsis um ein Vielfaches schneller, sicherer und anspruchsloser.

Wir unterscheiden drei grundlegende Methoden der Kaktusveredelung:
- Flachpfropfung
- Spaltpfropfung
- Seitenpfropfung

Im Folgenden stelle ich die einzelnen Pfropfmethoden dar.

Die Flachpfropfung
Die Flachpfropfung ist die am häufigsten angewendete Veredelungsmethode. Kugelkakteen und ähnliche werden im Grunde genommen immer auf Säulenkakteen veredelt.

Der Pfröpfling
Das Pfropfreis, auch Pfröpfling oder Reis genannt, wird gewonnen wie ein Steckling. Soll ein noch junger Kaktus veredelt werden, um ihn schneller wachsen zu lassen oder um ihn vor Krankheit zu schützen, wird der Pfröpfling so weit unten wie möglich abgeschnitten. Soll aber ein älterer, zum Beispiel ein kranker Kaktus gerettet werden, wird das Pfropfreis an einer noch gesunden Stelle, egal ob oben der unten, abgeschnitten. Wie beim Steckling müssen noch die Seiten des Pfropfreis abgekantet werden. Die Schnitt-

stelle wird nicht ausgetrocknet, sondern allenfalls zur Verhinderung von Fäulnis mit Holzkohlepulver gepudert.

Der Pfropfstrunk

Als Pfropfstrunk (Pfropfunterlage) dienen im Grunde alle Säulenkakteen ohne Seitentriebe, vornehmlich dornenlose oder dornenarme. Ganz besonders eignen sich *Myrtillocactus geometrizans* und *Trichocereus pachanoi* (heute *Echinopsis pachanoi*), der den meisten besser als San Pedro bekannt sein dürfte. Er bietet aufgrund seines weiten Durchmessers, seiner Dornenlosigkeit und seiner Wuchsfreudigkeit eine solide Grundlage für den Pfröpfling. Es können genauso gut andere *Trichocereus*-Arten benutzt werden.

Echinopsis peruvianus oder *E. spachianus* sind auch dornenarm und leicht benutzbar. Einziger Nachteil der Arten sind ihre ausgesprochene Glitschigkeit, die das Befestigen des Pfröpflings erschwert. Ist diese Klippe aber einmal umschifft, ist der San Pedro oder einer seiner Brüder ein idealer Partner und Wachstumsbeschleuniger für den neuen Kaktus.

Größere Exemplare der Gattung *Opuntia* (Feigenkaktus) können ebenfalls als Pfropfstrunk verwendet werden. Oder auch ein größerer Erdbeerkaktus (*Gymnocalycium*). Den dürfte jeder kennen und erkennen. Wenn nicht, kennt ihn die Verkäuferin. Den Erdbeerkaktus[5] gibt es in jedem floristischen Fachhandel.

Unsere zukünftige Pfropfunterlage wird an einer dicken Stelle und mindestens zehn Zentimeter über dem Boden sauber und gerade abgeschnitten. Nun wird die Schnittstelle noch abgekantet, am besten an jeder Rippe separat, so dass der Durchmesser des Strunks annähernd gleich groß wie der des Pfröpflings ist.

Der Vorgang

Der Pfröpfling wird unter einer Drehbewegung fest auf den Strunk gesetzt. Die Drehung verhindert, dass sich zwischen den Schnittstellen Luftbläschen bilden. Diese Luftbläschen wären zwar nicht das Ende der Pfropfung. Sie würden aber Keimen und Pilzen eine gute Angriffsfläche bieten. Nun werden zwei Gummiringe zur Fixation vorsichtig um das komplette Gebilde gelegt. Fertig ist die Flachpfropfung.

Die Spaltpfropfung

Der Pfröpfling

Glieder- und Blattkakteen lassen sich nicht flach veredeln. Die blattartigen Triebe lassen sich nicht aufdrücken und fixieren wie zum Beispiel ein *Lophophora* oder *Ariocarpus*. Ein solcher Trieb, beispielsweise von *Hatiora, Schlumbergera, Pereskia, Rhipsalis* oder anderen, wird sauber am Blattknoten abgeschnitten. Das Pfropfreis kann aus ein bis drei Blättern oder Gliedern bestehen. Mit einem scharfen Messer wird nun die Schnittstelle keilförmig zugespitzt. Die Kunst bei diesem Vorgang ist, das winzige Leitbündel nicht zu verletzen.

Der Pfropfstrunk

Geeignet ist ein schlanktriebiger, schnellwüchsiger Kaktus mit wenigen Dornen, zum Beispiel *Opuntia subulata.*

Der Vorgang

Hier greifen wir zu einem Trick: Anstatt den Strunk einfach zu köpfen und das Reis daraufzusetzen, schneiden wir mitten durch das Leitbündel (Ring in der Mitte) des Strunks eine Kerbe. In diese Kerbe stecken wir den Pfröpfling bis zum Anschlag.

Es sollte darauf geachtet werden, die Leitbündel beider Pflanzen so penibel als möglich aufeinanderzupressen. Dieses Konstrukt wird nun mit ein bis zwei Nadeln oder Kakteendornen fixiert und idealerweise noch mit einer Schnur festgebunden.

Die Seitenpfropfung

Der Pfröpfling

Verwendet werden vorzugsweise hochwüchsige und schlanke Säulenkakteen, beispielsweise Cereen. Die Schnittstelle wird nicht abgekantet, sondern schräg angesetzt.

Der Pfropfstrunk

Geeignet sind schnellwüchsige und schlanke Cereen wie *Trichocereus pachanoi* (heute: *Echinopsis pachanoi*). Die Schnittstelle wird wie beim Pfropfreis nicht abgekantet, sondern auch hier schräg angesetzt.

Der Vorgang

Die Seitenpfropfung dient im Grunde nur einem rascheren und sicheren Zusammenwachsen der Leitbündel. Der Pfröpfling wird unter einer Halbdrehung gerade und fest auf die Unterlage gedrückt und mit keimarmen, desinfizierten Stecknadeln oder Kakteendornen fixiert und mit zwei bis drei Gummibändern seitlich umschlungen.

Sonderfall: Flache Seitenpfropfung

Um schlank- und dünntriebige Pereskien oder pereskienartige Kakteen sicher zu pfropfen, bedienen sich Experten eines Tricks, und zwar einer Kombination aus Flach- und Seitenpfropfung.

Der Pfröpfling

Es können zwei bis vier Pfröpflinge auf einem entsprechend großen Strunk untergebracht werden. Das Reis wird mit einer Länge von mindestens fünf Zentimetern sauber von der Mutterpflanze abgetrennt und ohne Abkantungen schräg angeschnitten.

Der Pfropfstrunk

Sollen nur ein bis zwei Pfröpflinge veredelt werden, genügt ein größeres Exemplar einer *Opuntia*-Spezies. Sollen es aber bis zu vier werden, empfiehlt sich ein umfangsstarker Säulenkaktus wie *Myrtillocactus*. Der Strunk wird hergestellt wie bei der Flachpfropfung.

Der Vorgang

Die abgeschrägten Pfröpflinge werden unter einer leichten Halbdrehung mittig auf das Leitbündel der Unterlage gesetzt. Ein bis drei Gummiringe pro Reis, je nach Größe und Stärke, fixieren die Pfropfung perfekt. Außerdem ist diese Methode relativ abrutschsicher.

Noch ein Sonderfall: Sämlingspfropfung

Nässeempfindliche Kakteenarten, zum Beispiel *Astrophytum asterias*, können sicherheitshalber schon im Sämlingsstadium auf einen schnellwüchsigen und nährstoffreichen Strunk wie Echinopsis veredelt werden. Hierdurch wächst das *Astrophytum* auch wesentlich schneller.

Der Vorgang
Die Sämlinge werden direkt über den Keimblättern mit einem scharfen Messer oder einer Rasierklinge vorsichtig abgeschnitten. Die empfindlichen Pflänzchen werden nun mit ihren winzigen Leitbündeln so genau wie möglich unter einer leichten Drehbewegung auf das Leitbündel der Unterlage gesetzt. Je größer der Strunk, desto mehr Sämlinge passen nebeneinander.

Ein straffes Gummi würde die Babykakteen verletzen oder sogar zerreißen. Besser ist es, die Sämlinge mit einer Glasplatte, welche von oben aufgelegt und hinten abgestützt wird, zu fixieren. Noch besser funktioniert das Ganze mit einem Metallwinkel aus dem Baumarkt, der einfach in die Erde gesteckt und in der Höhe angepasst werden kann.

Die generative Zucht

Benötigte Materialien:
- Samen
- Pinzette
- Pikiergabel
- eine saubere Unterlage
- Töpfchen, Jiffytöpfchen oder besser: Zimmergewächshaus
- Substrat

Samenbeschaffung

Samen kaufen
Es gibt mittlerweile in jedem Supermarkt und in jeder Gärtnerei Kakteensamen. Nur handelt es sich bei diesen Mischungen um Samenabfälle aus großen Gärtnereien. Es ist also nie vorhersehbar, was sich aus einem Korn entwickelt. Da es unter Umständen dauert, bis ein Kaktus identifizierbar geworden ist, weiß der Züchter solcher Samen in der ersten Zeit nicht, welche Pflanzen er da überhaupt pflegt. Nur das sehr geschulte Auge ist in der Lage, einige Arten schon direkt nach dem Auflaufen zu erkennen.

Kakteensamen können ganz spezifisch und gezielt über Kakteen-Fachgärtnereien bezogen werden. Wer über einen Internetzugang verfügt, findet innerhalb einer Minute eine solche, zum Beispiel Kakteen-Haage in Erfurt (Deutschland). Die Adressen findet der geneigte Leser im Anhang. Wer schon eine Kakteensammlung besitzt, kann natürlich auch seinen eigenen Samen ernten.

In manchen Supermärkten gibt es *Opuntia*-Früchte in der Obst- und Gemüseabteilung. Diese enthalten nicht nur das leckere Fruchtfleisch, sondern auch die außerordentlich harten und nicht kaubaren Samen. Die Samen können gesäubert und zur Aufzucht von neuen Opuntien genutzt werden. Psychoaktive Inhaltsstoffe sind allerdings weder im Fruchtfleisch, noch in den Kernen enthalten.

Samen ernten

Blüht ein Kaktus, können wir uns in den meisten Fällen schon auf eine baldige Samenernte freuen. Wenn die Blüte verwelkt, bildet sich die Frucht des Kaktus. Diese muss nun reifen. Während des Reifungsprozesses – die Frucht wird nun immer praller und saftiger – entwickelt sich der Samen. Im Frühstadium ist er noch weiß und nicht keimfähig. Hat die Frucht aber die volle Reife entfaltet, bricht sie auf und der Samen kann entnommen werden. In einigen Fällen reißt die Frucht nicht ordentlich ein und platzt nicht auf. Dann kann durch vorsichtiges Besprühen und mit einem kleinen, scharfen Messer nachgeholfen werden. Nachdem der Samen von der Pflanze abgegeben wurde, sollte die verwelkte Blüte mitsamt der nun schrumpelnden Frucht abgenommen werden, da sich hier schnell Schimmelpilzkulturen bilden.

Beizen des Samens

Oft wird empfohlen, den Samen vor der Aussaat zu beizen (schützt vor Verfaulung und Schimmelbefall). Das Beizmittel gibt es in jedem Gartenmarkt. Die geernteten Samen werden dazu in einer Tüte untergebracht. Am besten in einer sehr kleinen, verschließbaren Plastiktüte oder einer leeren Samentüte. Nun eine winzige Prise des Beizmittels mit in das Tütchen geben, das Ganze gut durchschütteln und durch ein feines Sieb die überschüssige Beize entfernen. Da Beize toxisch ist (reizt die Haut und darf keinesfalls in die Augen geraten), verzichte ich darauf und reinige in einem zwar langwierigeren, aber sicheren Verfahren die Samenkörner.

Wer unbedingt beizen möchte, schütze sich mit Latexhandschuhen oder ähnlichem vor der hautreizenden Wirkung des chemischen Beizmittels.

Säubern des Samens von Hand und ohne Chemie

Wer nicht beizen möchte, muss den Samen gänzlich säubern. Das Samenmaterial kann mit klarem, warmem Wasser gewaschen und mit den Fingernägeln vorsichtig vollständig vom anhaftenden Fruchtfleisch befreit werden, muss aber vor der Aussaat komplett abgetrocknen. Ansonsten wird er schimmeln. Hierzu legen wir den Samen am besten auf grobes Tageszeitungspapier, da die einzelnen Körner auf Glas, Kunststoff oder lackierten Holzoberflächen nur allzu gern festkleben.

Gefäß

Am geeignetsten erscheint mir ein Zimmergewächshaus. Töpfchen, auch die beliebten Jiffys, sind zwar gut. Dennoch bieten sie einige Nachteile gegenüber einem Gewächshäuschen. Mit Zimmergewächshaus habe ich nicht hunderte von Einzeltöpfen, sondern ein (sogar transportierbares) „Kakteen-Feld", auf dem ich meine Samen säe.

Jede Gattung erhält einen separaten und abgesteckten Feldabschnitt, der mit einer kleinen Kennzeichnungstafel aus dem Gartenmarkt beschriftet wird. Die von den Kakteensamen angeforderte hohe Luftfeuchtigkeit wird mittels eines Deckels (am besten mit verschließbaren Luftschlitzen) gewährleistet.

In den Boden des Gewächshauses werden nun einige Löcher gebohrt, etwa acht bis zehn Stück von etwa zehn bis fünfzehn Millimeter Umfang. Am besten einen Handbohrer verwenden. So wird der relativ dünne Plastikboden des Gewächshauses nicht automatisch zerstört. Die Löcher dienen der Bewässerung. Zwar kann die Saat auch von oben, mit dem Sprüher oder einer Gießkanne gegossen werden. Besser ist aber eine Bewässerung von unten her (siehe Kapitel Kakteen-Pflege). Das so angebohrte Treibhäuschen kommt nun in eine große, geeignete Unterschale (z. B. eine Entwicklerwanne für Fotoabzüge oder ähnliches), in welche nachher das Gießwasser gegossen wird. Der ganz genaue Züchter wird sicher eine Wärmequelle unter die Konstruktion bringen. Im Handel sind fertige Zimmergewächshäuser mit Heizvorrichtung zu erwerben. Preisgünstigere Varianten sind, eine Heizmatte oder eine dicke Styroporplatte unter das einfache Anzuchthäuschen zu legen.

In das Gewächshaus (oder anderenfalls in die Töpfe) kommt nun idealerweise eine Drainage-Schicht aus Tonscherben und grobkörnigem Kies und darauf eine Schicht Kakteenerde oder -Mischsubstrat. Die gebrochenen Tonstücke werden so auf die Löcher des Topfes gelegt, dass das von oben zurückkommende Wasser ablaufen kann. Darauf kommt nun die Kiesschicht. Als Letztes eine relativ dünne Schicht Substrat, denn die Sämlinge haben kleine Wurzeln. Es ist also nicht erforderlich, eine fünf Zentimeter dicke Erdschicht aufzuhäufen. Für die Anzucht sowieso nicht, da die Sämlinge bald pikiert werden. Eine etwa ein Zentimeter dicke Schicht Substrat ist vollkommen ausreichend.

Substrat/Erde/Wasser

Für die Wahl des Anzuchtsubstrats stehen uns verschiedene Möglichkeiten offen:

- einfache Aussaaterde
- Katzenstreu (siehe unten)
- Kakteenerde
- Kokosfaser
- Kies
- Quarz-Sand

... und andere.

Die Erfahrung zeigt, dass Kakteenerde für die Samenzucht durchaus geeignet ist. Allerdings gibt es im Fachhandel ein Kokos-Substrat (KoKo-Hum®), das meines Erachtens für die Kakteenzucht das Beste ist. Das Substrat kommt in Brikettform daher und ist gemäß Hinweis auf der Verpackung anzuwenden.

Kakteen-Spezialerde hat einen pH-Wert zwischen 5,5 und 6,5. Das ist der Idealwert für die meisten Kakteen. Aufgrund der ausgewogenen Düngemischung spezieller Nährstoffe und der geringen Kalkkonzentration ist diese Fertigerde für den Anfänger gut geeignet. Wenn auch einige Exemplare (z. B. *Gymnocalycium*) ihren Boden lieber etwas saurer (pH 4,5 bis 5) mögen, geht es ihnen doch auch in Kakteenerde recht gut. Es gibt auch Kakteen, die den relativ hohen Humusanteil in der Spezial-Kakteenerde überhaupt nicht vertragen. Dazu gehören so wichtige Arten wie *Astrophytum, Ferocactus* und *Lophophora*.

Es ist auf jeden Fall von Vorteil, spezifische Literatur zum jeweiligen Kaktus zu besitzen. So kann auf die individuellen Bedürfnisse eines jeden Kaktus eingegangen und auf die besonderen Ansprüche einzelner Exemplare geachtet werden.

Tipp: Katzenstreu als Kakteensubstrat

Ein wahrer Hit unter den Substrat-Tricksereien ist das Verwenden von Katzenstreu. Ich habe vor einigen Jahren im Internet den Bericht eines Kakteenliebhabers und -sammlers gefunden, der seine Samen auf Katzenstreu gezogen hat. Das musste ich gleich probieren. Er verwendete Streusubstrat aus Meerschaum (Sepiolith). Die Katzenstreu THOMAS® von EFFEM beispielsweise ist aus hundertprozentigem Sepiolith. Zwar hat diese Streu einen sehr hohen pH-Wert (zwischen 8,5 und 9,5). Das hält aber die Samen nicht von der Keimung ab.

Der Vorteil ist, dass der Kakteensamen direkt auf die Katzenstreu gegeben werden kann. Das Anzuchtgefäß wird mit etwa ein bis zwei Zentimetern Sepiotlith befüllt, das Substrat angefeuchtet und der Samen daraufgegeben. Ergänzend muss festgehalten werden, dass Tierstreu-Einlagen wie Sägespan oder Bentonit zur Anzucht von Kakteen nicht geeignet sind.

Anfeuchten

Einfach etwas abgekochtes und ausgekühltes Leitungswasser in die Unterschale des Gewächshauses gießen. Durch die in den Boden gebohrten Löcher saugt sich das Substrat dann voll Wasser. Erst wenn das Substrat vollständig durchfeuchtet ist, das Gewächshaus von der Unterlage nehmen und das übriggebliebene Wasser in eine Gießkanne schütten (zur nächstmaligen Benutzung).

Wer keine Lust hat, Löcher zu bohren, und lieber mit einer Gießkanne von oben wässern möchte, der benutzt eine großlumige Braus-Tülle oder einen Sprüher und gießt das Feld mit vorher abgekochtem, nun kaltem Wasser. Das Ganze stehenlassen, bis die Erde einigermaßen von der noch leichten Feuchtigkeit durchdrungen ist.

Nach zehn Minuten wird die Prozedur wiederholt. Nach einer weiteren zehnminütigen Wartezeit das Feld ein letztes Mal gießen, diesmal aber ein wenig stärker, und mit der Aussaat einige Minuten warten. Bis dahin ist das Substrat gut und gleichmäßig durchgefeuchtet aber nicht zu naß. Einige mögen das für übertrieben halten, aber ich habe es mir so angewöhnt, weil es gut klappt. Von der Hinzugabe irgendwelcher Chemikalien und Fungizide sehe ich ab.

Achtung! Während der gesamten Zeit der Keimung darf das Substrat nicht austrocknen. Immer wieder mal sprühen oder gießen, aber nicht zu viel! Ist der Samen gekeimt, ebenfalls weiter feucht halten. Erst wenn die Keimlinge eine gewisse, sichtbare Robustheit aufweisen, die Wassergaben vermindern, um die entstehenden Kakteen nicht zu verweichlichen. Für ausreichende Belüftung sorgen (Deckel ab, Fenster auf) und öfter nach Schimmelspuren suchen.

Gegebenenfalls entfernen oder bei übermäßigem Befall die Aussaat verwerfen.

Aussaat

Da Kakteensamen, bis auf einige Ausnahmen, sehr klein ist, sollte er direkt aus der Packung gegeben oder mittels einer Unterlage (geknicktes, dickeres Papier) auf die vorbereitete Erde gebracht werden.

Die Samen werden nicht in die Erde gedrückt, sondern auf der Erde leicht, aber bestimmt angedrückt. Eine hauchdünne Schicht Sand über der Aussaat schützt vor Befall von Schimmelpilz. Das Ganze wird nicht angegossen – das Substrat ist sowieso feucht.

Das Gewächshaus oder die Töpfe sollten in der Nähe einer Lichtquelle untergebracht werden. Den Samen tut indirektes Sonnenlicht gut, weshalb die Aussaat nicht direkt der grellen Sonne ausgesetzt werden sollte. Es kann auch eine künstliche Beleuchtung, zum Beispiel eine solche aus dem Growshop, gewählt werden. Extrem günstig ist ein Standort mit beiden Beleuchtungsmöglichkeiten, mit Tages- und künstlichem Licht. Eventuell vorhandene Belüftungsschlitze sollten nach der Keimung die meiste Zeit geöffnet bleiben, da sonst die Gefahr einer Schimmelpilzbildung besteht.

Abhärten/Pikieren

Ist der Samen gekeimt, einige Tage alt und der Sämling schon ein wenig kräftiger und nicht mehr gar so empfindlich, kann dieser abgehärtet werden. Abhärten bedeutet, den Sämling (oder mehrere gleicher Gattung) mit Umgebungssubstrat in einen anderen Topf oder ein anderes Gefäß zu setzen.

Das geschieht, indem beispielsweise mit einem Eierlöffel der kleine Sämling samt dem seine winzige Wurzel umgebenden Substrat aus dem Zimmergewächshaus genommen und in ein anderes Gefäß getopft wird. Der Sämling wird durch die Maßnahme und den Umgebungswechsel dem Mikroklima des Anzuchthauses entrissen und muss sich in der normalen Umgebung behaupten. Dadurch wird er resistenter und kräftiger, er härtet also ab. Das Abhärten ist im Grunde eine Vorstufe des Pikierens.

Wenn sich aus dem Sämling schon richtige kleine Kakteen gebildet haben (was bei den meisten Arten nach etwa zwei bis drei Monaten der Fall ist), ist es Zeit die Sämlinge zu pikieren, das heißt zu vereinzeln. Um die Kleinstpflanzen herum muss zuerst die Erde ein wenig gelockert werden. Mit einer Pikiergabel (ich habe einfach einen gebrauchten Eisstiel aus Holz und ein Pflanzenbeschriftungs-Steckschild genommen und dieses oben schlangenzungenartig mit stumpfen Enden zugeschnitten) und einer Pinzette werden die einzelnen kleinen Kakteen vorsichtig genommen und in separate Töpfe gesetzt. In einen Topf von acht Zentimetern Durchmesser passen nun noch gut vier bis fünf Kakteenkinder. Zwischen den einzelnen Pflänzchen lässt man etwa zwei bis drei Zentimeter Platz.

Umtopfen

Wenn aus den Kindern langsam Jugendliche werden, müssen die Kakteen umgetopft werden. Jeder Kaktus sollte seinen eigenen Topf bekommen, es sei denn, der Kaktus ist ein gruppenliebender, wie beispielsweise unser lieber Peyote *Lophophora williamsii*. Dann kann man ruhig drei oder vier Exemplare zusammen in einen großen Topf geben.

Hybridisierung

Im Allgemeinen neigt man in der Kakteenszene weniger dazu, Hybriden (Kreuzung mehrerer Kakteen zu einer neuen Art) in jeder Form anzustreben. Das Gros der Liebhaber und Sammler besteht auf Artenreinheit. Allerdings ist man in den letzten Jahren ein wenig von den altmodischen Ansichten abgekommen und einige Gattungen (z. B. *Astrophytum, Echinopsis, Gymocalycium, Hatiora* und viele andere) werden gern und oft hybridisiert.

Ich nutze sehr gern die Spitzfindigkeit des Kreuzens. Auf diese Art können verschiedene Eigenschaften verschiedener Kakteen in einem neuen Kaktus vereint und zum Vorteil der Pflanze weiterentwickelt werden. Praktisch sind kombinierte, vorzügliche Eigenschaften wie Winterhärte und Unempfindlichkeit/Resistenz in jeder Form, Eigenschaften und Potenz vorhandener Inhaltsstoffe, Optik (Blütenbeschaffenheit, Bedornung, Körperbau ...) und so weiter und so fort. Allerdings lassen sich nicht alle Gattungen beliebig miteinander kombinieren. So manche experimentelle Kreuzung wird mit einem Misserfolg enden. Das sollte uns jedoch nicht entmutigen. Gelungene Hybriden belohnen den Züchter nämlich manchmal mit einem vollkommen neuen Kakteencharakter.

Meiner Ansicht nach lohnt sich das Probieren und Forschen in dieser Richtung sehr. Man lernt viel über die einzelnen Kakteen und deren individuelle Persönlichkeitszüge und -eigenschaften. Einige Kakteen lassen sich nur mit Artverwandten oder Artgleichen kreuzen, andere lassen sich beliebig fortpflanzen.

Mittlerweile benutzt man die Technik des Hybridisierens sogar zur Pflanzenbestimmung. Hat ein Forscher einen noch unbekannten

Kaktus entdeckt und ordnet ihn beispielsweise der Gattung *Pachycereus* zu, so muss die Pflanze auch mit anderen Arten der Gattung kreuzbar sein. Dies wird getestet. Ließe sich der neu gefundene Kaktus nun partout nicht mit anderen Pachycereen kreuzen, könnte eine Zugehörigkeit ausgeschlossen werden.

In der Kakteenwelt gibt es sogenannte selbststerile (selbst unfruchtbare) und selbstfertile (selbst fruchtbare) Pflanzen. Zu den selbstfertilen Kakteen gehören zum Beispiel *Lophophora williamsii* und *Epithelantha micromeris.*

In dieser Gruppe gibt es die kleistogamischen Kakteen. Diese bestäuben sich selbst in der Blüte und blühen dann nicht mehr. Kleistogamische Kakteen lassen sich nur durch Befruchtung mit Pollen eines Artverwandten zur Samenproduktion bewegen.

Man benötigt für die Hybridenzucht:

- zwei unterschiedliche, gerade blühende Kakteenarten
- einen feinen Pinsel oder Ohrenstäbchen
- Desinfektionslösung (bestenfalls Alkohol)
- Latexhandschuhe (der Sauberkeit wegen)

Für eine Artenkreuzung wird der Pollen (Blütenstaub) des einen Kaktus mit einem feinen Pinsel oder einem Ohrenstäbchen auf die Narbe des anderen Kaktus gebracht. Die Narbe befindet sich im Inneren der Blüte und wächst genau aus deren Zentrum – genauer: aus dem Fruchtknoten. Man erkennt sie daran, dass sie der einzige Teil der internen Blüte ist, der kerzengerade nach oben steht.

Der Pollen wird den sogenannten Staubbeuteln der Blüte entnommen. Hat der Züchter keine zueinander passenden und gleichzeitig blühenden Kakteen, kann der Pollen eines gerade blühenden Kaktus entnommen, in Zellstoff oder in ein sauberes, verschließbares Glas gepackt und im Kühlschrank (besser: Eisfach oder -schrank) gelagert werden, bis der zu bestäubende Kaktus blüht. Dann den auf Eis gelegten Pollen nehmen und die Empfängerpflanze aus der Retorte befruchten. Am Ende eines Zeremoniells die bestäubte Blüte vorsichtig zubinden, um eine Verunreinigung und/oder Fremdbefruchtung zu verhindern. Der Pinsel wird nach jeder Kreuzung aufs sorgfältigste desinfiziert, so dass keine Reste von Blütenstaub auf den feinen Härchen zurückbleiben. Wer Ohrenstäbchen benutzt, hat Einwegmaterial und wirft dies nach Benutzung einfach weg.

Anzucht in der Plastiktüte

Ein neueres Verfahren, das dem Züchter Arbeit abnehmen soll, funktioniert wie folgt: Die Aussaat kommt wie gewohnt in eine flache, aber relativ kleine Schale. Das Substrat sollte humusfrei sein. Das Wasser für die Anzucht bis zum Pikieren wird einmalig (!) vorbereitet:

Je Liter Wasser gibt man ein halbes Gramm mineralisierte Volldüngerlösung und ein pilzhemmendes Mittel, zum Beispiel Aathiram®, dazu. Nun die Aussaatschale in das Wasser stellen, bis das Substrat vollständig durchfeuchtet ist. Ein anschließendes Ablaufenlassen des Wasserüberschusses ist wie immer notwendig. Die Schale kommt in eine Plastiktüte. Der Sicht wegen am besten keine Einkaufstüte, sondern eine durchsichtige Mülltüte oder dergleichen benutzen. Die Tüte muss komplett luftdicht verschlossen werden. Keine Angst: Die aufgelaufenen Keimlinge produzieren mit der Photosynthese eigenständig Sauerstoff (siehe Abschnitt Kakteenpflege, Sauerstoff). Jetzt die Aussaattüte an einen hellen, nicht prallsonnigen Platz hängen und den Samen ungefähr zwanzig Grad Celsius gewähren. Höhere Temperaturen sind gut, solange sie dreißig Grad nicht überschreiten. Die Tüte kann hängenbleiben, bis die Sämlinge pikierbar sind. Die eigene Erfahrung lehrte mich allerdings in der Vergangenheit, dass diese Art der Aussaat die geringsten Erfolge bringt. Vielleicht erleben das aber nicht alle so.

DIE PSYCHOAKTIVEN KAKTEEN

„Die Tarahumara verehren neben dem eigentlichen Peyote auch zwei Mammillarien (...), die *Mammillaria micromeris*[24], die die Augen vergrößere und einem dadurch erlaube, Hexen auszumachen, das Leben verlängere und die Geschwindigkeit bei Wettläufen erhöhe; und die *Mammillaria fissurata*[25]. Letzte verhindere Diebstähle, indem sie die Polizei herbeirufe, wenn Räuber erscheinen. Sie sei viel wirksamer als der eigentliche Peyote. Da suche nun einer solch seltene Pflanzen! Ich denke an einen befreundeten ‚Kakteenjäger', der seit vielen Jahren eine kleinwüchsige Kakteenart sucht – die schon botanisch beschrieben wurde –, für die ein nordamerikanischer Sammler 5000 Dollar bietet. Es braucht Geld und Zeit und viel Geduld, wenn einer sich ins Reich der Kakteen begibt. Die Suche nach Raritäten dieser stacheligen Welt ist einer Lotterie ähnlich."
(LEUENBERGER 1970: 31)

„Vor einigen Jahren wurden in Kalifornien Präriehasen beobachtet, die in Gemüsegärten eindrangen, in denen psychoaktive Kaktusse der Art *Astrophytum myriostigma* gepflanzt worden waren. Die Hasen nagten die Kaktusse ab und schienen danach wie ‚betrunken' zu sein. Nachdem sie sich erholt hatten, kehrten sie wieder zurück, um von neuem die Kaktusse abzunagen und sich zu berauschen (...)"
(SAMORINI 2002: 79f.)

Dieses Kapitel versteht sich als Übersicht. Ich habe alle derzeit bekannten und vermuteten psychoaktiven Kaktuspflanzen monografisch aufgelistet. Es gibt deren viel mehr als nur Peyote und San Pedro. Die Huichol z. B. nutzen nicht nur den originären Peyote für entheogene Reisen, sondern auch andere psychoaktive Kakteen, wie die sogenannten „falschen Peyote" *Lophophora diffusa* (tsuwíri), *Ariocarpus retusus* (hikuli sunami, tsuwíri) oder *Ariocarpus fissuratus* (tsuwíri), *Mammillaria craigii* (wichuri), *Coryphantha compacta* (wichuri), *Echinocactus visnaga* (aikusti) und viele mehr (Rätsch 2002: 177). Leider konnten bei einigen (rituell aber eindeutig verwendeten) Kakteen bislang keine psychotropen Wirkstoffe identifiziert werden. Bei anderen wurden nur inaktive Zuckerarten oder Zitronensäure nachgewiesen, welche jedoch keinesfalls für eine psychoaktive Wirkung verantwortlich gemacht werden können. Die entheogen wirksame Zusammensetzung solcher Arten bleibt also vorerst Mythos. Bei manchen Kakteen wird in der Literatur das Phenethylamin Hordenin (auch Anhalin; N,N-Dimethyltyramin) als wirksame Substanz angegeben[27]. Jochen Gartz ist der Ansicht, dass Hordenin nicht psychoaktiv sei. Christian Rätsch hingegen meint, dass bei entsprechend hoher Dosierung Hordenin durchaus psychotrope Wirkung entfalten könne[28].

In Europa gezogene Kakteen haben nicht annähernd den Wirkstoffgehalt, den sie in ihrer Heimat ausbilden. Zwar kann man mit einigen Tricks die Alkaloidproduktion der Pflanzen manipulieren. Zu diesem Thema siehe den Abschnitt „Erhöhung der Meskalinkonzentration“ auf Seite 213.

Etwas zur Nomenklatur bei Kakteen

Mit der Namensgebung der Kakteen ist es so eine Sache. Es gibt sehr viele verschiedene Kakteen. Man ist bemüht, eine gewisse Übersichtlichkeit zu schaffen. Viele Gattungen wurden (und werden bis heute) nomenklatorisch aufgelöst und anderen, meist größeren, zugeordnet. Da der Nicht-Wissenschaftler unter Umständen mit Bezeichnungen wie *Echinopsis peruviana* nicht viel anfangen kann, habe ich die meisten der Pflanzen mit ihrem alten Namen angegeben. *Trichocereus peruvianus* hat man vielleicht schon eher einmal gehört. Außerdem sind die Kaktusgewächse in aller Regel in den gängigen Werken der Psychonautik mit ihren ehemals gültigen botanischen Bezeichnungen aufgeführt. Der besseren Übersichtlichkeit und des besseren Verständnisses halber habe ich nach eingehender Überlegung darauf verzichtet, die neue Nomenklatur zur Anwendung zu bringen. Auch wenn eine Gattung, wie zumBeispiel *Dolichothele*, längst nicht mehr existent ist, weil der größeren Gattung *Mammillaria* untergeordnet. Diejenigen Kakteen/ Gattungen, die mittlerweile eine botanisch andere Bezeichnung tragen, sind durch ein Sternchen gekennzeichnet. Im nächsten Kapitel finden sich die Neuzuordnungen. Auf Synonyme (bisherige und/oder neue Bezeichnungen) habe ich deshalb verzichtet. Manche Kakteen haben 20 oder mehr Synonyme. Deren Auflistung würde die meisten Leser wahrscheinlich eher verwirren, als ihnen eine Hilfe zu sein. Und da Verwirrung gerade im Umgang mit psychoaktiven Pflanzen und Substanzen alles andere als hilfreich ist (ja, sogar gefährlich werden kann!), haben Autor und Verlag beschlossen, die alte Namensgebung der Gewächse beizubehalten. Die großen Kakteengärtnereien verzeichnen die Gewächse sowieso meist auch noch unter ihrem alten Namen, so dass es kein Problem ist, z. B. *Trichocereus* tatsächlich ausfindig zu machen und zu ordern.

Zur Verwendung der Pflanzen

Vorweg muss festgehalten werden: Der Autor rät dringend (!) von jeglichen Experimenten ab. Der Konsum einer (meist auch wissenschaftlich) fast unbekannten aktiven Pflanze, kann ein erhebliches Gesundheitsrisiko darstellen. Außer bei Peyote und San Pedro ist viel zu wenig über den Gebrauch der entheogenen Kakteen bekannt, als dass man sich leichtfertig auf waghalsige Erkundungstouren begeben sollte. Die ethnische, rituelle Nutzung dieser Pflanzen basiert auf einem gänzlich von unserem abweichenden Fundament, bestehend aus Wissen, Erfahrung und reiner Motivation.

Wenn die Rede vom Konsum einer ganzen Pflanze ist, so meint dies nicht, dass der gesamte Kaktus samt Wurzel verzehrt wird. Kakteen können mit einem Messer sauber am Grund durchtrennt werden. So kann der Stamm neue Triebe bilden und weiterwachsen. Es ist also nicht nötig, einen Kaktus für eine einmalige Verwendung zu vernichten.

ACANTHOCEREUS SUBINERMIS SALM-DYCK

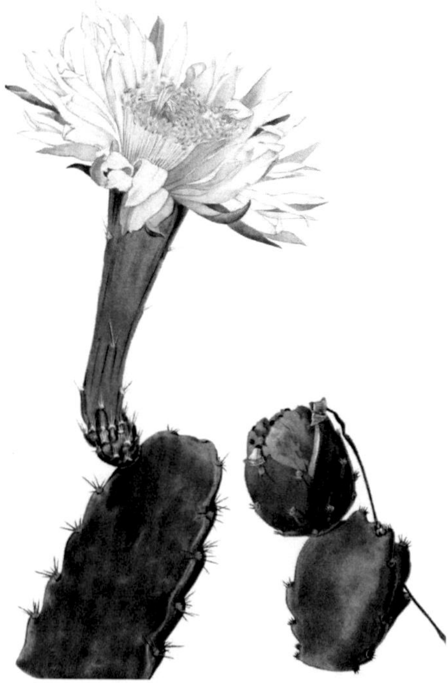

Geschichte
Verbreitungsgebiet: Brasilien, Guatemala, Karibik, Kolumbien, Mexiko, USA und Venezuela. Wird vorwiegend in Mexiko als Entheogen oder als rituelle Beimischung verwendet[29].

Verwendung
Der entdornte Kaktus wird getrocknet, geschnitten und rituell verspeist. In welcher Dosis die bislang unbekannten Inhaltsstoffe wirksam sind, ist noch nicht erforscht.

Botanik
Kletternder, strauchiger Säulenkaktus mit 2 bis 7 Rippen, weißen, dornigen, bis 15 Zentimeter langen Blüten. Nachtblühend. Vermehrung über Aussaat und Stecklinge.

APOROCACTUS FLAGELLIFORMIS (L.) LEM.*

Volkstümliche Namen
Rattenschwanzkaktus, Rat Tail Cactus (engl.)

Geschichte
Verbreitungsgebiet: Mexiko bis Südamerika. Wird in der mexikanischen Hidalgo-Region gelegentlich zusammen mit Peyotl verwendet[30]. Bisher ist nicht erforscht, ob *Aporocactus* selbst psychoaktiv ist. Der rituelle Gebrauch macht dies aber sehr wahrscheinlich (s. u.).

Verwendung

Der stark bedornte, dünntriebige Kaktus wird geschält und getrocknet und zusammen mit Peyote-Buttons rituell eingenommen. Eine Mengenangabe fehlt bislang völlig. Vermutlich verstärken die bisher unidentifizierten Inhaltsstoffe die Meskalinwirkung. Eventuell enthält *Aporocactus* selbst Meskalin oder aber eine MAO-hemmende Substanz wie Harmin. Möglich ist auch, dass die Art keine eigene aktive Komponente aufweist und ausschließlich als Beimischung Verwendung findet.

Botanik

Verzweigte, bis 1,5 m lange und bis 2 Zentimeter breite, hängende Triebe. 10 bis 14 Rippen. Bis 20 bräunliche Dornen. 8 Zentimeter lange, 2-seitige, rosafarbene Blüte. Vermehrung über Aussaat und Stecklinge. *Aporocactus* ist heute komplett *Disocactus* zugeordnet.

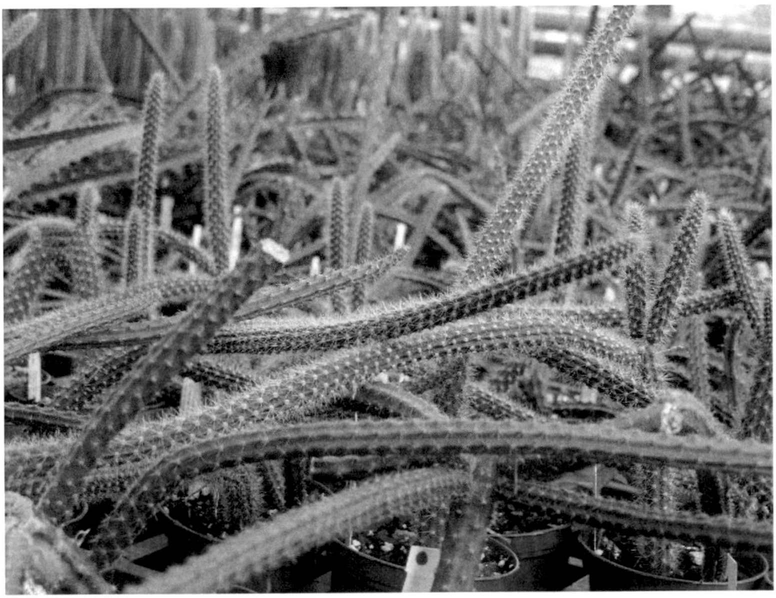

ARIOCARPUS SCHEIDWEILER

(*Roseocactus* A. BERGER, *Neogomesia* CASTAÑEDA)

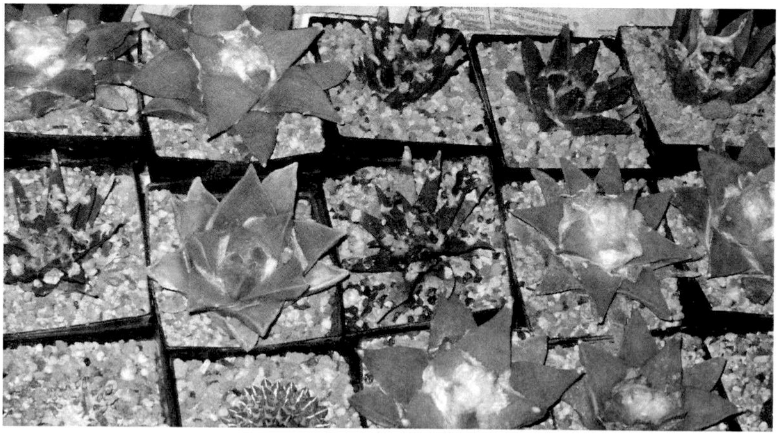

Volkstümliche Namen der Gattung:
Wollfruchtkaktus, Chaute, Chautle, Hikuli sunami, Living Rock, Dry Whiskey, False Peyote, Tsuwiri, Star cactus

Alle Arten psychoaktiv
Ariocarpus agavoides (CASTAÑEDA) ANDERSON
Ariocarpus bravoanus HERNANDEZ et ANDERSON
Ariocarpus fissuratus (ENGELM.) K. SCHUM.
Ariocarpus kotschoubeyanus (LEM.) K. SCHUM.
Ariocarpus retusus SCHEIDW.
Ariocarpus scapharostrus BÖD.
Ariocarpus trigonus (F. C. A. WEBER) K. SCHUM.
und Varietäten

Geschichte
Verbreitungsgebiet: Südwesttexas, und Mexiko. Er wurde und wird magisch und zeremoniell als Peyotesubstitut genutzt. *A. retusus* wird von den Huichol *tsuwiri* genannt, was so viel wie schlechter, gefährlicher oder falscher Peyote bedeutet. *Tsuwiri* wird von den Huichol als böse Pflanze angesehen, welche den Geist negativ beeinflussen kann. Aufgrund höherer, magischer im Kaktus enthaltener Kräfte warnen die Huichol vor dem Genuß des *Ariocarpus*. Die Tarahumara glauben an die Zauberkraft des Kaktus, z. B. um Diebe abzuwehren[31].

Wirkstoffe

Ariocarpus agavoides (CASTAÑEDA) A. ANDERSON
Magueyito (= kleine Agave; mexik.)
3,4-Dimethoxy-N-Methyl-Phenethylamin
4-Hydroxy-N,N,-Dimethyl-Phenethylamin
N,N-Dimethyl-4-Hydroxy-3-Methoxy-Phenethylamin
N-Methyl-3,4-Dimethoxy-Phenethylamin
N,N-Dimethyltyramin (Hordenin oder Anhalin)

Ariocarpus fissuratus (ENGELM.) K. SCHUM.
Sunami
3,4-Dimethoxy-N-Methyl-Phenethylamin
4-Hydroxy-N-Methyl-Phenethylamin
4-Hydroxy-N,N-Dimethyl-Phenethylamin
N-Methyl-3,4-Dimethoxy-Phenethylamin
N-Methyl-Tyramin
N,N-Dimethyltyramin (Hordenin, Anhalin)

Ariocarpus fissuratus var. lloydii (ROSE) W.T. MARSHALL
4-Hydroxy-N-Methyl-Phenethylamin
4-Hydroxy-N,N,-Dimethyl-Phenethylamin
N-Methyl-Tyramin
N,N-Dimethyltyramin (Hordenin, Anhalin)

Ariocarpus fissuratus var. fissuratus (ENGELM.) K. SCHUM.
N-Methyl-3,4-Dimethoxy-Phenethylamin
N-Methyl-Tyramin
N,N-Dimethyltyramin (Hordenin, Anhalin)

Ariocarpus kotschoubeyanus (LEM.) K. SCHUM.
(*Roseocactus k.* (LEM.) A. BERGER)
Pata de venado (mex.), Pezuna de venado (mex.), Edelweißkaktus
4-Hydroxy-N-Methyl-Phenethylamin
4-Hydroxy-N,N,-Dimethyl-Phenethylamin
N,N-Dimethyltyramin (Hordenin, Anhalin)
N-Methyl-Tyramin

Ariocarpus retusus
Tsuwiri, Falscher Peyote, Chautle, Chaute
3,4-Dimethoxy-N-Methyl-Phenethylamin
4-Hydroxy-N,N-Dimethyl-Phenethylamin

N-Methyl-4-Methoxy-Phenethylamin
N-Methyl-4-beta-Phenethylamin
3',3',3',7-Tetramethoxy-5-Hydroxyflavon (Retusin)
N-Methyl-Tyramin (etwa 0,02 %)
N-Methyl-3,4-Dimethoxy-Phenethylamin
N-Methyl-4-Methoxy-beta-Phenethylamin
N,N-Dimethyltyramin (Hordenin, Anhalin) (etwa 0,02 %)
N-Methyl-4-Hydroxy-Phenethylamin

Ariocarpus scapharostrus
3,4-Dimethoxy-N-Methyl-Phenethylamin
4-Hydroxy-N,N-Dimethyl-Phenethylamin
3,4-Dimethoxy-N,N-Dimethyl-Phenethylamin

Ariocarpus trigonus
3,4-Dimethoxy-N-Methyl-Phenethylamin
4-Hydroxy-N-Methyl-Phenethylamin
4-Hydroxy-N,N,-Dimethyl-Phenethylamin
N-Methyl-3,4-Dimethoxy-beta-Phenethylamin
N,N-Dimethyltyramin (Hordenin, Anhalin)

Verwendung

Diese interessante Gattung kleiner Kakteen wird getrocknet und in größeren Mengen (etwa 4 bis 5 Exemplare pro Person oder so viele, bis eine Wirkung zu spüren ist) konsumiert. Oftmals wird aus den pulverisierten Pflanzen und Wasser ein Getränk bereitet, welches in einem der Peyotezeremonie ähnlichen Setting eingenommen wird. Magische Rituale werden in Mexiko gern mit Ariocarpus-Arten (vornehmlich *Ariocarpus retusus*) zelebriert. *Ariocarpus agavoides* wird wegen seines süßlichen Geschmacks sogar von Kindern gegessen.[32]

Botanik

Der *Ariocarpus* ist ein flachkugeliger, 4 bis 30 Zentimeter breiter, selten bedornter, nordostmexikanischer Blattwarzenkaktus, der dort vorwiegend auf Kalkstein lebt. Er hat eine Rübenwurzel und trägt in seinen Variationen meist weißlich/rosa- bis karminfarbene oder gelbe Trichterblüten. Die Warzen sind spiralförmig angeordnet. Der *Ariocarpus* ist kein Anfängerkaktus. Der Kaktus benötigt kalk- und lehmhaltigen Boden und wird seltener als andere Kakteen gegossen. Vermehrung über Aussaat.

Im Gegensatz zu den meisten anderen Kakteen genießt die Gattung *Ariocarpus* ihre Ruhezeit während des Sommers[33].

ARMATOCEREUS LAETUS (H.B.K) BACKEB.

Volkstümliche Namen

Pishcol blanco, Pishicol (Peru)

Geschichte

Verbreitungsgebiet: Ecuador, Kolumbien und Peru. Wird in Peru (Huancabamba) traditionell dem San Pedro (siehe *Trichocereus pachanoi*) gleichgesetzt und rituell gebraucht.[34] Die Inhaltsstoffe sind noch unbekannt. Bislang wurde wissenschaftlich kein Meskalinnachweis beschrieben.

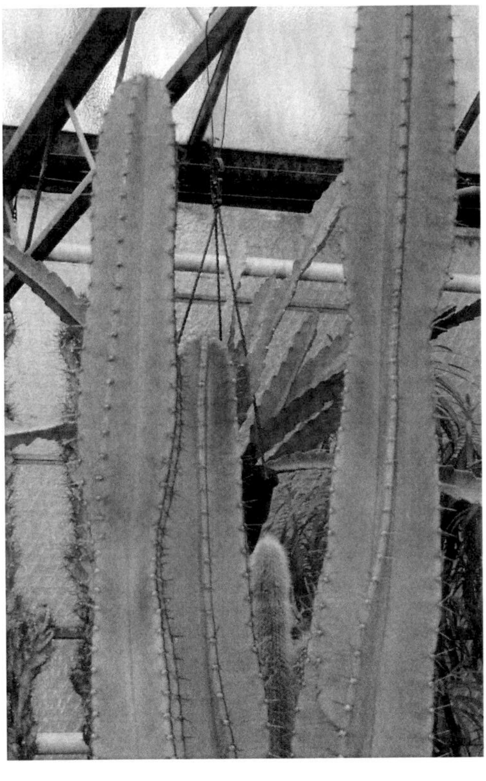

Verwendung

Der Kaktus wird bereitet und konsumiert wie die *Trichocereus*-Arten. Im frischen Zustand werden etwa 20 Zentimeter der Pflanze, getrocknet ein etwa 10 Zentimeter langes Stück geschält und gegessen.

Botanik

Baumartiger, bedornter Säulenkaktus mit großen trichterförmigen, bis 10 Zentimeter langen, weißen oder roten Blüten und 3 bis 11 Rippen. Eiförmige Frucht. Vermehrung über Aussaat.

ASTROPHYTUM LEM.

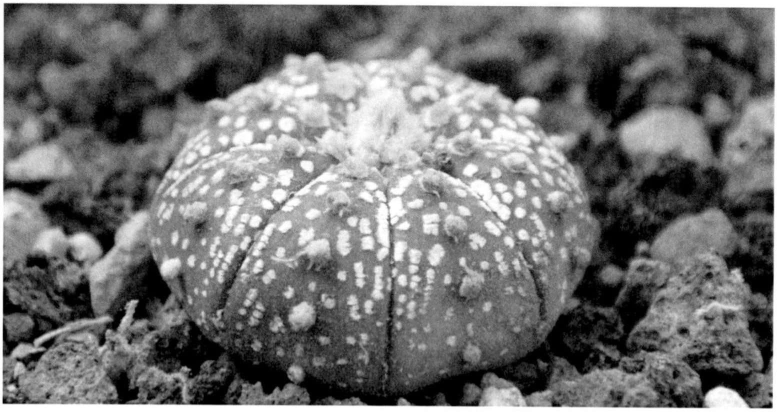

Volkstümliche Namen der Gattung
Bischofsmütze, Seesternkaktus, Peyote cimmarón, Peyote

3 Arten psychoaktiv
Astrophytum asterias (ZUCC.) LEM.
Astrophytum capricorne (DIETR.) BR. et R.
Astrophytum myriostigma LEM.

Geschichte
Verbreitungsgebiet: Steppe Mittelamerikas. Wird von den Tarahumara in Zeiten der Peyoteknappheit gebraucht und sogar gelegentlich selbst Peyote oder Peyote cimmarón (Wilder Peyote) genannt.[35]

Verwendung
Das getrocknete Fleisch wird entweder als Ingredienz eines Zaubergetränks verwendet oder pur gegessen. Bislang sind weder wirksame Mengen noch Inhaltsstoffe bekannt. Daher ist Vorsicht oberstes Gebot!

Botanik
Kugeliger, 3- bis 10-rippiger Kaktus mit trichterförmigen Blüten. Wächst in Mexiko und Texas auf kalkhaltigem Boden. Einige Arten sind dornenlos (*A. myriostigma, A. asterias, A. crassispinum, A. coahuilense*), andere haben welche (*A. ornatum, A. capricorne, A. senile*).

Astrophyten sind meist mit den typischen Flocken entlang der Rippenkante besetzt. Sie benötigen ein mineralisches, durchlässiges Substrat. Günstigerweise vermehrt man durch Samenzucht, da die *Astrophytum*-Samen schnell keimen. Eine Sämlingspfropfung, also eine Pfropfung der noch sehr jungen Pflanze (siehe Kapitel Kakteen-Pflege), ist für Pflanzen der Gattung *Astrophytum* gut. Das ist auch logisch: Diese Kakteen sind sehr empfindlich gegen eine Übernässung des Wurzelhalses. Das gilt natürlich in besonderem Maße für die Sämlinge. Eine Pfropfung auf einen schon größeren Strunk erscheint durchaus sinnvoll.

Ansonsten kann man das *Astrophytum* aber auch durch Stecklingsgewinnung vermehren. Dazu schneidet man die Pflanze einfach in der Mitte durch und lässt den Steckling erst trocknen und dann bewurzeln. Aus dem Stumpf wachsen bald neue Pflanzen.

AZTEKIUM RITTERI (BÖD.) BÖD.

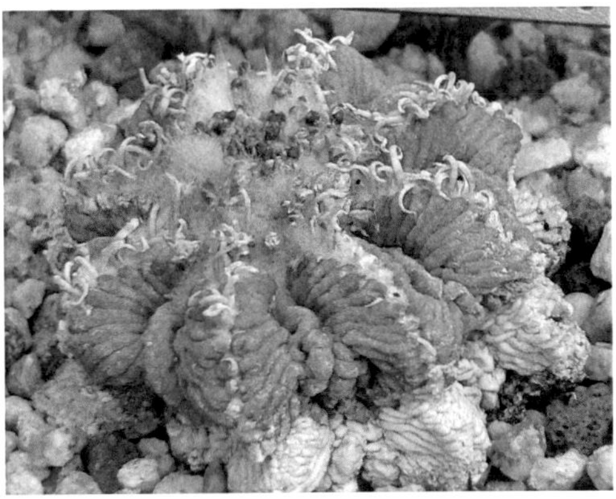

Geschichte

Verbreitungsgebiet: Mexiko (Bundesstaat Nuevo León). Er wird von den Tarahumara und anderen Stämmen als heilig verehrt, Peyotl genannt und in Zeiten der Peyoteknappheit zusammen mit *Ariocarpus* und *Astrophytum* rituell verwendet.[36]

Wirkstoffe

3,4,5-Trimethoxy-Phenethylamin (Meskalin)
N-Methyltyramin

Hordenin
Anhalidin
N,N-Dimethyl-3,4-Dimethoxyphenethylamin
Pellotin
3-Methoxytyramin
Glucaric-Säure
Quinic-Säure

Verwendung
2 bis 5 getrocknete Körper werden geschält und gegessen.

Botanik
Wenig bedornte monotypische Gattung. Hat weiß bis dunkel-rosafarbene, trompetenförmige Blüten. Sein Körper ist von grau-grüner Farbe und von Falten überzogen. *Aztekium* bekam seinen wissenschaftlichen Namen, da diese Falten an aztekische Runen erinnern. Vermehrung über Samen und Pfropfung.

AZUREOCEREUS AYACUCHENSIS AKERS et JOHNSON*

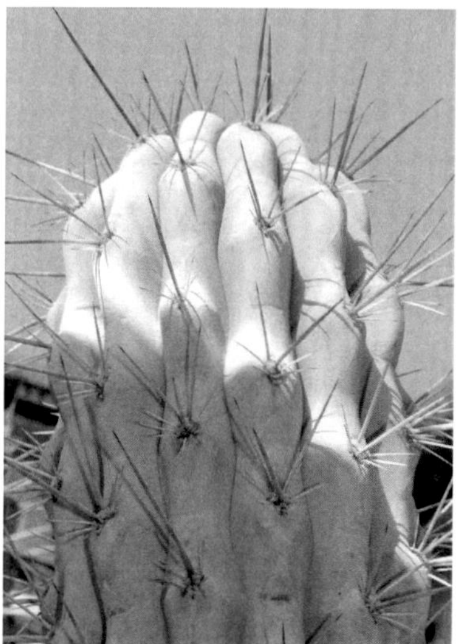

Geschichte
Verbreitungsgebiet: Peru. Wurde rituell als San-Pedro-Zugabe benutzt[37].

Wirkstoffe
Laut Sasha Shulgin 4-Hydroxy-Phenethylamin und oral nicht wirksame Phenethylamine[38].

Verwendung
Geschälte Stücke von unbekannter Länge werden frisch oder getrocknet zusammen mit *Lophophora* und/oder *Trichocereus* eingenommen.

Botanik
Säulenkaktus aus Peru und Chile mit dicken, nachtblühenden Blüten und vergleichsweise zarter Bedornung. Heute *Browningia* zugeordnet.

BACKEBERGIA MILITARIS (AUDOT) SANCHEZ-MEJ.*

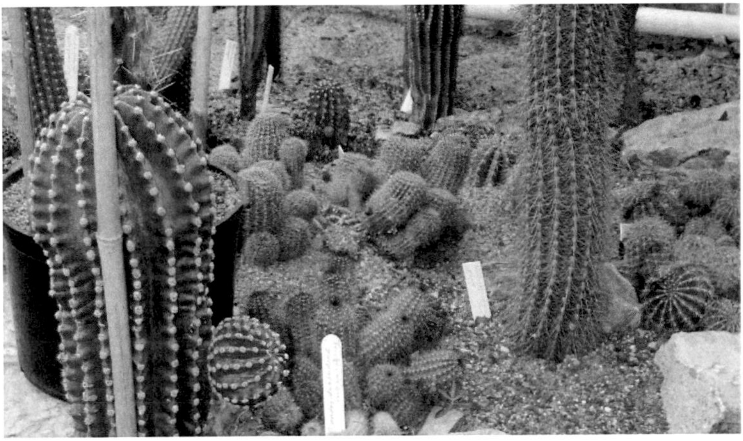

Geschichte
Verbreitungsgebiet: West-Mexiko. Wurde und wird in Guerrero und Michoacan von Schamanen und Sehern zur Zukunftsdeutung verwendet[39].

Wirkstoffe
6,7-Dimethoxy-Tetrahydroisochinolin
3,4-Dihydro-6,7-Dimethoxy-Tetrahydroisochinolin
6,7-Dimethoxy-Isochinolin
6,7-Dimethoxy-2-Methyl-Tetrahydroisochinolin
7,8-Dimethoxy-Tetrahydroisochinolin
3,4-Dihydro-7,8-Dimethoxy-Isochinolin
7,8-Dimethoxy-Isochinolin
7,8-Dimethoxy-2-Methyl-Tetrahydroisochinolin
4-Hydroxy-3-Methoxy-Phenethylamin
3,4-Dimethoxy-Phenethylamin
3,4-Dimethoxy-N-Methyl-Phenethylamin
3,4-Dimethoxy-N,N-Dimethyl-Phenethylamin

Verwendung
Etwa 30 Zentimeter des entdornten Kaktus werden frisch und auf leeren Magen gegessen. Selten wird auch ein Getränk aus dem Kaktus gewonnen. Hierfür werden die frischen, kleingehackten Triebe einige Stunden in Wasser eingeweicht, welches dann über einem Feuer mit anderen unbekannten Zutaten bereitet wird.

Botanik
Monotypischer, wild bis 18 m, in Kultur bis 6 m hoher Säulenkaktus mit 5 bis 11 Rippen aus West-Mexiko. 7 bis 13 Randdornen, 1 bis 4 Mitteldornen. 5 bis 7 Zentimeter lange, orangefarbene Blüte. Hat ein dichtes, borstiges Cephalium. Heute *Pachycereus* zugeordnet.

Verweise: Pachycereus

CARNEGIEA GIGANTEA (ENGELM.) BR. et R.

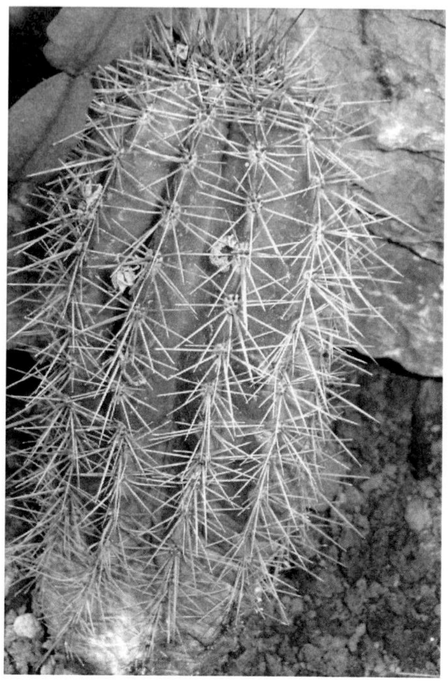

Volkstümliche Namen
Cardon grande, Harsee, Hoshan, Mojepe, Moxeppe, Pitahaya, Riesenkaktus, Sahuaro, Sahuro, Saguaro, Suhuara, Westernkaktus u. a.

Geschichte
Verbreitungsgebiet: Mexiko (mittlerweile auch in den USA heimisch). Aus der Kaktusfrucht wird ein Wein zubereitet.

Der Kaktus ist in einer Legende der Tohono O'odham[40] ein verwandelter Junge, der sich allein in der Wüste verlief und in das Loch einer Tarantel fiel. Aus diesem stieg er als Saguaro-Kaktus wieder empor.

Der aus *Carnegiea gigantea* gewonnene Kaktuswein wird von den Tohono O'odham während ihrer Regenzeremonien rituell getrunken. Die Seri, ein mexikanischer Wüstenstamm, glauben fest daran, dass Saguaro aus einem Menschen transformierte. Aus diesem Grund wird nach einer Geburt der Mutterkuchen des Säuglings an der Wurzel eines *Carnegiea* vergraben.[41]

Wirkstoffe

6,7-Dimethoxy-Tetrahydroisochinolin
3,4-Dihydro-6,7-Dimethoxy-Tetrahydroisochinolin
6,7-Dimethoxy-1-Methyl-Tetrahydroisochinolin
3,4-Dihydro-6,7-Dimethoxy-1-Methyl-Tetrahydroisochinolin
6,7-Dimethoxy-1,2-Dimethyl-Tetrahydroisochinolin
8-Hydroxy-7-Methoxy-1-Methyl-Tetrahydroisochinolin
6,7-Dimethoxy-1,2-Dimethyl-5-Hydroxy-Tetrahydroisochinolin
3,4-Hydroxy-Phenethylamin (Dopamin)
3,4-Dimethoxy-Phenethylamin
Dehydrosalsolidin
Heliamin

Anmerkung: Diese bislang identifizierten Substanzen sind oral nicht wirksam.

Verwendung

Ein Stück des Kakteenkörpers wird entdornt und geschält, über Feuer erhitzt und bei Rheumaerkrankungen auf schmerzende Körperstellen gelegt. Aus der Frucht wird durch Gärung ein alkoholisches, wein- oder bierähnliches Getränk hergestellt[42].

Botanik

Kandelaberartig aufsteigender, langsam wachsender, bis zu 15 Meter hoher Säulenkaktus mit weißer, äußerlich grünlicher Blüte und 12 bis 24 Rippen. *C. gigantea* bildet dunkelgrüne Triebe, ist reich bedornt und trägt essbare Früchte. Wird durch Aussaat oder jungtriebige Stecklinge vermehrt.

CEPHALOCEREUS PFEIFF.

2 psychoaktive Arten
Cephalocereus chrysacanthus BR. et R.
Cephalocereus senilis (HAW.) PFEIFF.

Geschichte
Verbreitungsgebiet: Mexiko. Die stark bedornten Arten dieser Gattung werden selten gebraucht. Vermutlich analog zu San Pedro, vielleicht sogar gelegentlich als Ersatz für diesen.[43]

Verwendung
Werden in mühsamer Arbeit entdornt und geschält. Jüngere, bis 4 Jahre alte Exemplare werden ganz gegessen, von älteren Pflanzen bis zu 40 Zentimeter des Körpers. Wegen unbekannter Inhaltsstoffe wird, wie bei allen Arten, von Selbstversuchen dringend abgeraten.

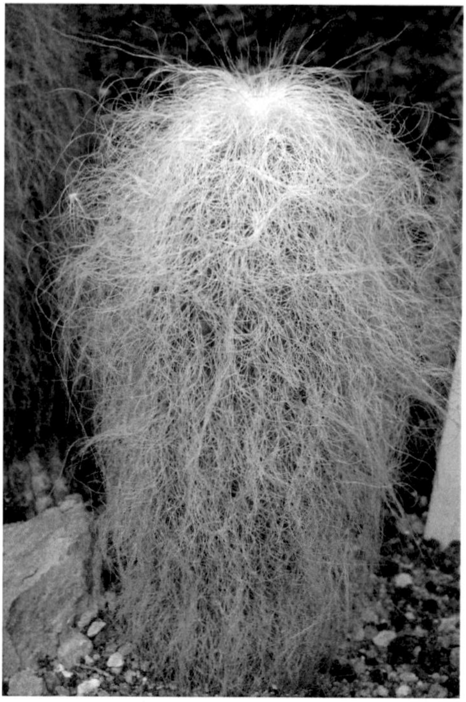

Botanik
Stark bedornte, behaarte Säulenkakteen mit nachtblühender, im Cephalium befindlicher Blüte mit Nektarkammer. Haarige, beschuppte Röhre. Behaarte, trockene Frucht. Vermehrung über Aussaat und Stecklinge.

CEREUS MILL.

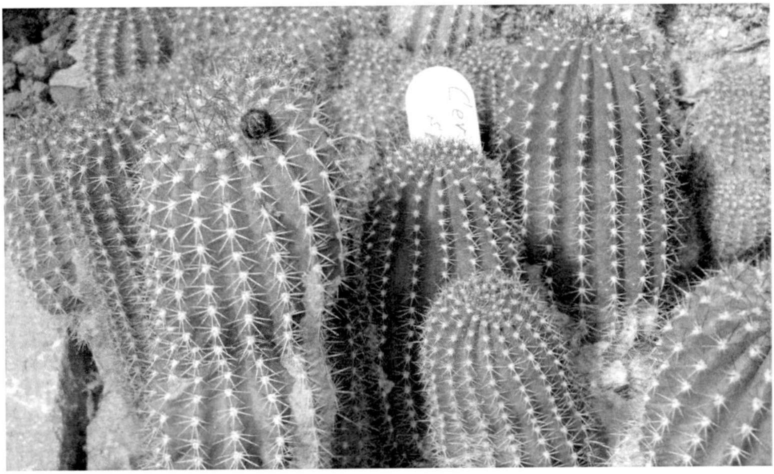

Mindestens 9 psychoaktive Arten
Cereus alacriportanus PFEIFF.
Cereus forbesii OTTO ex C. F. FÖRST. (Syn.: *Cereus validus* HAW.)
Cereus glaucus SALM-DYCK
Cereus grandiflorus MILL.
Cereus jamacaru DC.
Cereus peruvianus (L.) MILL.
Cereus peruvianus var. *monstrosus* HORT.
Cereus scandens MILL.
Cereus serpentinus DC.
u. a.

Geschichte
Verbreitungsgebiet: Argentinien, Brasilien, Bolivien, Kolumbien, Paraguay, Surinam, Tobago, Uruguay und Venezuela. Cereen werden hauptsächlich in Peru zusammen mit oder anstatt Peyote gebraucht. Der *Cereus*-Konsum ist aber eher selten.[44]

Wirkstoffe

Cereus alacriportanus
4-Hydroxy-N,N-Dimethyl-Phenethylamin

Cereus forbesii
4-Hydroxy-Phenethylamin
4-Hydroxy-3-Nitro-Phenethylamin

Cereus glaucus
4-Hydroxy-N,N-Dimethyl-Phenethylamin
4-Hydroxy-Phenethylamin

Cereus jamacaru
4-Hydroxy-Phenethylamin
Koffein
Eventuell 3,4,5-Trimethoxy-Phenethylamin (Meskalin)

Cereus peruvianus
4-Hydroxy-N,N-Dimethyl-Phenethylamin
4-Hydroxy-Phenethylamin

Cereus peruvianus var. monstrosus
Felsenkaktus
4-Hydroxy-Phenethylamin

Von allen anderen Arten sind bislang keine Inhaltsstoffe bekannt.

Verwendung
Getrocknete, entdornte Stücke unbekannter Länge werden zusammen mit Peyote eingenommen. Einige Pflanzen der Gattung *Cereus* enthalten psychotrope Wirkstoffe, viele sind noch nicht erforscht. *Cereus jamacaru* enthält Koffein.[45] Da bei den verschiedenen Arten höchstwahrscheinlich unterschiedliche Alkaloidkonzentrationen vorliegen, kann bisher keine allgemeingültige Aussage bezüglich einer Konsumdosis getroffen werden.

Botanik
Artenreiche Gattung meist schnellwüchsiger, kandelaberartiger, bedornter, wild bis 25 m hoher Säulenkakteen aus Südamerika mit 3 bis 12 Rippen und großer, häufig weißer, nachtblühender Blüte. Die Früchte einiger Arten sind essbar. Vermehrung über Aussaat und Stecklinge.

CLEISTOCACTUS LEM.

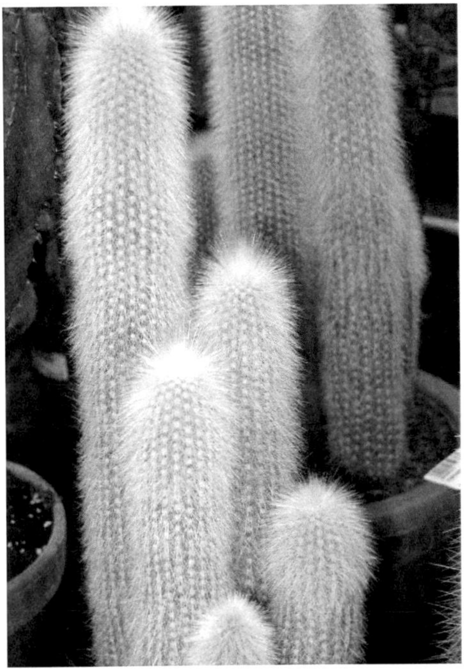

Einige Arten psychoaktiv

Geschichte

Verbreitungsgebiet: Argentinien, Bolivien, Paraguay, Peru, Uruguay.

Wird hauptsächlich in Peru zusammen mit *Trichocereus* verwendet[46]. Bislang unklar ist, welche der etwa 30 Arten dieser Gattung psychoaktiv wirken. Eine systematische Analyse ist deshalb dringend nötig.

Verwendung

Ähnliche Verwendung wie *Backebergia, Cereus, Trichocereus* u. ä.

Botanik

Wüchsige, bedornte, reichverzweigte Säulenkakteen mit 10 bis 30 Rippen und beborsteter Blütenregion, einige der etwa 30 Arten mit Pseudocephalium. Rote, grüne oder gelbe Blüte. Runde, kleine Früchte. Viele Arten sind kleistogam (selbstbestäubend). Cleistocactus braucht nährstoffreiches Substrat, viel Licht und hohe Luftfeuchtigkeit. Vermehrung über Aussaat und Stecklinge bzw. Ableger.

CORYPHANTHA (ENGELM.) LEM.

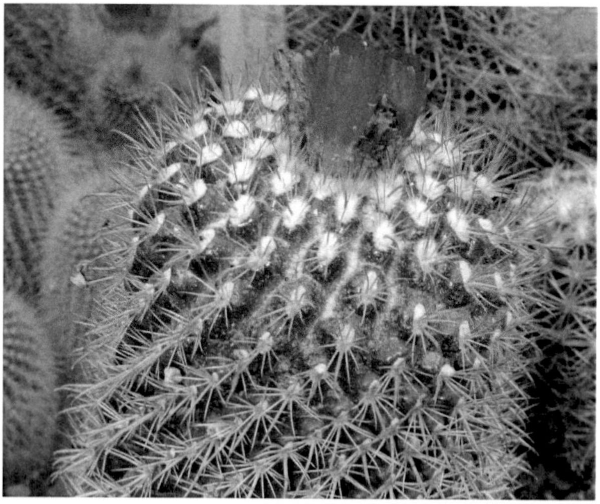

Volkstümliche Namen der Gattung

Bakana, Biznaga pe pina, Donana, Dona ana, Huevos de coyote, Mulato

Mindestens 18 psychoaktive Arten und Varietäten

Coryphantha bumamma (EHRENB.) BR. et R.
Coryphantha calipensis BRAVO
Coryphantha compacta (ENGELM.) BR. et R.
Coryphantha cornifera (DC.) LEM.
Coryphantha cornifera var. *echinus* (ENGELM.) BR. et R.
Coryphantha durangensis (RUNGE ex SCHUM.) BR. et R.
Coryphantha elephantidens (LEM.) LEM.
Coryphantha greenwoodii BRAVO
Neocoryphantha macromeris subsp. *macromeris* (ENGELM.) BR. et R.
Neocoryphantha macromeris subsp. *runyonii* (BR. et R.) TAYLOR

Coryphantha missouriensis L. BENSON
Coryphantha ottonis (PFEIFF.) LEM.
Coryphantha palmeri BR. et R.
Coryphantha pectinata (ENGELM.) BR. et R.
Coryphantha poselgeriana (A. DIETR.) BR. et R.
Coryphantha radians (DC.) BR. et R.

Coryphantha ramillosa CUTAK
Coryphantha vivipara (NUTT.) ENG.
u. a.

Geschichte
Verbreitungsgebiet: Mexiko. Einige Arten wachsen aber auch z. B. in Kanada oder Kolumbien. *Coryphantha macromeris*, der besser als Doñana (oder Dona ana) bekannt ist, wurde und wird von Stämmen Nordmexikos hauptsächlich medizinisch verwendet.

Doñana ist der wohl bekannteste *Coryphantha* in der Psychedelikwelt. Er besitzt, wie alle oben aufgeführten *Coryphanthen*, das Alkaloid Macromerin, das ähnlich dem Meskalin wirkt, aber in etwa nur ein Fünftel von dessen Wirkkraft hat.

Das Alkaloid ist allerdings in so geringem Maße im *Coryphantha* vorhanden, dass es notwendig ist, es vor der Einnahme zu extrahieren. Man müsste sonst Unmengen des Kaktus verspeisen – was nicht gerade angenehm ist.

Methoden, Akaloide aus Kakteen zu isolieren und zu extrahieren, beschreibt der Abschnitt *Extraktion aus San Pedro* (Seite 210). *C. palmeri* wird in Mexiko gern wie Doñana verwendet. Interessanterweise wird *Coryphantha elephantidens* auf dem mexikanischen Markt unter dem Namen Peyote verkauft.[47]

Wirkstoffe
Coryphantha bumamma
4-Hydroxy-N,N-Dimethyl-Phenethylamin
N-Methyl-4-Methoxy-Phenethylamin
3,4-Dimethoxy-N-Methyl-Phenethylamin

Coryphantha calipensis
4-Hydroxy-N-Methyl-Phenethylamin
4-Hydroxy-N,N-Dimethyl-Phenethylamin
3,4-Dimethoxy-beta-Hydroxy-N-Methyl-Phenethylamin
N-Methyl-beta-3,4-Trimethoxy-Phenethylamin
N,N-Dimethyl-beta-3,4-Trimethoxy-Phenethylamin
3,4-Dimethoxy-N-Methyl-Phenethylamin

Coryphantha cornifera
4-Hydroxy-N-Methyl-Phenethylamin,
4-Hydroxy-N,N-Dimethyl-Phenethylamin

4-beta-Dihydroxy-N-Methyl-Phenethylamin
4-Methoxy-Phenethylamin
beta-Hydroxy-4-Methoxy-Phenethylamin
3,4-Dimethoxy-N-Methyl-Phenethylamin

Coryphantha cornifera var. echinus
4-Hydroxy-N-Methyl-Phenethylamin
4-Hydroxy-N,N-Dimethyl-Phenethylamin
4,beta-Dihydroxy-N-Methyl-Phenethylamin
4-Hydroxy-beta-Methoxy-N-Methyl-Phenethylamin
N-Methyl-4-Methoxy-Phenethylamin
beta-Hydroxy-4-Methoxy-Phenethylamin
3,4-Dimethoxy-N-Methyl-Phenethylamin
3,4-Dimethoxy-N,N-Dimethyl-beta-Hydroxy-Phenethylamin

Coryphantha durangensis
4-Hydroxy-N-Methyl-Phenethylamin
4-Hydroxy-N,N-Dimethyl-Phenethylamin
4,beta-Dihydroxy-N-Methyl-Phenethylamin
3,4-Dimethoxy-N-Methyl-Phenethylamin

Coryphantha elephantidens
4-Hydroxy-N-Methyl-Phenethylamin
4-Hydroxy-N,N-Dimethyl-Phenethylamin
4,beta-Dihydroxy-N-Methyl-Phenethylamin
beta-Hydroxy-4-Methoxy-Phenethylamin
3,4-Dimethoxy-N-Methyl-Phenethylamin
3,4-Dimethoxy-N,N-Dimethyl-beta-Hydroxy-Phenethylamin

Coryphantha greenwoodii
beta-Hydroxy-N,N,N-Trimethyl-Phenethylamin
4-Hydroxy-N,N-Dimethyl-Phenethylamin
4-beta-Dihydroxy-N-Methyl-Phenethylamin
4-Hydroxy-beta-Methoxy-N-Methyl-Phenethylamin
4-Methoxy-N,N,N-Trimethyl-Phenethylamin
Coryphanthin
O-Methyl-Candicin
3,4-Dimethoxy-N-Methyl-Phenethylamin
3,4-Dimethoxy-beta-Hydroxy-N-Methyl-Phenethylamin
N-Methyl-beta-3,4-Trimethoxy-Phenethylamin
3,4-Dimethoxy-N,N-Dimethyl-Phenethylamin

N,N-Dimethyl-beta-3,4-Trimethoxy-Phenethylamin

Neocoryphantha macromeris subsp. *macromeris*
Doñana, Doña Ana
N-Methyl-4-Methoxy-Phenethylamin
3,4-Dimethoxy-N,N-Dimethyl-beta-Hydroxy-Phenethylamin

Neocoryphantha macromeris subsp. *runyonii*
Donana, Dona Ana
4-Hydroxy-N-Methyl-Phenethylamin
4-Hydroxy-N,N-Dimethyl-Phenethylamin
4,beta-Dihydroxy-N-Methyl-Phenethylamin
4,beta-Hydroxy-3-Methoxy-N-Methyl-Phenethylamin
4,beta-Dihydroxy-N,N-Dimethyl-3-Methoxy-Phenethylamin
3,4-Dimethoxy-beta-Hydroxy-N-Methyl-Phenethylamin
3,4-Dimethoxy-N-Formyl-beta-Hydroxy-N-Methyl-Phenethylamin

Coryphantha missouriensis
Ball Cactus, Cream Cactus, Missouri Pincushion (alle engl.)

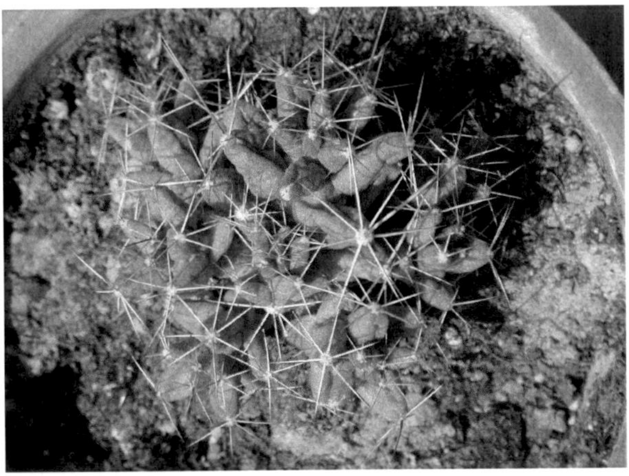

4-Hydroxy-Phenethylamin
4-Hydroxy-N-Methyl-Phenethylamin
4-Hydroxy-N,N-Dimethyl-Phenethylamin
3,4-Dimethoxy-N-Methyl-Phenethylamin

Coryphantha ottonis
4,beta-Dihydroxy-N-Methyl-Phenethylamin
4-Methoxy-Phenethylamin

4-Hydroxy-N-Methyl-Phenethylamin
4-Hydroxy-N,N-Dimethyl-Phenethylamin

Coryphantha palmeri
beta-Sitosterol
Dotriacontan
Eicosanol
Galactose
Saccharose
ungesättigte Triterpenole

Coryphantha pectinata
4-Hydroxy-Phenethylamin
4-Hydroxy-N-Methyl-Phenethylamin
4-Hydroxy-N,N-Dimethyl-Phenethylamin
4,beta-Dihydroxy-N-Methyl-Phenethylamin
4-Hydroxy-beta-Methoxy-N-Methyl-Phenethylamin
N-Methyl-4-Methoxy-Phenethylamin
beta-Hydroxy-4-Methoxy-Phenethylamin
3,4-Dimethoxy-N-Methyl-Phenethylamin
3,4-Dimethoxy-N,N-Dimethyl-beta-Hydroxy-Phenethylamin

Coryphantha poselgeriana
4,beta-Dihydroxy-N-Methyl-Phenethylamin
4-Methoxy-Phenethylamin
4-Hydroxy-N-Methyl-Phenethylamin
4-Hydroxy-N,N-Dimethyl-Phenethylamin

Coryphantha radians
4-Hydroxy-N-Methyl-Phenethylamin
4-Hydroxy-N,N-Dimethyl-Phenethylamin

Coryphantha ramillosa
4,beta-Dihydroxy-N-Methyl-Phenethylamin
4-Hydroxy-beta-Methoxy-N-Methyl-Phenethylamin
4-Hydroxy-N-Methyl-Phenethylamin
4-Hydroxy-N,N-Dimethyl-Phenethylamin
N-Methyl-4-Methoxy-Phenethylamin

Coryphantha vivipara
4-Hydroxy-N,N-Dimethyl-Phenethylamin

Von allen anderen Arten sind bislang keine Inhaltsstoffe bekannt.

Verwendung

Der Konsum von *Coryphantha* ist ein wenig unangenehm. Etwa 1 Kilogramm Trockengewebe bzw. etwa 10 Kilo Frischfleisch werden für eine durchschnittliche entheogene Erfahrung benötigt. Die Arten werden entdornt und geschält. Manchmal wird auch ein teeartiges Getränk aus 6 bis 20 Exemplaren bereitet. Dazu werden die geschälten, trockenen *Coryphanthen* zerhackt und mehrere Stunden in kochendes Wasser gegeben. Von *C. compacta* werden etwa 8 bis 12 Exemplare frisch gegessen.[48]

Botanik

Coryphantha ist ein Scheitelblüher (griechisch *koryphe* = Scheitel, *anthos* = Blüte) und, ähnlich wie das *Astrophytum*, nässeempfindlich. Der Warzenkaktus trägt gelbe, weiße oder rote große Blüten. Alle Arten sind bedornt. *Coryphantha* wird per Samensaat oder durch Ableger vermehrt. Nach neuerer Festsetzung unterteilt man die Gattung nun in *Neocoryphantha* und *Coryphantha*.

Verweise: *Mammillaria*

DENMOZA RHODACANTHA (SALM-DYCK) BR. et R.

Geschichte

Verbreitungsgebiet: Argentinien. Wurde und wird in Tucuman als Ingredienz eines magischen Trunks rituell verwendet[49].

Wirkstoffe

4-Hydroxy-N,N,N-Trimethyl-Phenethylamin und andere bislang unidentifizierte Inhaltsstoffe.

Verwendung

2 bis 3 Kakteen werden entdornt und in frischem Zustand mehrere Stunden gekocht und abgeseiht. Der Sud wird abgekühlt und getrunken.

Botanik

Die Gattung *Denmoza* besteht wild aus bis zu 1,5 m hohen, in Kultur eher kleinen, kugelig bis säuligen Kakteen aus Argentinien. *Denmoza rhodacanta* ist bis zu 16 Zentimeter breit und hoch und hat bis zu 15 Rippen. 8 bis 10 Randdornen, ein oder kein Mitteldorn. Vermehrung über Aussaat.

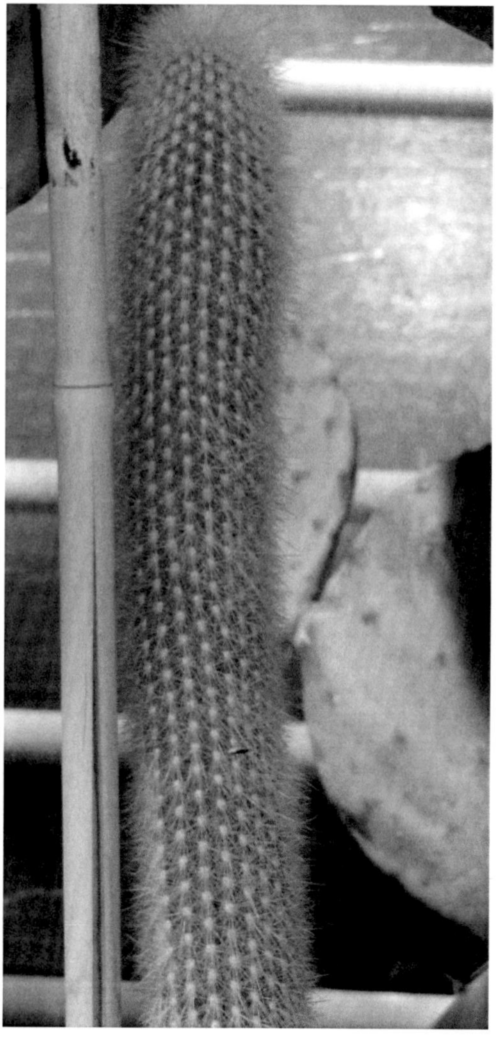

DOLICHOTHELE (SCHUMANN) BR. et R.*

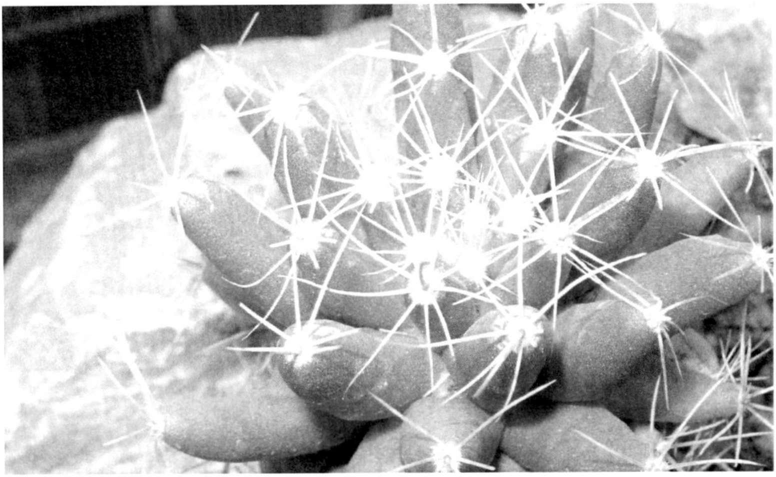

6 psychoaktive Arten
Dolichothele baumii (BÖD.) WERDERM. et BUXB.
Dolichothele longimamma (DC.) BR. et R.
Dolichothele melaleuca (KARW.) BÖD.
Dolichothele sphaerica (DIETR.) BR. et R.
Dolichothele surculosa (BÖD.) BUXB.
Dolichothele uberiformis ZUCC.

Geschichte
Verbreitungsgebiet: Mexiko. Einige mexikanische Stämme benutzen die Dolichothelen fast analog zum Peyote.[50] Weiteres siehe *Mammillaria*.

Wirkstoffe
Dolichothele longimamma
8-Hydroxy-Tetrahydroisochinolin
6-Methoxy-Tetrahydroisochinolin
8-Hydroxy-2-Methyl-Tetrahydroisochinolin
4,8-Dihydroxy-2-Methyl-Tetrahydroisochinolin
3,4-Dimethoxy-beta-Hydroxy-N-Methyl-Phenethylamin

Dolichothele sphaerica
N-Methyl-Phenethylamin
4-Hydroxy-N-Methyl-Phenethylamin

4,beta-Dihydroxy-N-Methyl-Phenethylamin
4-Hydroxy-beta-Methoxy-N-Methyl-Phenethylamin

Dolichothele surculosa
N-Methyl-Phenethylamin
4-Hydroxy-N-Methyl-Phenethylamin
4-Hydroxy-N,N-Dimethyl-Phenethylamin
4,beta-Dihydroxy-N-Methyl-Phenethylamin

Dolichothele uberiformis
6-Methoxy-Tetrahydroisochinolin
8-Hydroxy-2-Methyl-Tetrahydroisochinolin
4,8-Dihydroxy-2-Methyl-Tetrahydroisochinolin
5-Methoxy-7-Hydroxy-2-Methyl-Tetrahydroisochinolin
N,N-Dimethyl-beta-Hydroxy-Phenethylamin
4-Hydroxy-N-Methyl-Phenethylamin
4-Hydroxy-N,N-Dimethyl-Phenethylamin
4-beta-Dihydroxy-N-Methyl-Phenethylamin
N-Methyl-4-Methoxy-Phenethylamin
beta-Hydroxy-4-Methoxy-N-Methyl-Phenethylamin
3,4-Dimethoxy-N-Methyl-Phenethylamin
3,4-Dimethoxy-beta-Hydroxy-N-Methyl-Phenethylamin

Die Inhaltsstoffe aller anderen Arten sind nicht publiziert.

Verwendung
Etwa 5 bis 10 der entdornten, getrockneten Kakteen werden auf leeren Magen eingenommen. Verwendung wie bei *Coryphantha* und *Mammillaria.*

Botanik
Dolichothelen sind Warzenkakteen. Sie wachsen in der Jugend kugelig, später gestreckt und sind meist stark bedornt, wenige Arten spärlicher. Sie tragen einen Blütenkranz auf dem/um den Schopf. Siehe *Mammillaria*. Dolichothelen müssen vor direktem Sonnenlicht und vor allem vor übermäßiger Nässe geschützt werden, sind aber ansonsten recht pflegeleicht und vergleichsweise anspruchslos. Die Gattung *Dolichothele* wurde komplett *Mammillaria* zugeordnet.

Verweise: *Coryphantha, Mammillaria*

ECHINOCACTUS LINK et OTTO

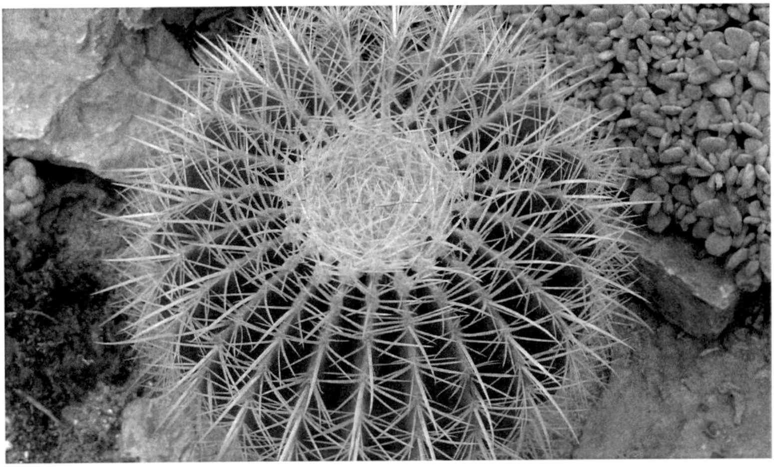

Volkstümliche Namen der Gattung
Igelkaktus

8 psychoaktive Arten
Echinocactus caespitosus SPEGAZ.
Echinocactus grandis ROSE
Echinocactus grusonii HILDM.
Echinocactus horizonthalonius LEM.
Echinocactus polycephalus ENGELM. et BIGELOW
Echinocactus texensis HOPFFER
Echinocactus visnaga HOOK.
Echinocactus xeranthemoides COULTER

Geschichte
Verbreitungsgebiet: Mexiko und Südwesten der USA. *Echinocactus grusonii* wird zusammen mit *Coryphantha elephantidens* (siehe dort) als Peyote auf dem mexikanischen Markt verkauft. Einem archäologischen Fund zufolge wurde *Echinocactus grandis* von den Moctezuma scheinbar als rituelles Entheogen bei heiligen Zeremonien verwendet. *Lophophora williamsii* wurde früher auch *Echinocactus williamsii* LEM. ex SALM-DYCK und *Echinocactus lewinii* (HENN.) K. SCHUM. genannt.[51]

Wirkstoffe
Bislang wurden (ausschließlich) in *Echinocactus grandis* nur inaktive Inhaltsstoffe nachgewiesen: Beta-Sitosterol, Galactose, Rhamnose und andere bisher nicht weiter erforschte.

Verwendung
Der Saft von *Echinocactus visnaga* wird von den Huichol zusammen mit *Lophophora williamsii* eingenommen. Dies soll vor einer Überdosierung der Peyote-Alkaloide schützen. Ob *Echinocactus* selbst auch psychotrope Inhaltsstoffe enthält ist noch nicht geklärt.[52]

Botanik
Kugelkakteen mit kleinen Blüten und einer mächtigen, meist geraden, manchmal leicht krummen Bedornung aus Mexiko und USA. Manche Arten haben bis über 50 Rippen und werden über 3 m hoch. *Echinocactus* ist ziemlich nässeempfindlich, lässt sich aber indoor wie outddor gut pflegen.

ECHINOCEREUS ENGELM.

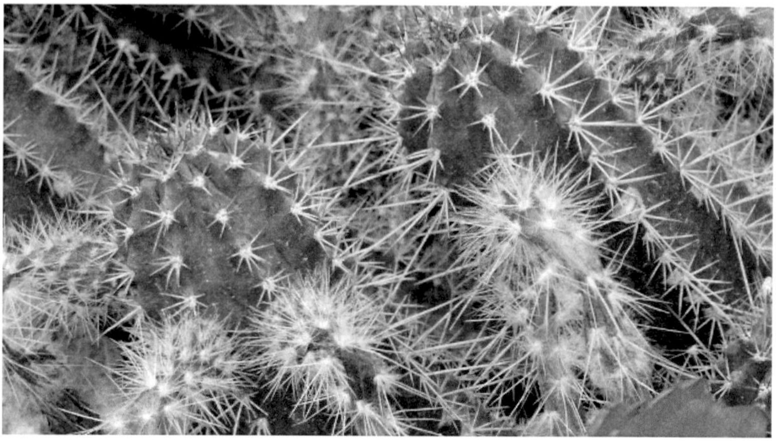

Volkstümliche Namen der Gattung
Igelsäulenkaktus, Hikuli, Pitallita, Wichurí

10 psychoaktive Arten
Echinocereus blankii PALM.
Echinocereus chloranthus RÜMPLER
Echinocereus cinerascens DC. (RÜMPLER)
Echinocereus davisii HOUG.
Echinocereus enneacanthus ENGELM.
Echinocereus merkerii PALM.
Echinocereus russanthus WENIGER
Echinocereus salm-dyckianus SCHEER
Echinocereus triglochidiatus ENGELM.
Echinocereus viridiflorus ENGELM.

Geschichte
Verbreitungsgebiet: Mexiko und westliche USA. Wird von den Tarahumara und Huichol wie Peyote und San Pedro verehrt und verwendet. Wird auch als „Falscher Peyote" bezeichnet. Die Inhaltsstoffe sind noch nicht komplett erforscht. Fest steht, dass *Echinocereus* weit weniger entheogen wirksam ist als z. B. Peyote. Die Tarahumara singen heilige Lieder während des Sammelns von *Echinocereus*. Dies lässt eine Sonderstellung der Gattung unter den sakral verwendeten psychoaktiven Kakteen vermuten.[53] Fraglich ist, ob *E. triglochidiatus* mit seinem Wirkstoff 5-MeO-DMT eine Ausnahme unter den *Echinocereen* darstellt, oder ob auch andere Arten der Gattung diesen Wirkstoff enthalten.

Wirkstoffe
Echinocereus blankii
3,4-Dimethoxy-Phenethylamin

Echinocereus cinerascens
3,4-Dimethoxy-N-Methyl-Phenethylamin
3,4-Dimethoxy-N,N-Dimethyl-Phenethylamin

Echinocereus merkerii
6-Hydroxy-7-Methoxy-1-Methyl-Tetrahydroisochinolin
4-Hydroxy-N,N-Dimethyl-Phenethylamin
4-Hydroxy-N,N,N-Trimethyl-Phenethylamin
4-Hydroxy-3-Methoxy-Phenethylamin
3,4-Dimethoxy-Phenethylamin
3,4-Dimethoxy-N-Methyl-Phenethylamin
3,4-Dimethoxy-N,N-Dimethyl-Phenethylamin

Echinocereus triglochidiatus
Pitallito
5-MeO-Dimethyltryptamin[54]
N, N-Dimethylhistamin u. a.

Verwendung
Echinocereus-Arten wurden von den Tarahumara zusammen mit anderen Kakteen, z. B. *Ariocarpus, Coryphantha, Lophophora, Mammillaria* oder *Pachycereus* gemahlen und als Zutat für ein Maisbier (*tesgüino*) verwendet. Heute sieht man von dieser Beigabe ab; es wird ein Wasserauszug der Kakteenmischung zum Bier getrunken.[55] Die Art könnte durchaus auch nur als rituelle Beimischung ohne eigenständige Wirkung dienen.

Botanik
Weichfleischige, dornige, kleine, bis 40 Zentimeter hohe Säulenkakteen mit 5 bis 30 Rippen und prächtiger, bedornter Blüte und Frucht. Sehr unterschiedliche Fomen innerhalb der Gattung. Stecklings- oder Samenvermehrung.

ECHINOPSIS ZUCC.

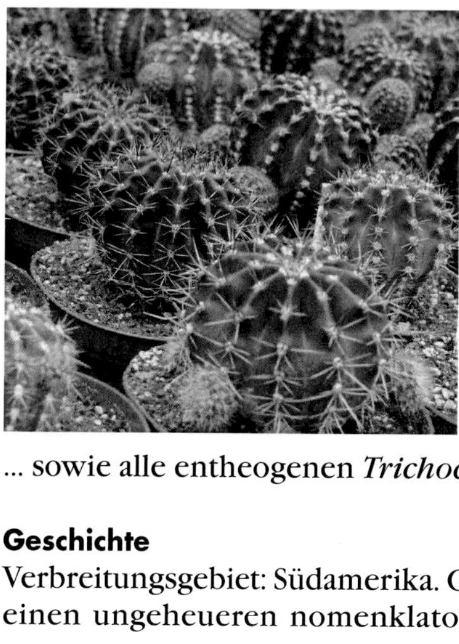

Trivialnamen der Gattung
Bauernkaktus, Seeigelkaktus

4 psychoaktive Arten
Echinopsis eyriesii (TURPIN) ZUCC.
Echinopsis rhodotricha SCHUM.
Echinopsis triumphans HYBRIDFORM
Echinopsis tubiflora (PFEIFF.) ZUCC.
... sowie alle entheogenen *Trichocereen* und *Lobivien*.

Geschichte
Verbreitungsgebiet: Südamerika. Gattung, die in den letzten Jahren einen ungeheueren nomenklatorischen Zuwachs erfahren hat.

Viele bislang eigenständige Kakteengattungen (z. B. *Lobivia* und *Trichocereus*) werden wissenschaftlich heute zu den *Echinopseen* gezählt. Werden in Zeiten der Peyoteknappheit verwendet.[56]

Wirkstoffe

Echinopsis eyriesii
4-Hydroxy-N,N-Dimethyl-Phenethylamin

Echinopsis rhodotricha
4-Hydroxy-Phenethylamin
4-Hydroxy-N,N-Dimethyl-Phenethylamin

Die Inhaltsstoffe der anderen Arten sind nicht publiziert.

Verwendung

Siehe *Trichocereus* und *Lobivia*. Unterschiedliche Potenzen und Wirkstoffe machen eine allgemeingültige Aussage bezüglich einer Verwendung schwierig. Die Gattung ist zu artenreich und intern zu unterschiedlich, als dass man die Forschungen schon hätte abschließen können. Die Pflanzen werden entdornt und getrocknet und in nicht bekannter, je nach Art variierender Menge eingenommen.

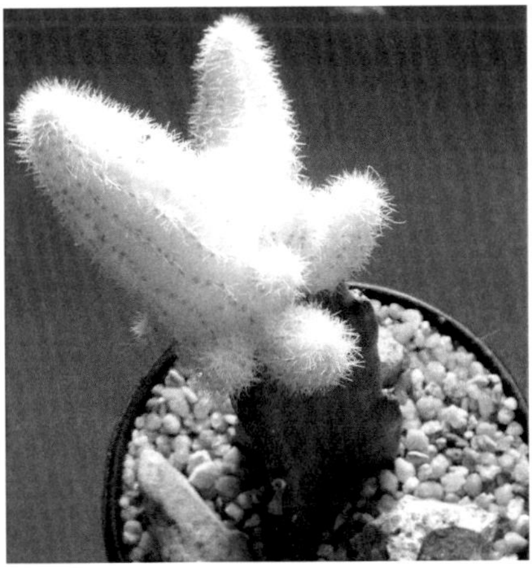

Botanik

In der Vergangenheit konnte man die *Echinopseen* als große, kugelige, im Alter gestreckte Kakteen mit bis zu 30 Rippen beschreiben. Spätestens seit die Gattungen *Lobivia* und *Trichocereus* zur Gattung gezählt werden, kann man diese pauschale Gattungsbeschreibung über Bord werfen. *Echinopsis* besticht nun durch eine Arten- und Formenvielfalt, die ihresgleichen sucht. Zucht per Steckling oder Samen.

Verweise: *Trichocereus, Helianthocereus, Lobivia*

EPIPHYLLUM HAW.

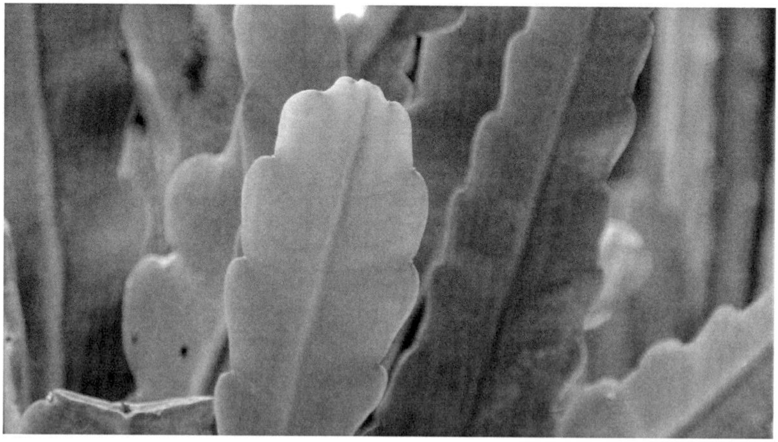

Volkstümliche Namen der Gattung
Blattkaktus, Pokere, Wamapanako

Mindestens 2 psychoaktive Arten
Epiphyllum phyllanthus (L.) HAW.
Epiphyllum truncatum HAW. u. a.

Geschichte
Verbreitungsgebiet: Mexiko, Argentinien und Zentralamerika. Die beiden als psychoaktiv bekannten Pflanzen werden von den Sharanahua im amazonischen Regenwald rituell verwendet und explizit als Ayahuasca-Additiv genutzt.[57]

Wirkstoffe
Es wurden die inaktive Zitronensäure und andere, bisher nicht erforschte Substanzen nachgewiesen.

Verwendung
Epiphyllum truncatum wird als Ayahuasca-Zusatz verwendet. Dessen Wirkstoffe sind allerdings bislang nicht erforscht.[58] Es werden nur Mutmaßungen in den Raum gestellt. Man vermutet, dass dies etwas mit der MAO-hemmungsbedürftigen Eigenschaft des Wirkstoffes DMT (N, N-Dimethyltryptamin) zu tun hat. Denkbar wären also beispielsweise Harmala-Alkaloide (Harmin und Harmalin).

Botanik

Epiphytischer, dornenloser Kaktus aus Amerika und Westindien mit abgeflachten, blattartigen, stehenden oder hängenden Trieben und großer, nachtblühender, einzelner und seitlicher Blüte. Problemlose Vermehrung über Stecklinge.

EPITHELANTHA MICROMERIS (ENGELM.) F.A.C. WEBER ex BR. et R.

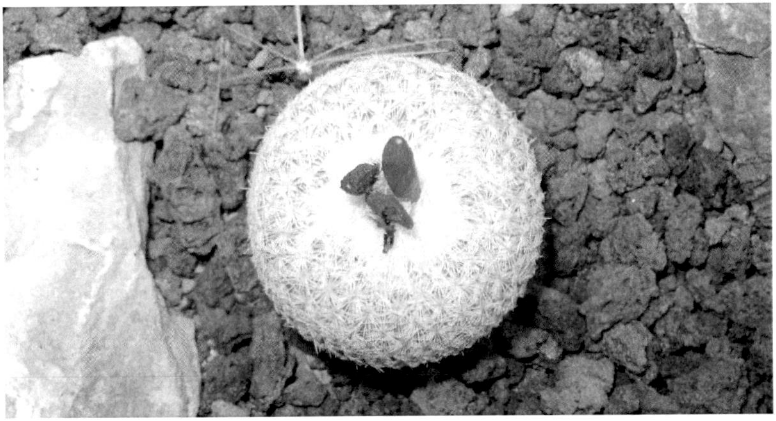

Volkstümliche Namen

Chilito, Hikuli, Hikuli mulato, Hikuli rosapara, Mulato, Rosapara

Geschichte

Verbreitungsgebiet: Mexiko. Der Kaktus wird in seiner Heimat traditionell, aber eher selten von den Tamahumara und Huichol in peyotearmen Zeiten gebraucht. Er soll zu spirituellen Erfahrungen führen, und Zauberkräfte besitzen. Außerdem nimmt man ihn, um physisch und psychisch fit und ausdauernd zu sein. Er ist eine Art Dopingmittel, das die Sinne schärft und das Leben verlängert. *Epithelantha* soll die Kraft haben, bösartige Menschen ins Verderben zu stürzen.[59]

Wirkstoffe

Tyramin
N-Methyltyramin
Hordenin

3-Methoxytyramin
3,4-Dimethoxy-Phenethylamin
N-Methyl-3,4-Dimethoxy-Phenethylamin

Verwendung

Der winzige Kaktus wird entdornt, getrocknet und gegessen. Es werden etwa 4 bis 10 Exemplare á Sitzung und Person benötigt. Manchmal wird *Epithelantha* als Amulett gegen böse Geister und/oder Zauberkräfte getragen.

Botanik

Es gibt verschiedene Varietäten[60] des *Epithelantha micromeris*. Bis vor kurzem wurde die Gattung mit drei Arten geführt. Man ist dazu übergegangen, *Epithelantha* nomenklatorisch zu monotypisieren, ähnlich wie bei *Lophophora*.

Epithelantha ist ein kleiner Warzenkaktus (bis 4 Zentimeter breit) und trägt weiße bis rosafarbige Blüten. Sein ganzer Körper ist von einer feinen, weißen Bedornung verhüllt. Der Kaktus lebt in seiner Heimat auf Kalkschotter, in immensen Höhen (bis 1500 Meter), in sehr trockenem und heißem Klima. Er ist daher für den Einsteiger nicht geeignet. *Epithelantha* blüht im Juni oder Juli.

Verweise: *Dolichothele, Mammillaria*

ESCONTRIA CHIOTILLA (WEB.) ROSE

Geschichte

Verbreitungsgebiet: Mexiko (Puebla bis Oaxaca) und Guatemala. Wird in Mexiko selten als Peyote-Beimischung verwendet.[61] Es ist möglich, dass E. chiotilla selbst keine psychotropen Substanzen besitzt.

Wirkstoffe

Das oral inaktive 3,5-Dimethoxy-4-Hydroxy-Phenethylamin.

Verwendung

Ahnlich des Gebrauchs von *Trichocereus* und anderer Säulenkakteen. Wird entdornt, geschält und getrocknet. Keine Dosisangaben verfügbar.

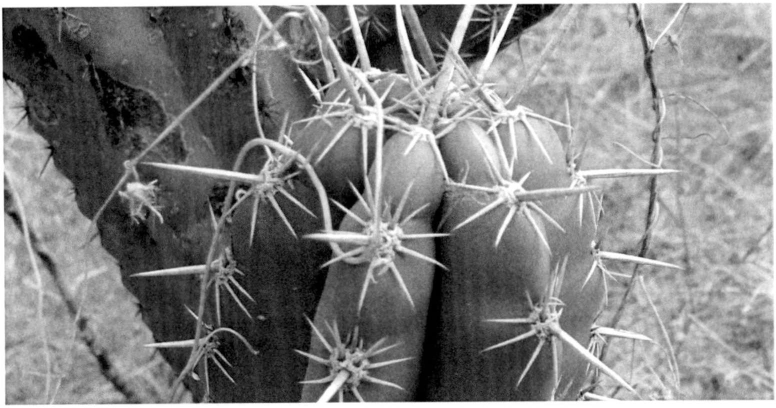

Botanik

Monotypische Gattung. Baumförmiger, wild bis 7 m hoher Säulenkaktus mit 5 bis 7 Rippen. 3 bis 7 Zentimeter lange, tagblühende, gelbe Blüten. 10 bis 15 Randdornen, 1 bis 4 Mitteldornen.

ESPOSTOA BR. et R.

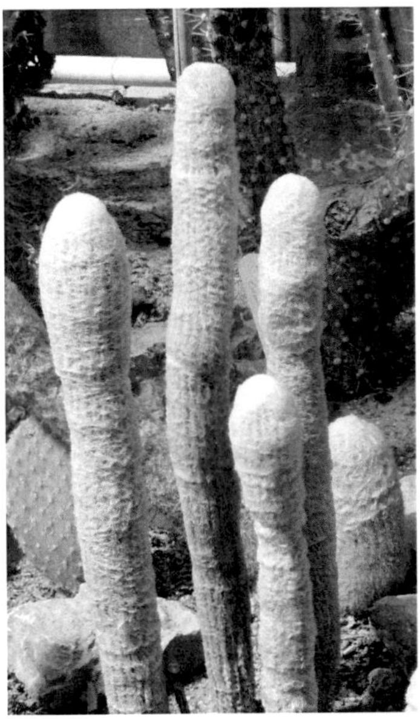

Mindestens 2 psychoaktive Arten

Espostoa haunucensis BR. et R. emend. WERDERM.
Espostoa lanata (H.B.K.) BR. et R.
u. a.

Geschichte

Verbreitungsgebiet: Brasilien, Bolivien, Ecuador und Peru. Wird in Peru gleichgestellt mit *Trichocereus pachanoi* bei Heilungszeremonien verwendet. *Espostoa* soll heilende Kräfte besitzen und Genesungsprozesse beschleunigen[62], könnte aber auch psychisch inaktiv sein und nur als Zusatz dienen.

Wirkstoffe

Espostoa haunucensis
4-Hydroxy-Phenethylamin
4-Hydroxy-N-Methyl-Phenethylamin
4-Hydroxy-N,N-Dimethyl-Phenethylamin

Espostoa lanata
Hordenin
N-Methyltyramin
Tyramin

Verwendung

Wird im trockenen Zustand meist zusammen mit San Pedro und ähnlichen Kakteen rituell gegessen. Keine Dosierungsangaben verfügbar.

Botanik

Baumförmige Säulenkakteen. Zuckerwatteähnlich weißwollig umwoben, 14 bis 30 Rippen und starker Bedornung. Blüten weiß, nachtblühend, seitlich, bis etwa 8 Zentimeter lang. Vermehrung über Stecklinge und Aussaat.

FEROCACTUS WISLIZENII (ENGELM.) BR. et R.

Geschichte

Verbreitungsgebiet: USA und Nord-Mexiko in großer Anzahl. Einige Arten werden, wie Lophophora (siehe dort), *biznaga* genannt.[63]

Verwendung

Der geschälte, entdornte und getrocknete Kaktus wird entweder pur gegessen oder zusammen mit anderen Kakteen oder sonstigen psychotropen Sukkulenten in Wasser gekocht und getrunken.

Botanik

Bis 2 m hoher, säuliger, tonniger Kugelkaktus mit 13 bis 30 Rippen. 12 bis 20 rot-braune Randdornen, etwa 4 flache, ringelige, rotbraune Mitteldornen. Ein Mitteldorn hakig, kein Widerhaken, bis zu 10 Zentimeter lang. Gelbe bis orange-rote, über 7 Zentimeter lange Blüte.

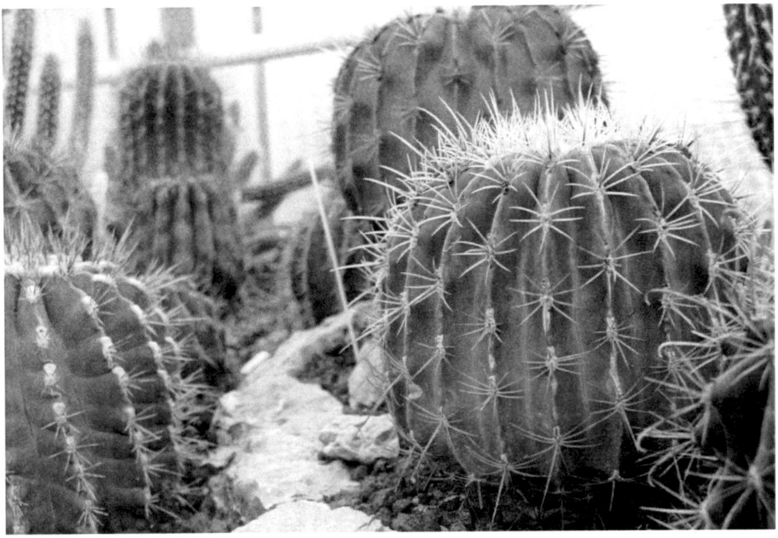

GYMNOCALYCIUM PFEIFF. ex MITTLER

Vermutlich bis zu 12 psychoaktive Arten

Gymnocalycium calochlorum (BÖD.) ITO
Gymnocalycium comarapense BACKEB.
Gymnocalycium gibbosum (HAW.) PFEIFF.
Gymnocalycium horridispinum FRANK ex TILL.
Gymnocalycium leeanum (HOOK.) BR. et R.
Gymnocalycium netrelianum (MONV.) BR. et R.
Gymnocalycium riograndense CÁRDENAS
Gymnocalycium saglionis (CELS) BR. et R.
Gymnocalycium striglianum JEGGLE ex H. TILL
Gymnocalycium uebelmannianum RAUSCH
Gymnocalycium valnicekianum JAJÓ
Gymnocalycium vatteri BUIN.

Geschichte

Verbreitungsgebiet: südamerikanischer Raum (Argentinien, Brasilien, Bolivien, Paraguay, Uruguay). Wurde und wird ähnlich Lophophora rituell und medizinisch eingesetzt.[64]

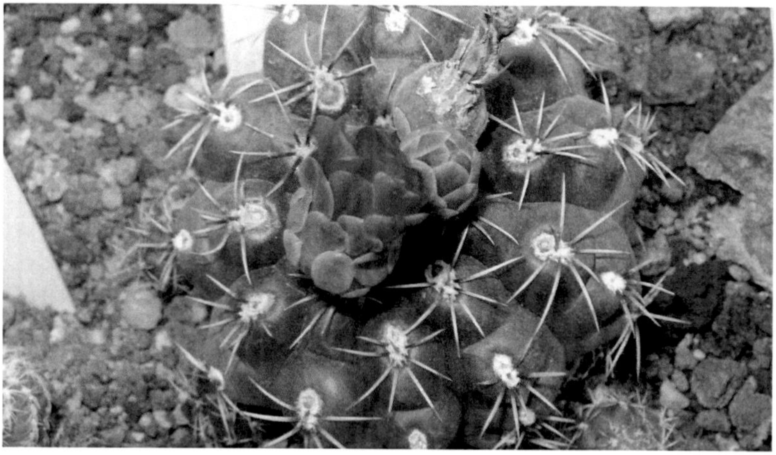

Wirkstoffe

Gymnocalycium gibbosum
6,7-Dimethoxy-8-Hydroxy-Tetrahydroisochinolin
1,2-Dimethyl-6-Methoxy-7,8-Methylendioxy-Tetrahydroisochinolin
3,4,5-Trimethoxy-Phenethylamin (Meskalin)

Gymnocalycium leeanum
6-Methoxy-1-Methyl-7,8-Methylendioxy-Tetrahydroisochinolin
1,2-Dimethyl-6-Methoxy-7,8-Methylendioxy-Tetrahydroisochinolin
4-Hydroxy-Phenethylamin
4-Hydroxy-N-Methyl-Phenethylamin
4-Hydroxy-N,N-Dimethyl-Phenethylamin

Gymnocalycium saglionis
4-Hydroxy-Phenethylamin
4-Hydroxy-N,N-Dimethyl-Phenethylamin
4-Hydroxy-N,N,N-Trimethyl-Phenethylamin

Gymnocalycium calochlorum, Gymnocalycium comarapense, Gymnocalycium horridispinum, Gymnocalycium netrelianum, Gymnocalycium riograndense, Gymnocalycium striglianum, Gymnocalycium uebelmannianum, Gymnocalycium valnicekianum und *Gymnocalycium vatteri* enthalten Meskalin (3,4,5-Trimethoxy-Phenethylamin).

Verwendung
Angegebene *Gymnocalycien* enthalten Meskalin in unterschiedlicher Konzentration.[65] Die Gewächse werden entdornt, geschält und vornehmlich auf leeren Magen eingenommen. Sonstige Verwendung wie bei *Lophophora*. Aufgrund der Alkaloidschwankungen keine allgemeingültige Aussage bezüglich einer Dosierung zu treffen.

Botanik
Kugelige, bis flachkugelige, manchmal zylinderförmige, bedornte Kakteen mit meist gerundeten Rippen. Sehr unterschiedliche Ausformungen in puncto Größe, Blüte (weiß, weiß-rosa, gelb, rot) und Bedornung innerhalb der Gattung. Vermehrung über Aussaat.

HARRISIA BRITTON

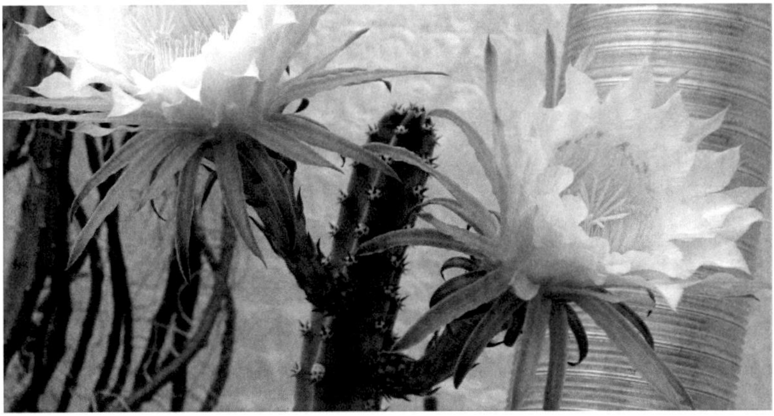

Mindestens 2 psychoaktive Arten
Harrisia adscendens GÜRKE
Harrisia gracilis (MILL.) BR.
u. a.

Geschichte
Verbreitungsgebiet: große Antillen, Bahamas, USA. *Harrisia gracilis* wird als Psychedelikum verwendet.[66] *Harrisia adscendens* enthält Koffein in ungewisser Konzentration.[67]

Wirkstoffe
Harrissia adscendens enthält Koffein und andere, bislang nicht erforschte Inhaltsstoffe.

Verwendung
Werden geschält und trocken oder frisch eingenommen. Keine Dosierungsangaben veröffentlicht. Vorsicht!

Botanik
Baumförmige Säulenkakteen. Kletternd oder strauchig. 5 bis 12 Rippen. Nachtblühende, weiße oder rosafarbene, bis 22 Zentimeter lange Blüte. Vermehrung über Aussaat und Stecklinge.

HELIANTHOCEREUS BACKEB.*

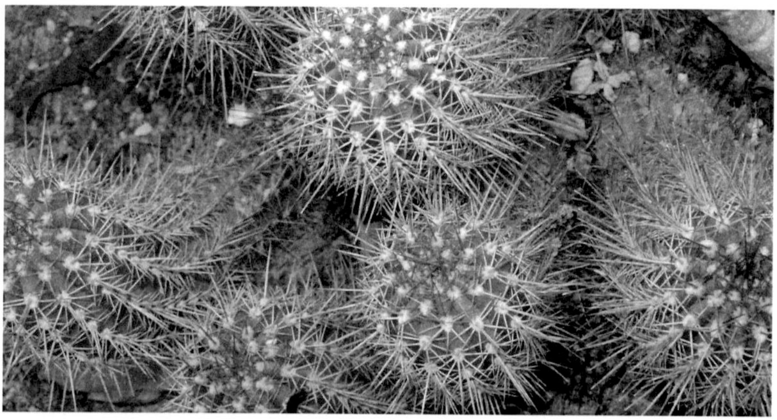

3 psychoaktive Arten
Helianthocereus huasha (F.A.C. WEBER) BACKEB.
Helianthocereus pasacana (F.A.C. WEBER) BACKEB.
Helianthocereus poco (BACKEB.) BACKEB.
... und alle entheogenen Arten von *Trichocereus*.

Geschichte
Verbreitungsgebiet: Mexiko. Wurde und wird wie San Pedro benutzt.[68] *Helianthocereus* ist nichts weiter als der frühere Gattungsname einiger späterer *Trichocereen* und somit heutiger *Echinopseen*. Siehe dort.

Wirkstoffe
4-Hydroxy-N,N-Dimethyl-Phenethylamin und andere.

Verwendung
Siehe *Echinopsis, Lobivia, Trichocereus.*

Botanik
Komplett den *Trichocereen* zugeordnet, welche wiederum heute zur Gattung *Echinopsis* gehören. Siehe dort.

Verweise: *Echinopsis, Lobivia, Trichocereus*

HYLOCEREUS (A. BERGER) BR. et R.

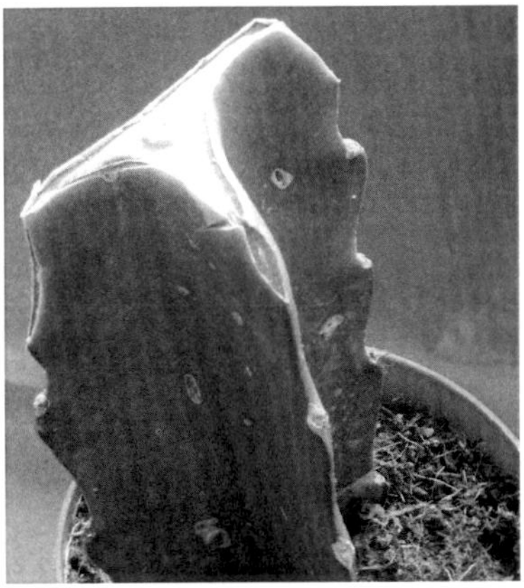

Mindestens 2 psychoaktive Arten
Hylocereus trigonus (HAW.) SAFFORD.
Hylocereus undatus (HAW.) BR. et R.

Geschichte
Verbreitungsgebiet: Mexiko, Peru, Kolumbien und Mittelamerika. Wird gelegentlich als Ingredienz für magische Elixiere verwendet.[69]

Verwendung
Umfang und Dosierung derzeit nicht erforscht.

Botanik
Kletternde, spärlich bedornte Schlangenkakteen mit 3 bis 5, meist flügeligen Rippen. Weiße oder rote nachtblühende Blüte. Wird oft als Pfropfunterlage benutzt. Schnelle Stecklingsvermehrung.

ISLAYA MINOR BR. et R.*

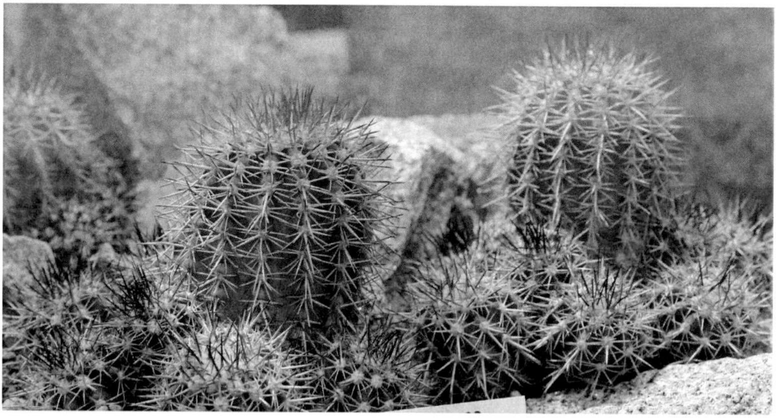

Geschichte

Verbreitungsgebiet: Peru. Wird dort hauptsächlich wegen seines Meskalingehaltes verwendet.[70]

Wirkstoffe

7-Hydroxy-6-Methoxy-2-Methyl-Tetrahydroisochinolin
6,7-Dimethoxy-1,2-Dimethyl-8-Hydroxy-Tetrahydroisochinolin
Phenethylamin
4-Hydroxy-Phenethylamin
4-Hydroxy-N-Methyl-Phenethylamin
4-Hydroxy-N,N-Dimethyl-Phenethylamin
4-Hydroxy-3-Methoxy-Phenethylamin
3,4-Dimethoxy-Phenethylamin
3,4,5-Trimethoxy-Phenethylamin (Meskalin)

Verwendung

2 bis 6 entdornte, geschälte Kakteen werden u. U. zusammen mit anderen Pflanzen getrocknet und zu einem Pulver zerstoßen, welches dann entweder gegessen oder als Aufguss bereitet wird.

Botanik

Kugeliger bis kurzsäuliger, bedornter Kaktus, bis 15 Zentimeter breit mit gehöckerten Rippen. Trichterförmige Blüte, gelb bis gelbgrün oder rötlich. Die Gattung *Islaya* ist komplett *Neoporteria* zugeordnet.

LEMAIREOCEREUS BR. et R.*

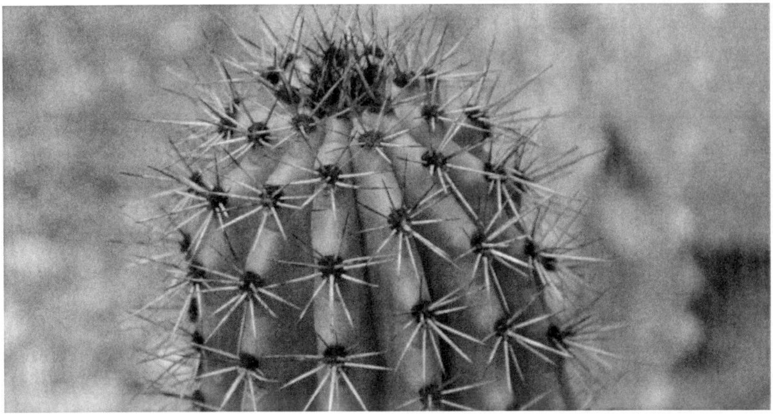

8 psychoaktive Arten

Lemaireocereus chichipe (ROLAND-GOSSELIN) BR. et R.
Lemaireocereus griseus (HAW.) BR. et R.
Lemaireocereus hollianus (F.A.C. WEBER) BR. et R.
Lemaireocereus hystrix VAUPEL
Lemaireocereus pruinosus (OTTO) BR. et R.
Lemaireocereus stellatus (PFEIFF.) BR. et R.
Lemaireocereus treleasei (VAUPEL) BR. et R.
Lemaireocereus weberii BR. et R.

Geschichte

Verbreitungsgebiet: Mittelamerika, Westindien, Kolumbien, Venezuela. Hauptsächlich im südlichen Zentralmexiko. Wurde und wird in Mexiko eher selten rituell benutzt.[71]

Wirkstoffe

Bisher wurden nur Isochinoline nachgewiesen. Alle Arten enthalten:

7-Methoxy-Tetrahydroisochinolin
6,7-Dimethoxy-Tetrahydroisochinolin
6,7-Dimethoxy-2-Methyl-Tetrahydroisochinolin
7,8-Dimethoxy-Tetrahydroisochinolin
3,4-Dihydro-7,8-Dimethoxy-Isochinolin
5,6,7-Trimethoxy-Tetrahydroisochinolin
2-Methyl-5,6,7-Trimethoxy-Tetrahydroisochinolin

6,7-Dimethoxy-1,2-Dimethyl-8-Hydroxy-Tetrahydroisochinolin
2-Methyl-5,6,7,8-Tetramethoxy-Tetrahydroisochinolin

Diese weisen aber keine Psychoaktivität auf.

Verwendung
Unzureichende Angaben. Es ist anzunehmen, dass *Lemaireocereus* wie *Trichocereus* u. ä. verwendet wird oder sogar mit diesem verwechselt wurde.

Botanik
Kandelaber- und baumartige, bedornte Säulenkakteen mit 5 bis 15 Rippen. Sowohl tag- als auch nachtblühende, trichterförmige Blüten. *Lemaireocereus* ist komplett *Stenocereus* zugeordnet.

Verweise: *Stenocereus, Pachycereus*

LEOCEREUS BAHIENSIS BR. et R.

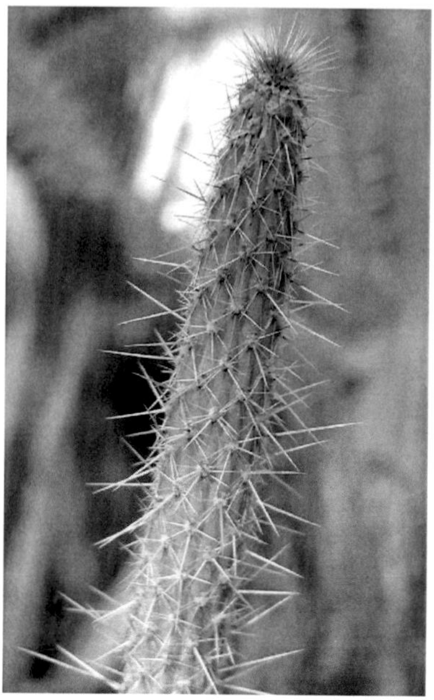

Geschichte
Verbreitungsgebiet: Brasilien (Bahia, Sao Paulo, Minas Gerais). Enthält Koffein und wird als Stimulans, ähnlich unserem Kaffee verwendet.[72]

Wirkstoffe
Koffein u. a. bislang nicht erforschte.

Verwendung
Das frische Kaktusfleisch wird zerquetscht, ausgepresst und der Saft getrunken. Keine Dosierungsangaben.

Botanik
Kletternder, strauchiger Säulenkaktus. 12 bis 17 Rippen. Seitliche weiße, beschuppte Blüte, 4 bis 7 Zentimeter lang, nachtblühend. Vermehrung über Aussaat.

LEUCHTENBERGIA PRINCIPIS HOOK.

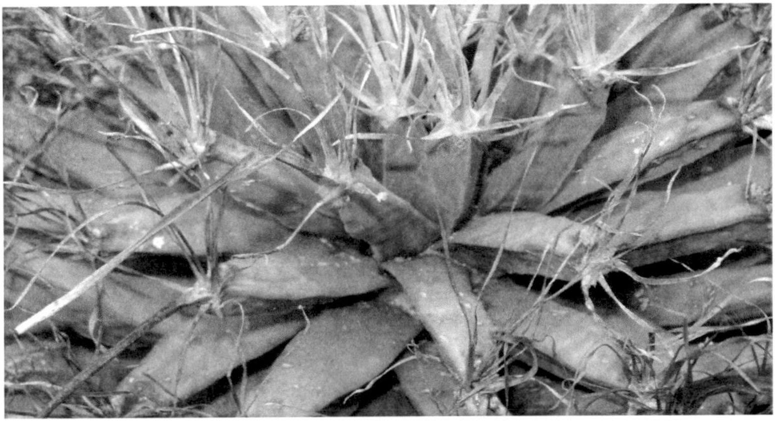

Geschichte
Verbreitungsgebiet: Mexiko. Wird vorwiegend medizinisch (psychotherapeutisch) genutzt.[73]

Verwendung
1 bis 2 Exemplare werden in geschältem und getrocknetem Zustand pur und auf leeren Magen eingenommen.

Botanik
Agavenartiger, bedornter Warzenkaktus aus Mexiko. Bis 70 Zentimeter hoch, gelbe Blüte, bis 8 Zentimeter lang. Benötigt mineralisches Substrat, viel Licht und Wärme. Vermehrung über Aussaat.

LOBIVIA BR. et R.*

Mindestens 7 psychoaktive Arten
Lobivia allegraiana BACKEB.
Lobivia aurea (BR. et R.) BACKEB.
Lobivia backebergii (WERDERM.) BACKEB.
Lobivia binghamiana BACKEB.
Lobivia formosa (PFEIFF.) DODDS.
Lobivia huascha (WEB.) MARSH.
Lobivia pentlandii (HOOK.) BR. et R.
u. a.

Geschichte
Verbreitungsgebiet: argentinische Anden, Bolivien und Peru. *Lobivia*-Arten werden in ihrer Heimat von verschiedenen Völkergruppen als rituelles oder medizinisches Psychedelikum und Psychotherapeutikum verwendet.[74]

Wirkstoffe

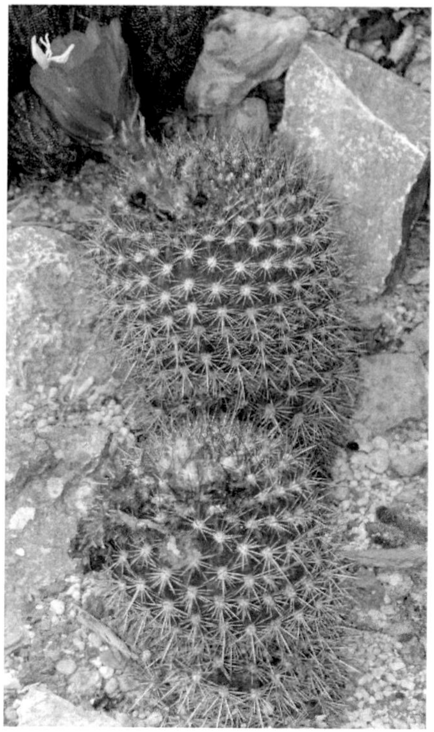

Lobivia allegraiana
4-Hydroxy-Phenethylamin
4-Hydroxy-N-Methyl-Phenethylamin
4-Hydroxy-N,N-Dimethyl-Phenethylamin

Lobivia aurea
4-Hydroxy-Phenethylamin
4-Hydroxy-N-Methyl-Phenethylamin
4-Hydroxy-N,N-Dimethyl-Phenethylamin

Lobivia backebergii
4-Hydroxy-Phenethylamin
4-Hydroxy-N-Methyl-Phenethylamin
4-Hydroxy-N,N-Dimethyl-Phenethylamin

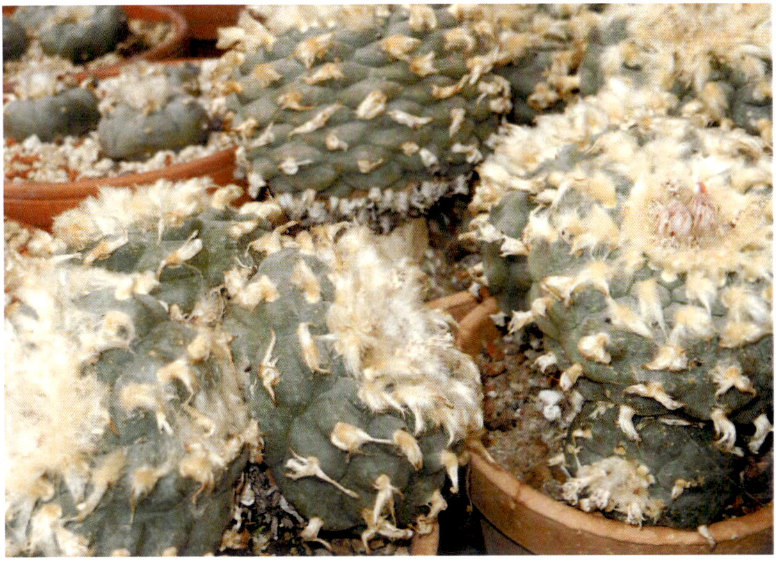

Lophophora diffusa enthält wie *Lophophora williamsii* ebenfalls Meskalin. In Wahrheit sind die Unterschiede zwischen den vermuteten Arten höchstens marginal.

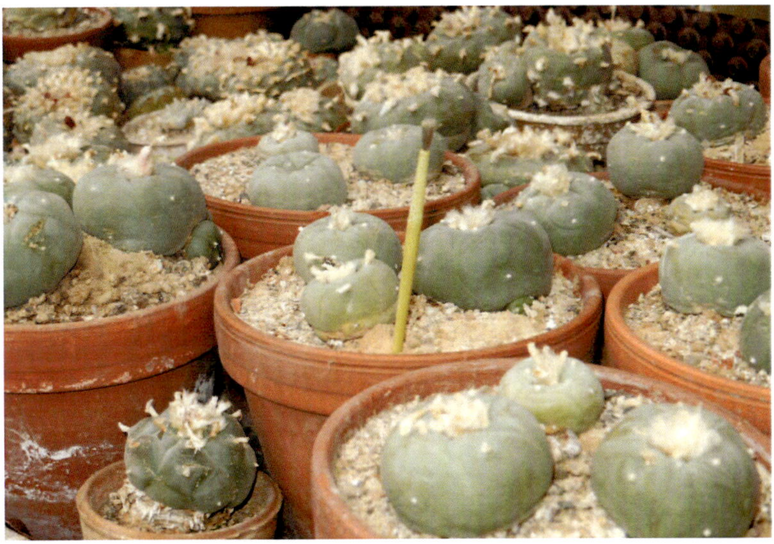

Bis die Peyote-Kakteen groß geworden sind, wird bei diesen Exemplaren noch einige Zeit vergangen sein.

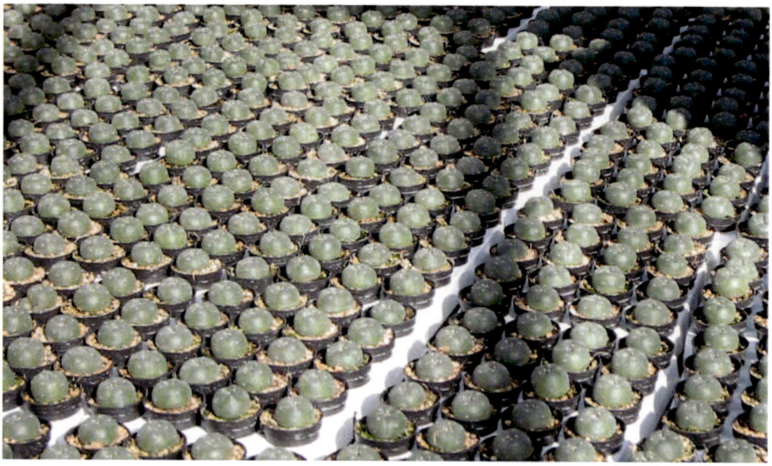

Eine Gärtnerei in Spanien war auf die Massenproduktion von *Lophophora* spezialisiert (Foto von 2004); der Betrieb existiert nicht mehr.

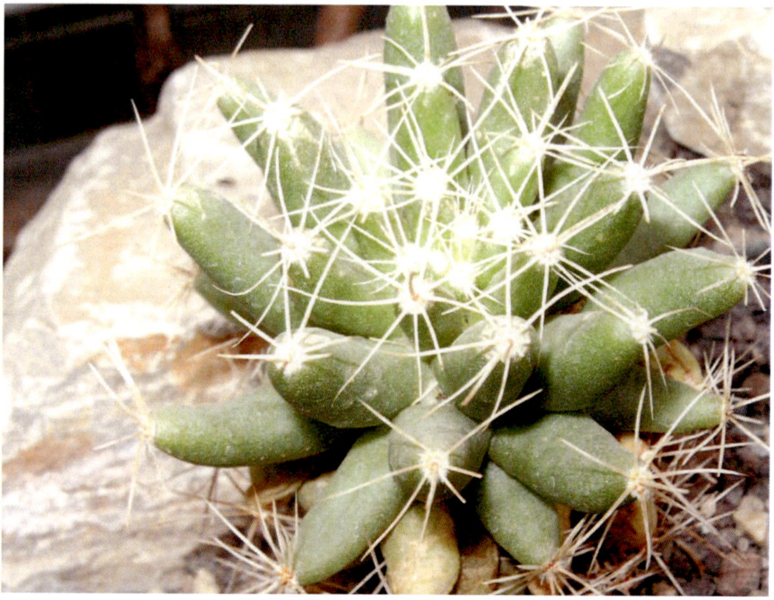

Mammillaria longimamma wurde früher *Dolichothele longimamma* genannt und wird auch in diesem Buch so geführt. Die Pflanze gehört zum Standardprogramm gewöhnlicher Gärtnereien und hat psychoaktive Eigenschaften.

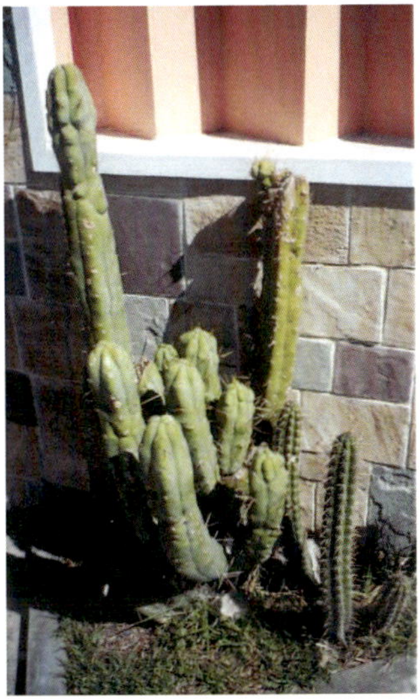

Trichocereus gehört mit zu den wichtigsten psychoaktiven Kakteen. Hier sehen wir einige Exemplare, die in Bolivien vor der Haustür gedeihen.

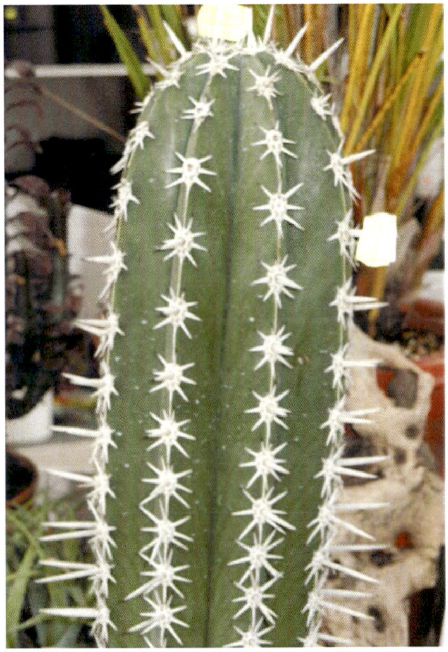

Pachycereus-Arten sind groß und stark bewehrt. Als Ethno- und Entheobotanika haben sich sich in Amerika einen Namen gemacht.

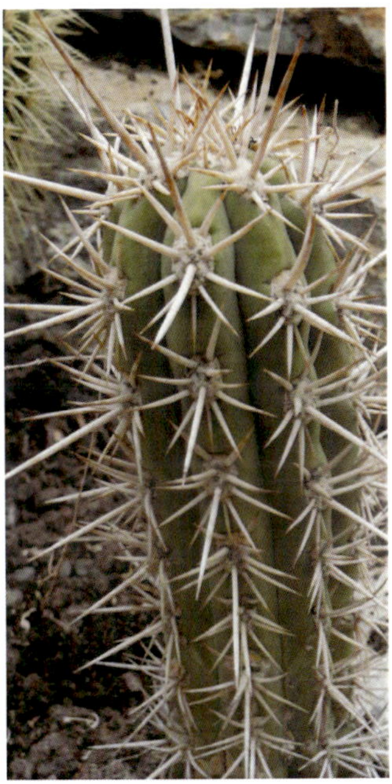

Stetsonia coryne mit den derben Dornen enthält Meskalin. Der Wirkstoffgehalt unterliegt bei dieser Art jedoch enormen Schwankungen.

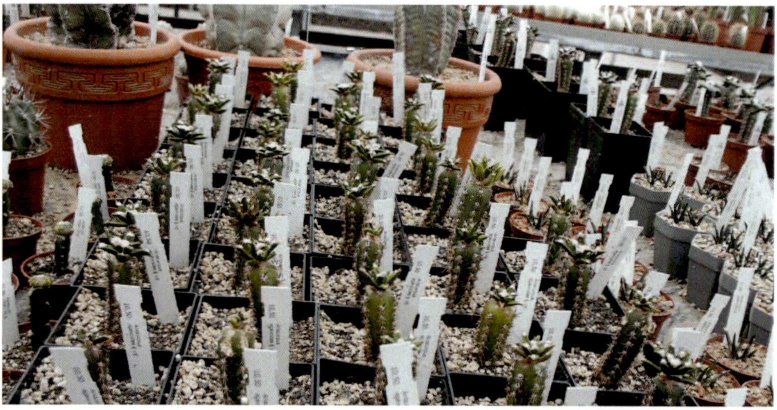

Ariocarpus-Arten werden Falscher Peyote genannt und sind wichtige psychoaktive Pflanzen. Auf dem Bild sehen wir veredelte Exemplare der Spezies *Ariocarpus agavoides*.

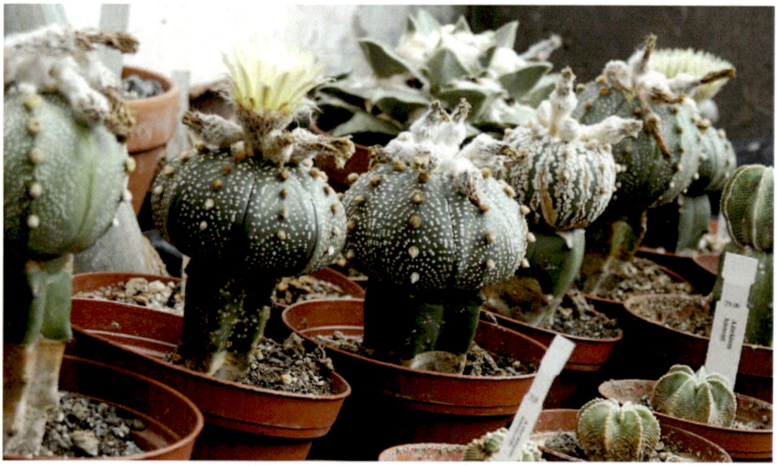

Ebenso selten ist diese Zuchtform des *Astrophytum asterias*, die Form nennt sich „Kabuto". Auch dieser Kaktus ist psychoaktiv.

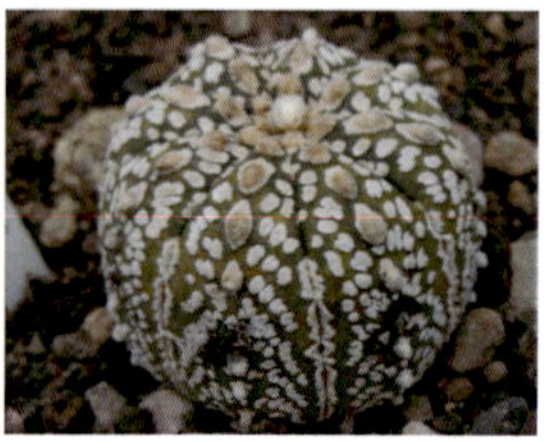

Weil *Astrophyten* zuweilen recht wurzelempfindlich sind, werden manche Exemplare gepfropft.

Lobivia binghamiana
4-Hydroxy-Phenethylamin
4-Hydroxy-N-Methyl-Phenethylamin
4-Hydroxy-N,N-Dimethyl-Phenethylamin

Lobivia formosa
4-Hydroxy-N,N,N-Trimethyl-Phenethylamin

Lobivia huascha
4-Hydroxy-Phenethylamin
4-Hydroxy-N-Methyl-Phenethylamin
4-Hydroxy-N,N-Dimethyl-Phenethylamin

Lobivia pentlandii
4-Hydroxy-Phenethylamin
4-Hydroxy-N-Methyl-Phenethylamin
4-Hydroxy-N,N-Dimethyl-Phenethylamin

Verwendung
Die Kakteen werden zusammen mit anderen psychotropen Gattungen, hauptsächlich *Trichocereus*, getrocknet, geschält und gegessen.

Botanik
Kugelige oder zylindrische Kakteen in vielfachen Ausformungen in puncto Größe und Bedornung innerhalb der Gattung. Einzeln oder sprossend. Rote, gelbe oder weiße, trichterförmige Blüte. *Lobivia* wurde komplett *Echinopsis* zugeordnet.

Verweise: *Echinopsis, Helianthocereus, Trichocereus*

LOPHOCEREUS (A. BERGER) BR. et R.*

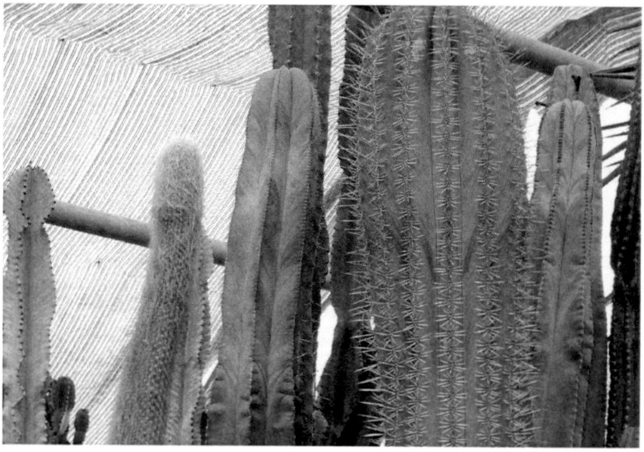

2 psychoaktive Arten
Lophocereus schottii (ENGELM.) BR. et R.
Lophocereus schottii var. *australis* BORG. (Syn.: *Lophocereus australis*)

Geschichte
Verbreitungsgebiet: Arizona, Niederkalifornien, Sonora und Sinaloa. Die Pflanzen werden hauptsächlich in peyoteknappen Zeiten genutzt.[75]

Wirkstoffe
Es wurden nur inaktive Substanzen und andere, bislang nicht erforschte, nachgewiesen:

Lophocereus schottii
1-(i)-Butyl-7-Hydroxy-6-Methoxy-2-Methyl-Tetrahydroisochinolin
Pilocerein

Lophocereus schottii var. *australis*
Pilocerein

Verwendung
20 bis 40 Zentimeter der getrockneten Kakteentriebe werden auf leeren Magen gegessen und sollen, obwohl sie weder Meskalin noch Macromerin enthalten, eine ähnliche, aber kürzere Wirkung wie *Lophophora* erzeugen.[76]

Botanik

Baumförmige, bedornte, hohe Kakteen (wild bis 10 m) mit nachtblühender, bis 4 Zentimeter langer, gelb bis rötlicher, trichterförmiger Blüte und 4 bis 15 Rippen. Vermehrung über Aussaat und Stecklinge.

LOPHOPHORA (WILLIAMSII) J.M. COULTER

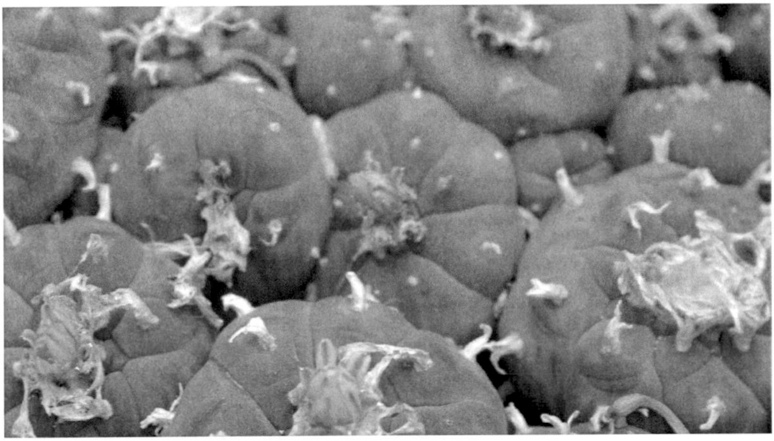

Volkstümliche Namen

Azee, Hicori, Hikuli, Hutari, Kamba, Pejori, Pellote, Peotl, Peyote, Peyotl, Raiz diabolica (span.), Rauschgiftkaktus, Schnapskopf u. v. a.

Geschichte

Verbreitungsgebiet: Mexiko, Texas. Der *Lophophora* (griechisch *lophos* = Helmbusch, *phorein* = tragen) ist der unter Psychonauten und Ethnobotanikern wohl bekannteste Kaktus überhaupt. Aufgrund neuerer Erkenntnisse der Archäologie geht man von einer etwa 7000-jährigen Geschichte des Peyote als Halluzinogen aus. Wurde er zunächst nur in seiner ursprünglichen Heimat Texas und Mexiko konsumiert, breitete sich im Laufe der Zeit sein Gebrauch und Vorkommen bis nach Kanada und in den weiteren Norden der USA aus.

In den USA ist der Besitz und Gebrauch, das Sammeln, die Kultivierung, Vermehrung und sogar der Besitz von Samen des *Lophophora* strengstens verboten und in den meisten Bundesstaaten mit einer langen Freiheitsstrafe belegt. Nur Angehörige der *Native American Church* dürfen mit Sondergenehmigung den Kaktus zu sakralen, rein religiösen Zwecken besitzen und konsumieren.

„Um ihr verfassungsmäßig zugesichertes Recht auf Religionsfreiheit wahrzunehmen, brachten Indianer Nordamerikas den Peyotekult in die Form einer gesetzlich geschützten religiösen Vereinigung, die *Native American Church*. Diese Bewegung, die es in den USA erst seit 1885 gibt, zählte 1922 13 000 Mitglieder. Heute wird die Anzahl der Mitglieder mit 250 000 angegeben. Amerikanische Indianer, die weit entfernt vom natürlichen Lebensraum des Peyote wohnen, beziehen die von ihnen gebrauchten Meskal-Buttons ganz legal über den Postweg (...).“ (PELLERIN 2001: 181)

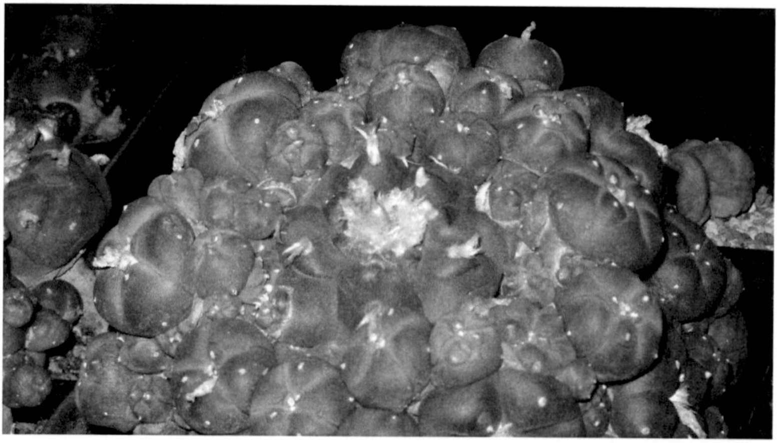

Weston La Barre erläutert am Beispiel des Peyote/Meskalin und der *Native American Church* das Paradoxon des sinnlosen und irrsinnigen „War on Drugs“ und bringt es auf den Punkt: „Peyote macht erwiesenermaßen nicht süchtig und hat keinerlei Nachwirkungen außer denen, die nicht auch einer schlaflosen Nacht zugeschrieben werden könnten. Dennoch zielten Bundes- und Ländergesetzgebung häufig auf das Verbot von Peyote, und seit Jahrzehnten nun schon werden im Fall indianischer Kultisten ständig Ausnahmen gemacht, oft mit der Unterstützung unterrichteter Anthropologen, die eifrig darauf bedacht sind, dass die durch die Verfassung garantierte Religionsfreiheit auch auf die Ureinwohner Amerikas angewendet wird“ (LA BARRE 1981).

Jim DeKorne zäumt das Pferd noch einmal von der anderen Seite auf: „Bedenken Sie, um eine Vorstellung von der konsumierten Menge zu bekommen, dass die *Native American Church* behauptet, eine Viertelmillion Mitglieder zu haben. Nun stellen Sie sich vor, dass jedes Mitglied eine minimale Dosis von vier Peyote-Buttons bei jedem wöchentlichen Treffen zu sich nimmt. (Eine niedrige Annahme, da eine psychoaktive Dosis im allgemeinen sechs 'Buttons' beträgt und jeder Button den oberirdischen Teil einer Peyotekaktuspflanze darstellt.) Man braucht keinen Supermathematiker, um auszurechnen, dass mehr als eine Million Buttons jede Woche konsumiert werden - vielleicht 52 Millionen Buttons im Jahr! Diese Zahlen beinhalten noch nicht einmal die Ernten durch mexikanische Stämme und durch Nicht-Indianer. Somit ist es offensichtlich, dass Peyote bei den momentanen Konsummengen eine nicht erneuerbare Ressource darstellt" (DeKorne 1995: 131).

Allerdings wurde und wird der Peyote nicht nur sakral verwendet. Gingen, z. B. die Tarahumara auf eine lange, ermüdende, aber zwingend notwendige Jagd (siehe oben), wurde oft Peyote gegessen, um längere körperliche Belastungen einfacher ertragen zu können und um das Durchhaltevermögen in puncto Nährstofflosigkeit zu steigern. Der Jagende war aufgrund seiner Peyotl-Einnahme in der Lage, tagelang ohne Wasser und Essen auszukommen.

Medizinisch wird der Kaktus als Antitoxikum (Vergiftungsmedizin) und gegen Arthritis, Darmerkrankungen, Diabetes, Grippe und Erkältung, Schwindsucht und vieles andere eingesetzt. Die Wirkungsweise des Meskalins ist der des LSD-25 ähnlich. Allerdings ist die entheogene Potenz, je nach Dosis, wesentlich geringer. Ein Trip mit Peyotebuttons (das sind die frischen oder getrockneten Knospen des *Lophophora*) ist, gerade physisch, wesentlich heftiger als ein Trip mit extrahiertem Meskalin. Das liegt an den weiteren Alkaloiden des Peyote. Arthur Heffter isolierte 1896 erstmalig Meskalin aus *Lophophora williamsii*.[77]

Wirkstoffe

7,8-Dimethoxy-6-Hydroxy-Tetrahydroisochinolin
7,8-Dimethoxy-6-Hydroxy-2-Methyl-Tetrahydroisochinolin
7,8-Dimethoxy-6-Hydroxy-1-Methyl-Tetrahydroisochinolin
7,8-Dimethoxy-6-Hydroxy-1,2-Dimethyl-Tetrahydroisochinolin

6,7-Dimethoxy-2,2-Dimethyl-8-Hydroxy-1,2,3,4-Tetrahydroisochinolinsalz
6,7-Dimethoxy-8-Hydroxy-Tetrahydroisochinolin
3,4-Dihydro-6,7-Dimethoxy-8-Hydroxy-Tetrahydroisochinolin
6,7-Dimethoxy-2-Formyl-8-Hydroxy-Tetrahydroisochinolin
2-Acetyl-6,7-Dimethoxy-8-Hydroxy-Tetrahydroisochinolin
6,7-Dimethoxy-8-Hydroxy-2-Methyl-Tetrahydroisochinolin
3,4-Hydro-6,7-Dimethoxy-8-Hydroxy-2-Methyl-Isochinolin
6,7-Dimethoxy-8-Hydroxy-1-Methyl-Tetrahydroisochinolin
3,4-Dihydro-6,7-Dimethoxy-8-Hydroxy-1-Methyl-Isochinolin
1-Carboxy-6,7-Dimethoxy-8-Hydroxy-Tetrahydroisochinolin
1-Carboxy-6,7-Dimethoxy-8-Hydroxy-1-Methyl-Tetrahydroisochinolin
6,7-Dimethoxy-1,2-Dimethyl-8-Hydroxy-Tetrahydroisochinolin
3,4-Dihydro-6,7-Dimethoxy-1,2-Dimethyl-8-Hydroxy-Isochinolinsalz
6,7-Dimethoxy-2,2-Dimethyl-8-Hydroxy-1-Methyl-Tetrahydroisochinolinsalz
2-Formyl-6,7-Dimethoxy-8-Hydroxy-1-Methyl-Tetrahydroisochinolin
Peyoglutam
6,7,8-Trimethoxy-Tetrahydroisochinolin
2-Formyl-6,7,8-Trimethoxy-Tetrahydroisochinolin
1-Methyl-6,7,8-Trimethoxy-Tetrahydroisochinolin
1-Carboxy-6,7,8-Trime-thoxy-Tetrahydroisochinolin
1-Carboxy-1-Methyl- 6,7,8-Trimethoxy-Tetrahydroisochinolin
1,2-Dimethyl-6,7,8-Trimethoxy-Tetrahydroisochinolin
2-Formyl-1-Methyl-6,7,8-Trimethoxy-Tetrahydroisochinolin
Mescalotam
6-Methoxy-1Methyl-7,8-Methylendioxy-Tetrahydroisochinolin
2-Formyl-6-Methoxy-1-Methyl-7,8-Methylendioxy-Tetrahydroisochinolin
2-Acetyl-6-Methoxy-1-Methyl-7,8-Methylendioxy-Tetrahydroisochinolin
1,2-Dimethoxy-6-Methoxy-7,8-Methylendioxy-Tetrahydroisochinolin
6-Methoxy-7,8-Methylendioxy-1,2,2-Trimethyl-Tetrahydroisochinolinsalz
2-Ethyl-6-Methoxy-1-Methyl-7,8-Methylendioxy-Tetrahydroisochinolin
4-Hydroxy-Phenethylamin

4-Hydroxy-N-Methyl-Phenethylamin
4-Hydroxy-N,N-Dimethyl-Phenethylamin
3,4-Dihydroxy-Phenethylamin (Dopamin)
3,4-Dihydroxy-N-Methyl-Phenethylamin
4-Hydroxy-3-Methoxy-Phenethylamin
4-Hydroxy-3-Methoxy-N-Methyl-Phenethylamin
N,N-Dimethyl-4-Hydroxy-3-Methoxy-Phenethylamin
3,4-Dimethoxy-Phenethylamin
3,4-Dihydroxy-5-Methoxy-Phenethylamin
4,5-Dimethoxy-3-Hydroxy-Phenethylamin
4,5-Dimethoxy-N-Formyl-3-Hydroxy-Phenethylamin
N-Acetyl-4,5-Dimethoxy-3-Hydroxy-Phenethylamin
4,5-Dimethoxy-3-Hydroxy-N-Methyl-Phenethylamin
4,5-Dimethoxy-N,N-Dimethyl-3-Hydroxy-Phenethylamin
3,4,5-Trimethoxy-Phenethylamin (Meskalin)
N-Methyl-3,4,5-Trimethoxy-Phenethylamin
N-Formyl-3,4,5-Trimethoxy-Phenethylamin
N-Acetyl-3,4,5-Trimethoxy-Phenethylamin
Glycin; N-(3,4,5-Trimethoxyphenethyl)
Alanin; N-(3,4,5-Trimethoxyphenethyl)
Meskalinsuccinimid
Meskalinmaleimid
Peyoglunal
Peyonin
2-Methyl-6,7-Dimethoxy-8-Hydroxy-1,2,3,4-Tetrahydroisochinolin (Anhaladin)
Anhalamin
Anhalinin
Anhalonin
Anhalonidin
Hordenin
Lophophorin
N-Acetylmeskalin
N-Methylmeskalin
O-Methylanhalonidin
1,2-Dimethoxy-8-Hydroxy-1,2,3,4-Tetrahydroisochinolin (Pellotin)
Tyramin

Verwendung

4 bis 25 getrocknete oder 10 bis 40 frische Peyotebuttons (je nach Alter und Größe der Pflanze) werden von ihren Büscheln befreit und auf leeren Magen gegessen. Die Idealdosis an die man sich langsam herantasten sollte, liegt zwischen 300 und 500 mg Meskalin. Wenn, laut Seevers, ein Peyotebutton 3 Gramm wiegt und durchschnittlich 45 Milligramm Meskalin enthält, benötigt man etwa 10 Buttons für eine intensive psychedelische Sitzung[78]. Da der Alkaloidgehalt alters- und vegetationsabhängig aber stark schwankt, sollte man mit einer niedrigen Buttonmenge beginnen und diese langsam steigern. In Europa gezogene Peyotls enthalten in der Regel sehr viel weniger Meskalin als solche aus Mexiko. Aus diesem Grund finde ich es gefährlich, einfach eine Aussage zur Dosierung zu treffen. Man kann auch Kapseln, Klistiere, Getränke und Schnupfpulver, eine Rauchmischung oder Mus aus den Peyotebuttons bereiten.[79]

Der sehr bittere Geschmack des Peyote kann von einigen Menschen mit Limonensaft o.ä. gut kompensiert werden.

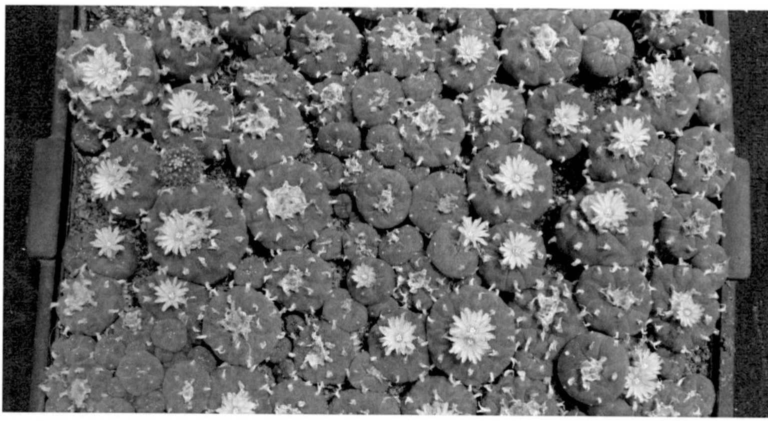

Botanik

Lophophora ist in der Jugend flachkugelig, später kugelig, im Alter oft etwas gestreckt. Er hat 5 bis 13 Rippen und einen bläulichgrünen, manchmal gräulichen Körper. *Lophophora* hat eine Rübenwurzel und ist in der Jugend mit kleinen, unscheinbaren Dornen ausgestattet. Später bilden sich die Dornen zurück, der *Lophophora* ist dann den Rest seines Lebens dornenlos. Er hat hellrosafarbene, trichterförmige Blüten. Im Alter trägt er außerdem weißchamoisfarbene Pelzbüschel, die auf dem Körper gleichmäßig verteilt sind. Vermehrt wird Lophophora durch Aussaat, Stecklinge oder Pfropfung.

Große Aufregung herrscht, wie mir scheint, bei Nomenklatur und Einordnung bzw. Zuordnung und Unterscheidung der Gattung *Lophophora*. Früher wurde debattiert, ob die Arten *L. williamsii* und *L. lewinii* zu unterscheiden sind oder nicht.

„Ich selbst habe aus reifen Samen meines Materials die ersten Pflanzen von *Anhalonium Lewinii* HENN. gezüchtet und sie fachmännisch untersuchen lassen (...). Dieses Anhalonium steht dem *Anhalonium Williamsi* botanisch nahe, ist aber von ihm morphologisch geschieden und weicht noch mehr chemisch von ihm wesentlich ab. *Anhalonium Lewinii* enthält vier Alkaloide, darunter das Sinnestäuschungen erzeugende Mescalin, dagegen *Anhalonium Williamsi* nur eines, das Pellotin, dem solche Wirkungen nicht zukommen (...). Schon darin liegt ein echtes naturwissenschaftliches Trennungskennzeichen (...).“ (LEWIN 2000: 136)

Inzwischen hat sich die Fachwelt darauf geeinigt, *Lophophora williamsii* als Monotypen mit vielen Varietäten zu deklarieren. Einige Forscher allerdings lassen sich davon nicht befriedigen. Es existieren nämlich teilweise enorme Unterschiede zwischen den einzelnen Pflanzen der früheren Definition der *Lophophora*. Über eines ist man sich einig: Ein und derselbe *Lophophora* kann zu Lebzeiten die verschiedensten äußeren Merkmale annehmen, d. h. er verändert sich über die Jahre optisch stark. Ein 50 Jahre alter *diffusa* sieht ganz anders aus, als der im Lehrbuch abgebildete 20-jährige. Weil dies zu der Annahme führen kann, es gäbe ausschließlich eine Art, wurden eine Menge Fehler in der Forschung begangen. Als man die Kakteen hinsichtlich ihrer Blüte, Frucht, Samen, Trichome, Verbreitungsgebiete usw. untersuchte, stellte man fest, dass es mehr als nur eine Art der Gattung *Lophophora* gibt. Nichtsdestotrotz macht man es sich in der allgemeinen Kakteenkunde leicht und klassifiziert *Lophophora williamsii* als Monotypen mit Varietäten.

Ich versuche im Folgenden eine fach- und sachgerechte Übersicht der verschiedenen *Lophophora*-Arten aufzustellen. Das kann deshalb nur ein Versuch sein, weil die Ansichten und Meinungen in der Fachwelt zu diesem Thema sehr voneinander abweichen und weil die meisten Forschungen, seit man entschied, *Lophophora* zu monotypisieren, eingestellt wurden. Rudolf Grym hat eine Einteilung nach den unterschiedlichen Eigenschaften der Samentesta (*Testa* = Schale) der *Lophophora*-Arten vorgenommen und kommt dabei zu dem Ergebnis, dass es vier wirkliche Arten gibt: *Lophophora diffusa, L. diffusa var. koehresii, L. fricii* und *L. williamsii.* Eigenartig, dass Grym eine Varietät der *diffusa* als eigenständige Art bezeichnet? Nein, denn die Samentesta dieser Pflanze hat eine andere Beschaffenheit als die der Artgenossen. Trotzdem entscheidet Grym sich für eine monotypische Klassifizierung der Arten und benennt schließlich *Lophophora williamsii* var. *diffusa, L. williamsii* var. *koehresii, L. williamsii* var. *fricii* und *L. williamsii* var. *williamsii.*

Auf *www.lophophora.info*, einer hochinteressanten Internetseite rund um das Thema, bietet man ebenfalls eine Übersicht der bestehenden Arten: *Lophophora diffusa, L. fricii, L. viridescens* und *L. williamsii.*

Übersicht Gattung *Lophophora Coulter*

Bekannte Arten

Lophophora diffusa
Varietät:
Lophophora diffusa var. *koehresii*

Lophophora fricii
Varietät:
Lophophora fricii var. *decipiens*

Lophophora williamsii
Varietäten:
Lophophora williamsii var. *koehresii*
Lophophora williamsii var. *fricii*
Lophophora williamsii var. *lutea*
Lophophora williamsii var. *texensis*

Besondere Formen:
Lophophora williamsii var. *crestata Specimen* (Cristate)

Lophophora viridescens

Lophophora jourdaniana
Bei *L. jourdiana* muss es sich um eine *williamsii*-Hybride handeln. Laut Grym lässt sich diese Art nur schwer aus Samen ziehen. Außerdem wurde sie noch nie natürlich wachsend gefunden[80].

MACHAEROCEREUS BR. et R.*

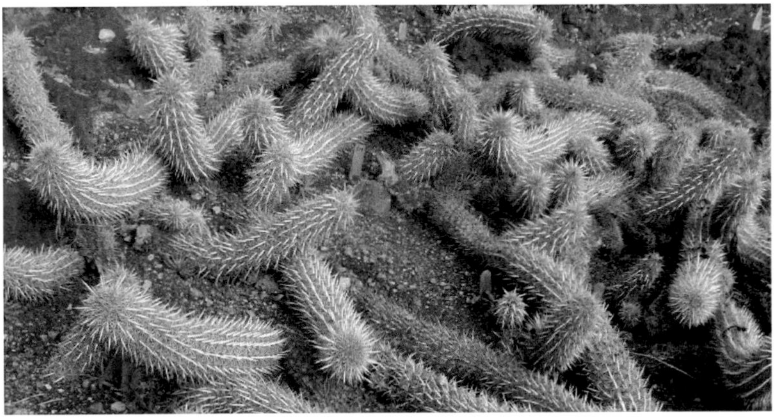

2 psychoaktive Arten
Machaerocereus eruca (BRANDEG.) BR. et R.
Machaerocereus gummosus ENGELM.

Geschichte
Verbreitungsgebiet: Mexiko und südliche USA. Für die ichthyologische (fischkundliche) Medizin wird ein Betäubungsmittel für Fische aus dem Kaktus gewonnen. In Niederkalifornien schätzt man den Meskalingehalt des Kaktus. Wird als Peyotesubstitut gebraucht.[81]

Wirkstoffe
Machaeocereus eruca enthält:
3,4-Dimethoxy-Phenethylamin

3,5-Dimethoxy-4-Hydroxy-Phenethylamin
3,4,5-Trimethoxy-Phenethylamin (Meskalin)

Verwendung
Ein etwa 20 Zentimeter langes Stück wird geschält, in Stückchen geschnitten, in der Sonne oder im Backofen getrocknet und gegessen. Die Kakteen enthalten Meskalin. Der Alkaloidgehalt schwankt bei Machaeocereus häufig. Vorsicht ist geboten!

Botanik
Säulenförmiger Kaktus aus Mexiko und der südlichen USA. Kann bis zu 15 Meter hoch wachsen und bildet glockenförmige, weiße oder rote Blüten aus. Wie viele andere Kakteenarten ist er nässeempfindlich. Die Gattung *Machaerocereus* ist komplett *Stenocereus* zugeordnet und wird durch Samen oder Stecklinge vermehrt.

Verweise: *Stenocereus*

MAMMILLARIA HAW.

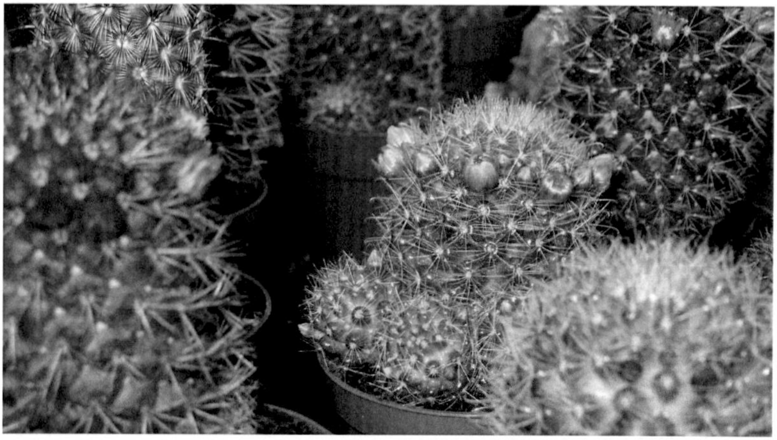

Mindestens 7 psychokative Arten
Mammillaria craigii LINDSAY
Mammillaria grahamii ENGELM.
Mammillaria grahamii var. *oliviae* BENSON

Mammillaria heyderi MUEHLENPF.
Mammillaria meiacantha ENGELM.
Mammillaria microcarpa ENGELM.
Mammillaria senilis G. LODD. ex SCHEER
u. a.

Geschichte

Verbreitungsgebiet: annähernd ganz Amerika, hauptsächlich Mexiko. Die psychoaktiven Arten werden von den Tarahumara *Hikuri* genannt und als schamanisches Peyotesubstitut rituell und medizinisch verwendet. Wer diese Kakteen unvorbereitet und mit unlauteren Motiven oder unreiner Gesinnung konsumiert, dem wird Wahnsinn und sogar der Tod prophezeit. Besonders verhält es sich mit *Mammillaria heyderi,* dem sogenannten *Witculiki.* Ihm werden magische Kräfte nachgesagt. Er wird bei spiritistischen Zeremonien hauptsächlich von Zauberern zu einer Medizin zubereitet und verwendet. *Mammillaria* (oder *Mamillopsis*) *senilis* wird von den Tarahumara *Epithelantha micromeris* gleichgestellt und genutzt.[82]

Wirkstoffe

Mammillaria heyderi
(Ball Cactus, Cream, Cream Cactus, Cream Pincushion, Flat Cream Pincushion, Heyder's Pincushion, Wichuríki, Witculiki)
3,4-Dimethoxy-N-Methyl-Phenethylamin

Mammillaria microcarpa
3,4-Dimethoxy-Phenethylamin
4-Hydroxy-N,N-Dimethyl-Phenethylamin
4-Hydroxy-N-Methyl-Phenethylamin
4-Hydroxy-Phenethylamin

Die Inhaltsstoffe der anderen Arten sind nicht publiziert.

Verwendung

Es wird das entdornte, geröstete Gewebe des Kaktus eingenommen. Die Früchte von *Mammillaria grahamii* var. *oliviae* und *M. heyderi* enthalten ebenfalls psychoaktive Substanzen. Sie werden von den Tarahumara zusammen mit dem Kaktusfleisch verzehrt. *Mammillaria* wird großzügig geschält, denn es kommt nur das Kernfleisch zur Verwendung. Kakteen dieser Gattung werden hauptsächlich zu magisch-kultischen Zwecken gesammelt und konsumiert (s. o.).

Kaum Dosierungsangaben bekannt. Von *Mammillaria heyderi*, z. B. nehmen die Tarahumara etwa 3 bis 5 Kakteen bzw. 5 bis 8 frische Früchte pro Person und Sitzung.

Das pulverisierte Kaktusfleisch dient außerdem als Ingredienz eines Maisbieres.[83]

Botanik

Mammillaria-Arten sind flachkugelige bis kugelig-gestreckte, bedornte Warzenkakteen. Sie tragen eine trichterförmige Blüte, die interessanterweise den Axillen entspringt. Die Kakteen werden selten höher als 20 Zentimeter. Im fortgeschrittenen Alter allerdings, wachsen manche *Mammillarien* zu über einen Meter langen, liegenden „Schlangen". Manche *Mammillarien* haben eine Maximalwuchsgröße von 3 Zentimeter Höhe. Pflegeleichte Pflanzen. Vermehrung, je nach Art, über Aussaat, Stecklinge/Ableger, Pfropfung.

Verweise: *Coryphantha, Dolichothele, Solisia pectinata, Strombocactus disciformis*

MATUCANA MADISONIORUM (HUTCHINSON) G.D. ROWLEY

Geschichte

Verbreitungsgebiet: Nord-Peru. Bislang wenig bekannt. Wird dort kultisch San Pedro gleichgesetzt. Er wird auf dem Markt als „Falscher Peyote" angeboten.[84]

Wirkstoffe

Möglicherweise Meskalin. Dies ist bislang allerdings analytisch nicht nachgewiesen.

Verwendung

Matucana madisoniorum wird behandelt wie *Trichocereus*. Mit seiner Maximalhöhe von 30 Zentimeter stellt er getrocknet und entdornt eine Konsumeinheit dar. Trotzdem würde ich niemandem empfehlen, direkt beim ersten Experiment den ganzen Kaktus zu verspeisen, da die Inhaltsstoffe noch nicht erforscht sind.

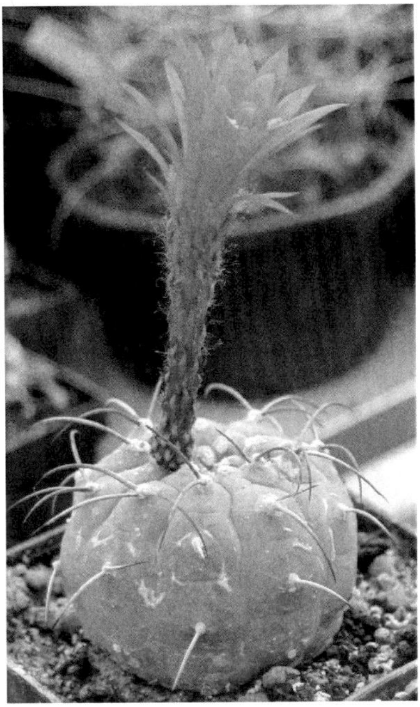

Botanik

Kugeliger bis gestreckter, bis 30 Zentimeter hoher Kaktus aus dem peruanischen Amazonasgebiet. *Matucana madisoniorum* ist von blau-grün-grauer Farbe, hat 7 bis 12 Rippen, bis 6 Zentimeter lange Dornen und bis 10 Zentimeter lange, rote Blüten. Vermehrung über Aussaat.

MELOCACTUS LINK et OTTO

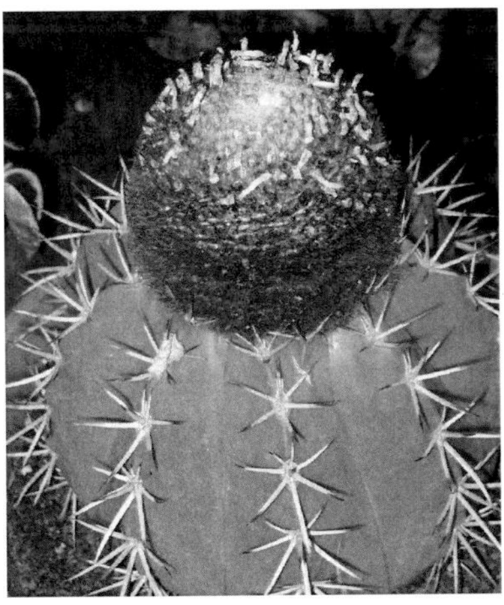

Mindestens 1 psychoaktive Art

Melocactus curvispinus PFEIFFER (Syn.: *Melocactus delessertianus* LEM., *Melocactus maxonii* (ROSE) GÜRKE, *Melocactus oaxacensis* (BR. et R.) BACKEB.)

Geschichte

Verbreitungsgebiet: Guatemala. Wird dort gelegentlich als Halluzinogen oder Medizin benutzt.[85]

Wirkstoffe
4-Hydroxy-Phenethylamin
3,4-Dimethoxy-Phenethylamin
3,5-Dimethoxy-4-Hydroxy-Phenethylamin
Tyramin

Verwendung
Der Kaktus wird geschält, getrocknet und auf leeren Magen gegessen. Er soll gut gegen allerhand Leiden und Krankheiten sein, doch wurde dies wissenschaftlich noch nicht näher untersucht.

Botanik
Kugelkakteen mit oftmals hohen, manchmal scharfen Rippen, kraftvoller Bedornung und mammillarienartiger, fast zierlicher Blüte (tagblühend, meist rosa bis rot oder violett) und Frucht. Im Alter meist mit mächtigem Cephalium. *Melocactus curvispinus* hat etwa 11 bis 16 rundkantige Rippen, bis 4 Zentimeter lange, rosafarbene Blüten. Er wird bis zu 10 Zentimeter breit. Vermehrung über Aussaat oder Steckling.

MONVILLEA SPEGAZZINII (F.A.C. WEBER) BR. et. R.*

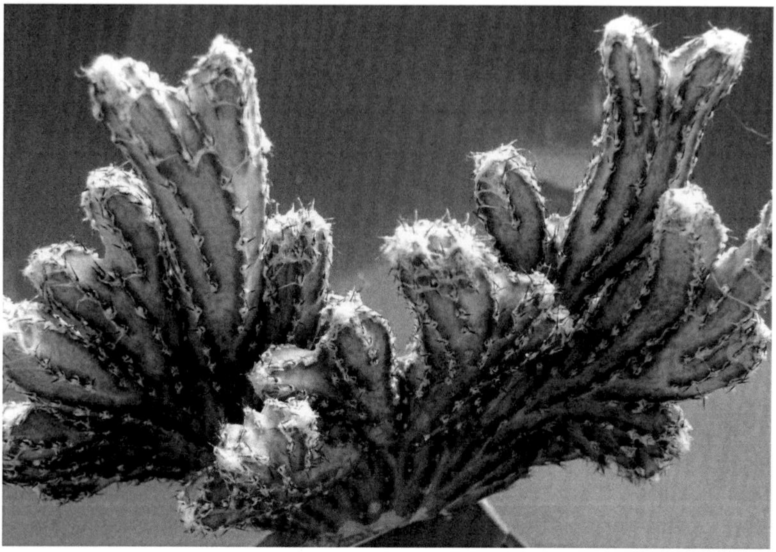

Geschichte
Verbreitungsgebiet: Paraguay und Nordost-Argentinien. Wird als „Rauschkaktus" gebraucht.[86]

Verwendung
Aus dem Gewebe wird ein berauschender Trank hergestellt. Keine weiteren Informationen verfügbar.

Botanik
Kriechender, strauchiger Säulenkaktus mit 3 bis 5 Rippen. Bis 3 m lange dunkelgrün-bläuliche Triebe. 3 bis 5 Randdornen, kein bis 1 Mitteldorn. Weiße, außen rosafarbene Blüte bis 13 Zentimeter lang. Vermehrung über Aussaat.

MYRTILLOCACTUS GEOMETRIZANS
(MART.) CONSOLE

Geschichte
Verbreitungsgebiet: Mexiko und Guatemala. Wird in Mexiko wegen seines Meskalingehaltes als San Pedro-Ersatz verwendet. Hat deutlich weniger Meskalin als San Pedro, bietet aber durch seine Größe und Wuchtigkeit eine schier unerschöpfliche Alkaloidquelle.[87]

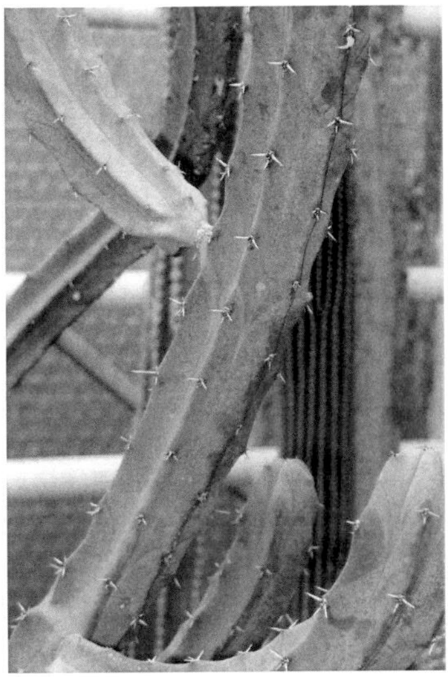

Wirkstoffe
Meskalin und andere.

Verwendung
Wild wachsend wird *Myrtillocactus* sehr hoch und breit (bis zu 6 m hoch, einen halben Meter Umfang) und besitzt viele Verästelungen. Entweder es wird einfach ein Stück von etwa 40 Zentimeter Länge und 5 bis 10 Zentimeter Durchmesser aus dem Kaktus geschnitten, oder man trennt ein ebenso langes Stück eines Seitentriebs ab. Es bringt allerdings überhaupt nichts, außer der Freude

an der Pflanze, sich hier eine Jungpflanze in der Gärtnerei zu bestellen.

Botanik
Baumförmiger, mächtiger Säulenkaktus. Bis 6 m und höher. 5 bis 6 Rippen. 5 bis 9 Randdornen, 1 Mitteldorn. Grün-weiße Blüte bis über 3 Zentimeter breit. Bläuliche essbare Frucht. In der Fachwelt der Pfropfstrunk par excellence. Vermehrung über Aussaat.

NEOCHILENIA BACKEB. ex DOELZ *

Neochilena wird gesondert in der Literatur erwähnt[88] (ähnlich *Dolichothele, Zygocactus*), ist aber ein früherer Name der Gattung *Neoporteria*. Siehe dort.

NEOPORTERIA BR. et R.*

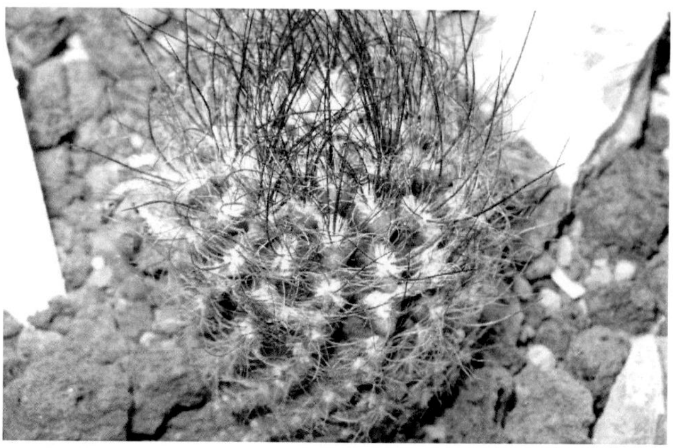

Geschichte
Verbreitungsgebiet: Argentinien, Chile und Süd-Peru. Wird in Zeiten des San-Pedro-Mangels verwendet.[89]

Verwendung
Einige Arten der Gattung scheinen psychoaktive Inhaltsstoffe zu besitzen. Es existieren aber leider keine weiterführenden Auf-

zeichnungen hierüber. *Neoporteria* und *Neochilenia*, welche eine Gattung kennzeichnen (s. o.), werden im Kontext mit den peruanischen Ritualkakteen erwähnt, scheinen also eine gewisse Rolle zu spielen.[90] Über eine Verwendung ist nichts publiziert, allerdings ist die Art und Weise der Zubereitung und Einnahme von Kakteen meistens relativ identisch, so dass man durchaus eigene Ideen entwickeln kann. Wegen der nicht bekannten Inhaltsstoffe rate ich von einem Selbstversuch unbedingt ab.

Botanik

Bräunliche oder gräuliche Kugelkakteen. Im Alter oft gestreckt. Behaarte, beschuppte Blüte. *Neoporteria* wurde komplett der Gattung *Eriosyce* zugeordnet. Vermehrung über Aussaat.

NEORAIMONDIA BR. et R.

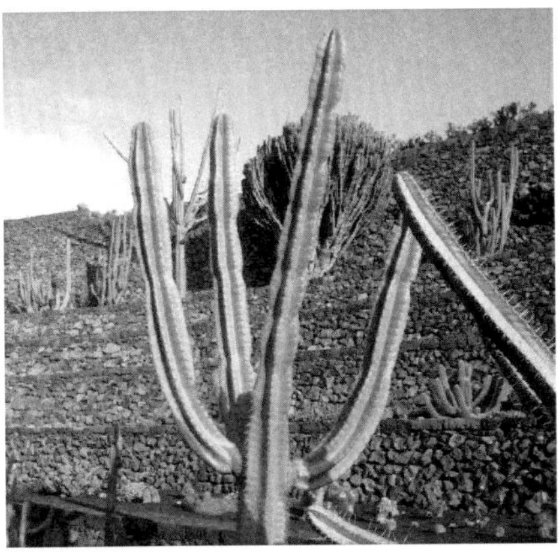

3 psychoaktive Arten

Neoraimondia arequipensis (MEYEN) BACKEB.
Neoraimondia roseiflora (WERDERM. et BACKEB.) BACKEB.
Neoraimondia macrostibas (K. SCHUM.) BR. et R.

Geschichte

Verbreitungsgebiet: Bolivien, Chile und Peru. Wird in den peruvianischen Anden zusammen mit *Trichocereus pachanoi* (heute: *Echinopsis pachanoi* = San Pedro) als Ingredienz für das psychedelische Getränk *Cimora* benutzt.[91] Auch wenn es sehr wahrscheinlich ist, bleibt wissenschaftlich bislang unklar, ob die entheogen verwendeten *Neoraimondia*-Arten eine Eigenwirkung aufweisen.

Wirkstoffe

Neoraimondia arequipensis
3,4-Dimethoxy-Phenethylamin
3,5-Dimethoxy-4-Hydroxy-Phenethylamin

Neoraimondia roseiflora
3-4-Dimethoxyphenethylamin
4-Hydroxy-3-5-Dimethoxyphenethylamin

Neoraimondia macrostibas
3,4-Dimethoxy-Phenethylamin
3,5-Dimethoxy-4-Hydroxy-Phenethylamin

Verwendung

Neoraimondia wird geschält, getrocknet und zu einem Pulver zerstoßen oder in kleine Stückchen geschnitten. Zusammen mit *Trichocereus pachanoi* und anderen psychotropen Pflanzen (wie *Hippobroma, Pedilanthus* und *Brugmansia*) wird er zu *Cimora* verarbeitet.[92]

Botanik

Baumförmiger, reichverzweigter Säulenkaktus, manchmal strauchig, bis 10 Meter hoch. 4 bis 8 Rippen. Tagblühende, meist rote Blüte. Gliedert sich in die Untergattungen *Neoraimondia* und *Neocardenasia*. Vermehrung über Aussaat und Stecklinge.

NOTOCACTUS (K. SCHUM.) FRIC *

5 psychoaktive Arten

Notocactus concinnus (MONV.) A. BERGER
Notocactus herteri WERDERM.
Notocactus maldonadensis (HERTER) HERTER
Notocactus ottonis (LEHM.) A. BERGER
Notocactus scopa (SPRENG.) BERGER ex BACKEB.

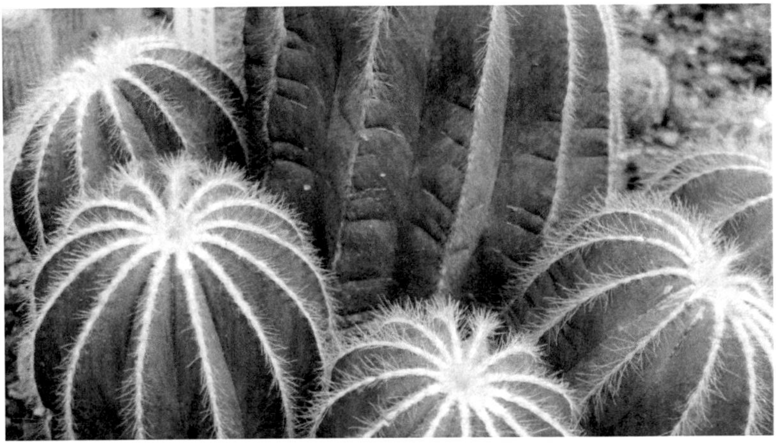

Geschichte
Verbreitungsgebiet: Argentinien, Brasilien, Paraguay und Uruguay. Vermutlich rituell-medizinische Verwendung.[93]

Wirkstoffe
Notocactus concinnus
4-Hydroxy-N,N-Dimethyl-Phenethylamin

Notocactus herteri
4-Hydroxy-N,N-Dimethyl-Phenethylamin

Notocactus maldonadensis
4-Hydroxy-N,N-Dimethyl-Phenethylamin

Notocactus ottonis
4-Hydroxy-N,N-Dimethyl-Phenethylamin

Notocactus scopa
4-Hydroxy-N,N-Dimethyl-Phenethylamin

Verwendung
Die stark bedornten, hordeninhaltigen Kakteen werden eher selten verwendet, vielleicht sogar heute gar nicht mehr. Die Dornen eines älteren, wüchsigen Kaktus werden entfernt, der Kaktus wird in Scheiben geschnitten und das sonnengetrocknete Gewebe eingenommen.

Botanik
Kugelkakteen mit 6 bis 60 Rippen in verschiedenen Varianten (scharf, spitz, stumpf, rund ...). Im Alter länglich, bis zu 1 m hoch gestreckt. Gelbe, seltener rote, trichterförmige Blüte mit fast immer auffallend roten, selten gelben Narbenstrahlen. Kleine Frucht. *Notocactus* wurde komplett der Gattung *Parodia* zugeordnet. Vermehrung durch Aussaat.

Verweise: *Parodia*

OBREGONIA DENEGRII FRIC

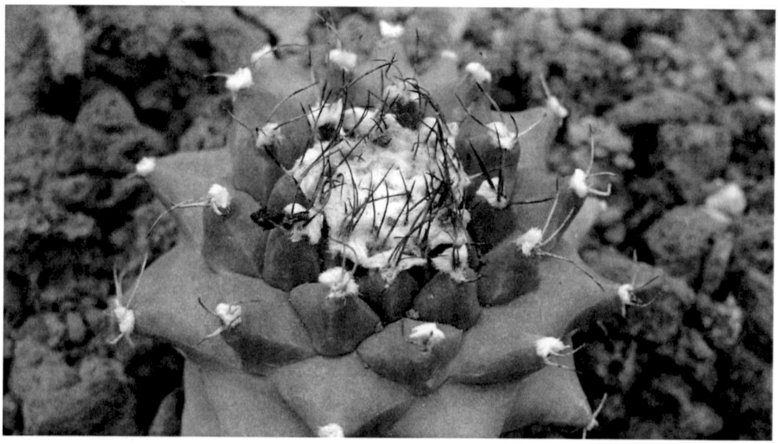

Volkstümliche Namen
Hikuli sunami, Peyoti, Peyotillo

Geschichte
Verbreitungsgebiet: nördliches Mexiko. Obregonia dient den Tarahumara als Peyotesubstitut und wird Peyoti oder Peyotillo (siehe *Pelecyphora aselliformis*) genannt.[94]

Wirkstoffe
4-Hydroxy-Phenethylamin
4-Hydroxy-N-Methyl-Phenethylamin
4-Hydroxy-N,N-Dimethyl-Phenethylamin
Hordenin

N-Methyltyramin
Tyramin

Verwendung
Wird frisch oder getrocknet eingenommen. Die wenigen Dornen werden entfernt und je nach Alter und Umfang des Kaktus werden 1 bis 3 Exemplare gegessen.

Botanik
Obregonia ist ein außergewöhnlicher Warzenkaktus, wenig bedornt und hat eine weiße, manchmal rosafarbene, trichterförmige Blüte. Die agavenblattartigen, langen Warzen sind rosettengleich angeordnet. Obregonia erwartet ausgewachsen einen Maximalumfang bis zu 12 Zentimeter. Benötigt viel Sonne und Wärme. *Obregonia* wird durch Samen oder Pfropfung vermehrt.

OPUNTIA MILL.

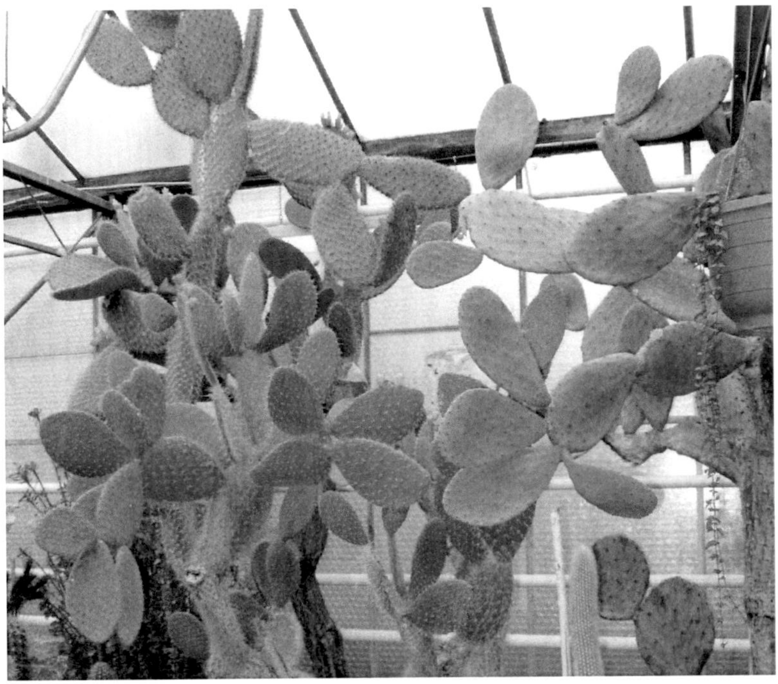

Volkstümliche Namen
Feigenkaktus

Etwa 50 psychoaktive, nicht systematisch chemisch analysierte Arten

Opuntia acanthocarpa (ENGELM. et BIGELOW) F. M. KNUTH
Opuntia aurantiaca LINDLEY
Opuntia basilaris ENGELM. et BIGELOW
Opuntia bergeriana WEBER
Opuntia bigelovii ENGELM.
Opuntia brasiliensis (WILLD.) HAW.
Opuntia clavata ENGELM.
Opuntia comonduensis (COULTER) BR. et R.
Opuntia compressa J. F. MACBR.
Opuntia curvospina GRIFFITHS.
Opuntia cylindrica (LEM.) DC.
Opuntia dillenii (KER GAL.) HAW.
Opuntia echinocarpa ENGELM. et BIGELOW
Opuntia elatior MILL.
Opuntia engelmannii ENGELM.
Opuntia erinacea ENGELM. et BIGELOW ex ENGELM.
Opuntia ficus-barbarica BERGER
Opuntia ficus-indica (L.) MILL.
Opuntia fragilis (NUTT.) HAW.
Opuntia fulgida ENGELM.
Opuntia hickenii BR. et R.

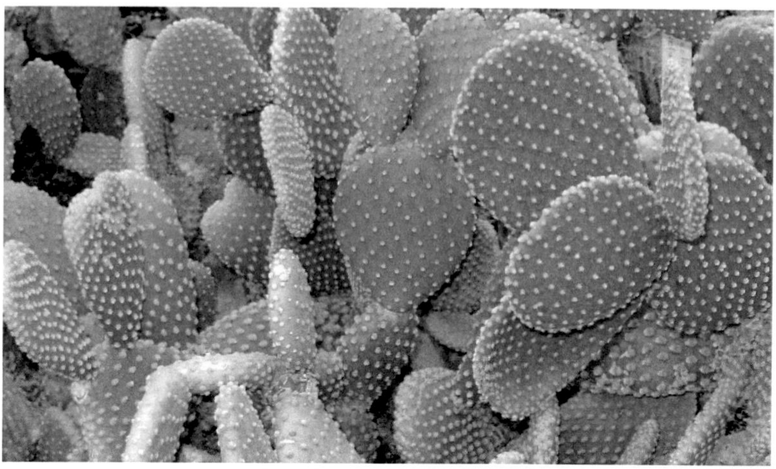

Opuntia humifusa (RAF.) RAF.
Opuntia hyptiacantha WEBER
Opuntia imbricata (HAW.) DC.
Opuntia inermis DC.
Opuntia invicta BRANDEG.
Opuntia kleiniae DC.
Opuntia leptocaulis DC:
Opuntia lindheimeri ENGELM.
Opuntia littoralis (ENGELM.) COCK.
Opuntia maxima MILLER
Opuntia megacantha SALM-DYCK
Opuntia microdasys PFEIFF.
Opuntia pachypus SCHUM.
Opuntia phaeacantha ENGELM.
Opuntia polyacantha HAW.
Opuntia retrosa BR. et R.
Opuntia ramosissima ENGELM.
Opuntia salmiana PARM. ex PFEIFF.
Opuntia schotti ENGELM.
Opuntia soehrensii BR. et R.
Opuntia spinosior (ENGELM.) TOUMEY
Opuntia stanlyi ENGELM.
Opuntia streptacantha LEM.
Opuntia stricta (HAW.) HAW.
Opuntia subulata (MÜHLENPF.) ENGELM.
Opuntia versicolor ENGELM.
Opuntia violacea ENGELM. ex B. D. JACKSON
Opuntia vulgaris MILL.
Opuntia whipplei ENGELM. et BIGELOW
u. a.

Geschichte

Verbreitungsgebiet: Kanada, USA, Chile und Mexiko. Man nutzt die Arten als Rauschmittel, Medizin, Nahrungsmittel und Nutzpflanze. Einige Arten enthalten Meskalin und/oder andere Alkaloidzusammensetzungen, welche narkotisch wirken (z. B. die rote Frucht der *Opuntia leptocaulis*).

Opuntia cylindria wird wegen ihres hohen Meskalingehaltes in Chile als Rauschmittel verwendet[95], wurde allerdings früher auch mit San Pedro (*T. pachanoi*) verwechselt.

Wirkstoffe

Opuntia acanthocarpa
Buckhorn Cholla (engl.)
3,4-Dimethoxy-Phenethylamin
3,5-Dimethoxy-4-Hydroxy-Phenethylamin
3,4,5-Trimethoxy-Phenethylamin (Meskalin)

Opuntia aurantiaca
Jointed Cactus (engl.), Jointed Prickly Pear (engl.), Litjieskaktus (afrik.), Litjieturksvy (afrik.), Katjie (afrik.)
4-Hydroxy-N,N-Dimethyl-Phenethylamin

Opuntia basilaris
3,5-Dimethoxy-4-Hydroxy-Phenethylamin
3,4,5-Trimethoxy-Phenethylamin (Meskalin)

Opuntia clavata
4-Hydroxy-Phenethylamin
4-Hydroxy-N-Methyl-Phenethylamin
4-Hydroxy-N,N-Dimethyl-Phenethylamin

Opuntia cylindrica
3,4,5-Trimethoxy-Phenethylamin (Meskalin)

Opuntia echinocarpa
Silver cholla (engl.), Staghorn cholla (engl.), Strawtop Cholla (engl.)
3,4-Dimethoxy-Phenethylamin
3,5-Dimethoxy-4-Hydroxy-Phenethylamin
3,4,5-Trimethoxy-Phenethylamin (Meskalin)

Opuntia ficus-indica
Feigenkaktus, El Nopal (mex.), Prickly pear (engl.), Indian Fig (engl.), Nopal (mex.)
4-Hydroxy-Phenethylamin
4-Hydroxy-N-Methyl-Phenethylamin
3,4,5-Trimethoxy-Phenethylamin (Meskalin)

Opuntia hickenii
4-Hydroxy-N,N,N-Trimethyl-Phenethylamin

Opuntia imbricata
4-Hydroxy-Phenethylamin
4-Hydroxy-3-Methoxy-Phenethylamin
3,4-Dimethoxy-Phenethylamin
3,4,5-Trimethoxy-Phenethylamin (Meskalin)

Opuntia invicta
4-Hydroxy-Phenethylamin
4-Hydroxy-N-Methyl-Phenethylamin
4-Hydroxy-N,N-Dimethyl-Phenethylamin

Opuntia kleiniae
4-Hydroxy-Phenethylamin
4-Hydroxy-N-Methyl-Phenethylamin

Opuntia ramosissima
3,4-Dimethoxy-Phenethylamin

Opuntia schotti
4-Hydroxy-Phenethylamin
4-Hydroxy-N-Methyl-Phenethylamin
4-Hydroxy-N,N-Dimethyl-Phenethylamin

Opuntia spinosior
4-Hydroxy-Phenethylamin
4-Hydroxy-3-Methoxy-Phenethylamin
3,4-Dimethoxy-Phenethylamin
3,4,5-Trimethoxy-Phenethylamin (Meskalin)

Opuntia stanlyi
4-Hydroxy-Phenethylamin
4-Hydroxy-N-Methyl-Phenethylamin

Opuntia subulata
Eve's Needle (engl.)
4-Hydroxy-3-Methoxy-Phenethylamin
3,4-Dimethoxy-Phenethylamin
3,5-Dimethoxy-4-Hydroxy-Phenethylamin

Opuntia versicolor
Staghorn Cholla (engl.)
4-Hydroxy-Phenethylamin
4-Hydroxy-N-Methyl-Phenethylamin
4-Hydroxy-N,N-Dimethyl-Phenethylamin

Opuntia whipplei
3,4-Dimethoxy-Phenethylamin

Die Inhaltsstoffe der anderen Arten sind nicht publiziert.

Verwendung
Konsumeinheiten sind bei *Opuntia* schwer festzusetzen, da der Alkaloidgehalt von Pflanze zu Pflanze häufig stark schwankt.

Botanik
Populäre, strauchige Kakteen mit meist flachen, keulenförmigen Blattsprossen und Glochiden (borstenhafte Widerhakenbüschel), Wolle oder Dornen. Einige Arten, z. B. *Opuntia subulata*, entsprechen allerdings dieser „*Opuntien*-Norm“ nicht. Gelbe oder rote, selten weiße Blüte, trockene, birnen- oder kugelförmige Frucht. Vermehrung über Aussaat (langwierig!), Pfropfung und Stecklinge.

PACHYCEREUS (A. BERGER) BR. et R.

Volkstümliche Namen
Cardon, Carve, Cawe, Chawe, Echo, Hecho, Pitahayo, Pitayo, Shawe, Wichowaka u. a.

6 psychoaktive Arten
Pachycereus grandis ROSE
Pachycereus marginatus (DC.) A. BERGER
Pachycereus pecten-arboriginum (ENGELM.) BR. et R.
Pachycereus pringlei (S. WATSON) BR. et R.
Pachycereus tehuantepecanus MACDOUGALL et BRAVO
Pachycereus weberi (J. M. COULTER) BACKEB.

Geschichte

Verbreitungsgebiet: Mexiko. Er kommt auch in den USA natürlich vor. *Pachycereus pecten-arboriginum* wird von den Tarahumara als Ingredienz für ein Maisbier (*tesgüino*) verwendet. Weil seine dornige Frucht früher als Kamm benutzt wurde, bekam *P. pecten-arboriginum* seinen eigenartigen wissenschaftlichen Namen. Der Saft der *Pachycereus*-Arten wurde von den Tarahumara zeremoniell getrunken. Heute wird er vorwiegend medizinisch als Peyotesubstitut verwendet.[96]

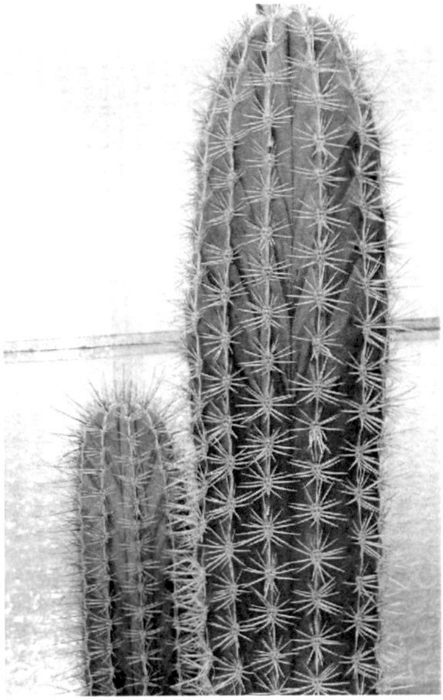

Wirkstoffe

Pachycereus marginatus
Pilocerein

Pachycereus pecten-arboriginum
Cawe
6-Hydroxy-7-Methoxy-1-Methyl-Tetrahydroisochinolin
7-Hydroxy-6-Methoxy-Tetrahydroisochinolin
6,7-Dimethoxy-Tetrahydro-isochinolin
6,7-Dimethoxy-1-Methyl-Tetrahydroisochinolin
6,7-Dimethoxy-1,2-Dimethyl-Tetrahydroisochinolin
8-Hydroxy-7-Methoxy-1-Methyl-Tetrahydroisochinolin
3-Hydroxy-4-Methoxy-Phenethylamin
4-Hydroxy-3-Methoxy-Phenethylamin
3,4-Dimethoxy-Phenethylamin

Pachycereus pringlei
6,7-Dimethoxy-Tetrahydroisochinolin
7,8-Dimethoxy-Tetrahydroisochinolin
2-Methyl-5,6,7-Trimethoxy-Tetrahydroisochinolin
2-Methyl-5,6,7-Trimethoxy-Tetrahydroisochinolin-N-Oxid
2-Methyl-5,6,7,8-Tetramethoxy-Tetrahydroisochinolin

Pachycereus tehuantepecanus
2-Methyl-5,6,7-Trimethoxy-Tetrahydroisochinolin
7,8-Dimethoxy-1,2-Dimethyl-Tetrahydroisochinolin

Pachycereus weberi
Bitaya mawalí, Etcho, Cardillo, Cardón, Cawé, Chawi-ro-ko, Chawé, Chik, Hecho, Indian's comb, Wichowaka
7-Methoxy-Tetrahydroisochinolin
x-Methoxy-1-Methyl-Tetrahydroisochinolin
6,7-Dimethoxy-Tetrahydroisochinolin
3,4-Dihydro-6,7-Dimethoxy-Tetrahydroisochinolin
6,7-Dimethoxy-Isochinolin
6,7-Dimethoxy-2-Methyl-Tetrahydroisochinolin
3,4-Dihydro-6,7-Dimethoxy-1-Methyl-Tetrahydroisochinolin
6,7-Dimethoxy-1-Methyl-Isochinolin
6,7-Dimethoxy-1,2-Dimethyl-Tetrahydroisochinolin
7,8-Dimethoxy-Tetrahydroisochinolin
3,4-Dihydro-7,8-Dimethoxy-Isochinolin
7,8-Dimethoxy-Isochinolin
5,6,7-Trimethoxy-Tetrahydroisochinolin
3,4-Dihydro-5,6,7-Trimethoxy-Isochinolin
5,6,7-Trimethoxy-Isochinolin
2-Methyl-5,6,7-Trimethoxy-Tetrahydroisochinolin
6,7-Dimethoxy-8-Hydroxy-2-Methyl-Tetrahydroisochinolin
6,7-Dimethoxy-8-Hydroxy-1-Methyl-Tetrahydroisochinolin
6,7-Dimethoxy-1,2-Dimethyl-8-Hydroxy-Tetrahydroisochinolin
3,4-Dihydro-1-Methyl-x,x,x-Trimethoxy-Isochinolin
1-Methyl-x,x,x-Trimethoxy-Isochinolin
1,2-Dimethyl-6,7,8-Trimethoxy-Tetrahydroisochinolin
5-Hydroxy-2-Methyl-6,7,8-Trimethoxy-Tetrahydroisochinolin
5,6,7,8-Tetramethoxy-Tetrahydroisochinolin
3,4-Dihydro-5,6,7,8-Tetramethoxy-Isochinolin
5,6,7,8-Tetramethoxy-Isochinolin
2-Methyl-5,6,7,8-Tetramethoxy-Tetrahydroisochinolin
1-Methyl-5,6,7,8-Tetramethoxy-Tetrahydroisochinolin
1-Methyl-5,6,7,8-Tetramethoxy-Isochinolin
3,4-Dihydro-1-Methyl-5,6,7,8-Tetramethoxy-Isochinolin
1,2-Dimethyl-5,6,7,8-Tetramethoxy-Tetrahydroisochinolin

Verwendung

Das Frischfleisch des mächtigen Kaktus wird zerquetscht und ausgepresst. Der Saft wird getrunken. Erhitztes Fleisch des *P. pringlei* dient als Umschlag bei Rheuma.[97] Alkaloidschwankungen sind denkbar. Bei einigen Arten ist noch kein Inhaltsstoff identifiziert, daher: vorsicht!

Botanik

Pachycereus ist, wie der Name schon sagt, ein Säulenkaktus (Cereus = Säulenkaktus; alle Cereen sind Säulenkakteen). Er wächst baumförmig und kann bis zu 10 Meter hoch werden. Er hat 8 bis 15 Rippen und trichterförmige, schuppige Blüten.

Er ist gegenüber potenzierter Nässe, besonders gegenüber Staunässe, äußerst empfindlich. Frischluft, Wärme und Licht sind Grundvoraussetzung für ein sorgenfreies Leben des *Pachycereus*. Vermehrt wird vorzugsweise durch Samen. Pfropfung ist möglich.

Verweise: *Lemaireocereus, Backebergia militaris*

PARODIA SANGUINIFLORA FRIC ex BACKEB.

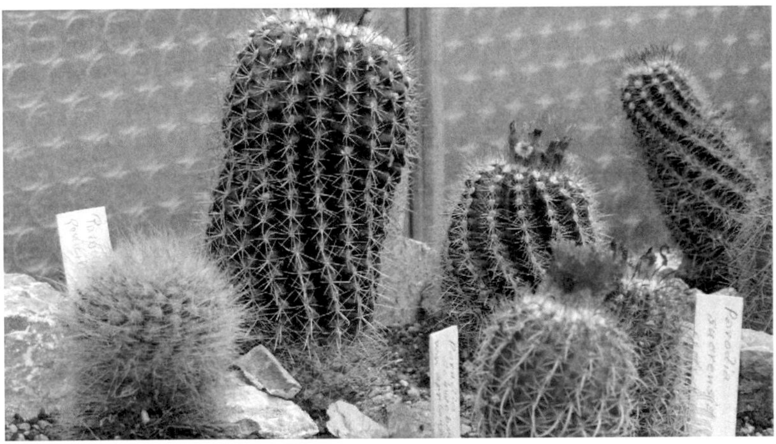

Geschichte

Verbreitungsgebiet: Bolivien.

Wird dort als Rauschmittel verwendet.[98]

Verwendung
Der ganze, entdornte Kaktus wird im getrockneten Zustand gegessen.

Botanik
Kleiner, bis 8 Zentimeter hoher, warziger Kugelkaktus. etwa 15 weiße Randdornen, 4 Mitteldornen. Der unterste ist hakig, rotbraun, bis 2 Zentimeter. Gelbrote bis 4 Zentimeter breite Blüte. Vermehrung über Aussaat.

Verweise: *Notocactus*

PELECYPHORA EHRENB.

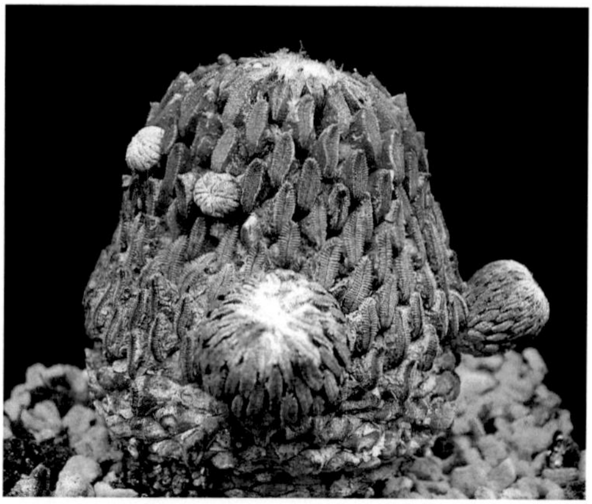

Volkstümliche Namen
Asselkaktus, Falscher Peyote, Peyote, Peotillo, Peyotillo, Piote

2 psychoaktive Arten
Pelecyphora aselliformis EHRENB.
Pelecyphora pseudopectinata BACKEB.

Geschichte
Verbreitungsgebiet: Mexiko. *Pelecyphora* enthält eine geringe Menge Meskalin und kommt am häufigsten im zentralmexikanischen Staat San Luis Potosi vor. Er wurde und wird als Peyotesubstitut (Peyotillo) benutzt.[99]

Wirkstoffe

Pelecyphora aselliformis
Peyotillo, Kriegsbeilkaktus, Asselkaktus
6,7-Dimethoxy-8-Hydroxy-2-Methyl-Tetrahydroisochinolin
6,7-Dimethoxy-1,2-Dimethyl-8-Hydroxy-Tetrahydroisochinolin
4-Hydroxy-N,N-Dimethyl-Phenethylamin
3,4-Dimethoxy-Phenethylamin
3,4-Dimethoxy-N-Methyl-Phenethylamin
4,5-Dimethoxy-3-Hydroxy-Phenethylamin
4,5-Dimethoxy-N,N-Dimethyl-3-Hydroxy-Phenethylamin
3,4,5-Trimethoxy-Phenethylamin (Meskalin)
N-Methyl-3,4,5-Trimethoxy-Phenethylamin
N,N-Dimethyl-3-Hydroxy-4,5-Dimethoxyphenethylamin
N-Methyl-Tyramin
Tyramin
Pellotin
Anhalidin
N,N-Dimethyltyramin (Hordenin oder Anhalin)
Quinicsäure

Pelecyphora pseudopectinata
4-Hydroxy-N,N-Dimethyl-Phenethylamin

Verwendung

Einige entdornte Exemplare (3 bis 5) höheren Alters werden trocken oder frisch auf leeren Magen gegessen.

Botanik

Pelecyphora ist kleinkugelig, wird bis zu 10 Zentimeter hoch und besitzt höckerartige Warzen, aus denen die kammförmig angeordneten Dornen wachsen. Er hat länglich gezogene Areolen und eine weißlich-rosa bis lilafarbene Blüte. *Pelecyphora* benötigt viel Sonnenlicht und -wärme. Vermehrung per Aussaat oder Pfropfung (empfehlenswert!).

Verweise: *Turbinicarpus*

PENIOCEREUS GREGGII (ENGELM.) BR. et R.

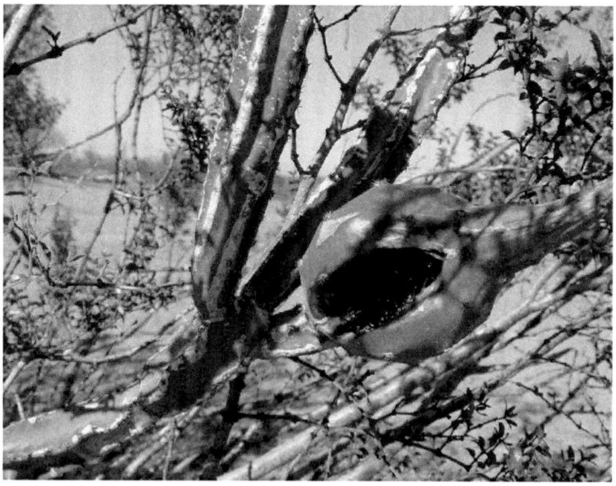

Geschichte
Verbreitungsgebiet: USA. Wurde (und wird?) als rituelle Medizin eingesetzt. Vermutlich im Gemisch mit anderen Kakteen. Wenig bekannt.[100]

Verwendung
20 bis 45 Zentimeter eines Triebes werden als Ingredienz für ein halluzinogenes Getränk genutzt.

Botanik
Strauchiger, kletternder Säulenkaktus. Bis 3 m lange, dunkle Triebe, 3 bis 6-kantig. 6 bis 9 Randdornen, kein bis 2 Mitteldornen. Weiße, bis 20 Zentimeter lange, dünne Blüten. Vermehrung über Aussaat und Stecklinge.

PERESKIA MILL.

Mindestens 9 psychoaktive Arten
Pereskia aculeata MILL.
Pereskia autumnalis (EICHLAM) ROSE
Pereskia corrugata CUTAK
Pereskia cubensis BR. et R.
Pereskia godseffiana (SAND.) F. M. KNUTH
Pereskia grandiflora HAW.

Pereskia guamacho WEBER
Pereskia pititache KARW. ex PFEIFF.
Pereskia tampicana WEBER
u. a.

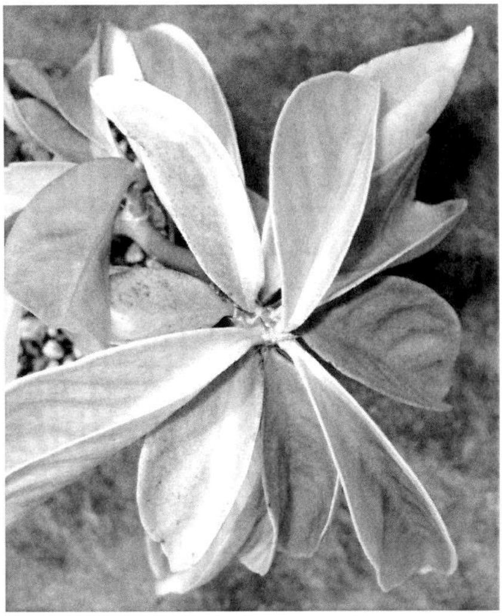

Geschichte

Verbreitungsgebiet: Argentinien, Mexiko, Südamerika, USA. Einige Arten enthalten Meskalin. Wird vermutlich hauptsächlich in Mexiko als Peyote-Additiv verwendet.[101]

Wirkstoffe

Pereskia aculeata
4-Hydroxy-Phenethylamin

Pereskia autumnalis
4-Hydroxy-Phenethylamin

Pereskia corrugata
4-Hydroxy-Phenethylamin
4-Hydroxy-3-Methoxy-Phenethylamin
3,4-Dimethoxy-Phenethylamin
3,4,5-Trimethoxy-Phenethylamin (Meskalin)

Pereskia cubensis
4-Hydroxy-Phenethylamin

Pereskia godseffiana
4-Hydroxy-Phenethylamin

Pereskia grandiflora
4-Hydroxy-Phenethylamin
beta-Hydroxy-4-Methoxy-Phenethylamin
4-Hydroxy-3-Methoxy-Phenethylamin

Pereskia pititache
Phenethylamin
4-Hydroxy-Phenethylamin

Pereskia tampicana
Phenethylamin und 4-Hydroxy-Phenethylamin
beta-Hydroxy-4-Methoxy-Phenethylamin
3,4-Dimethoxy-Phenethylamin
3,4,5-Trimethoxy-Phenethylamin (Meskalin)

Verwendung

Die Triebe werden geschält und getrocknet. Ein Stück von etwa 30 Zentimeter Länge ist eine gebräuchliche Dosis.

Botanik

Pereskia ist die urtümlichste und eigenartigste Gattung der Kakteenfamilie. Wenn man als Laie vor einer *Pereskia* steht, erkennt man diese meist kaum als Kaktus. Die verschiedenen Arten bilden wenig bedornte Sträucher oder Bäume mit schwach sukkulenten Blättern und gestielter Blüte. Verträgt keine lange Trockenperiode. Substrat bis pH 8 (alkalisch; eine Seltenheit bei Kakteen). Rasche Vermehrung über Stecklinge.

PERESKIOPSIS BR. et R.

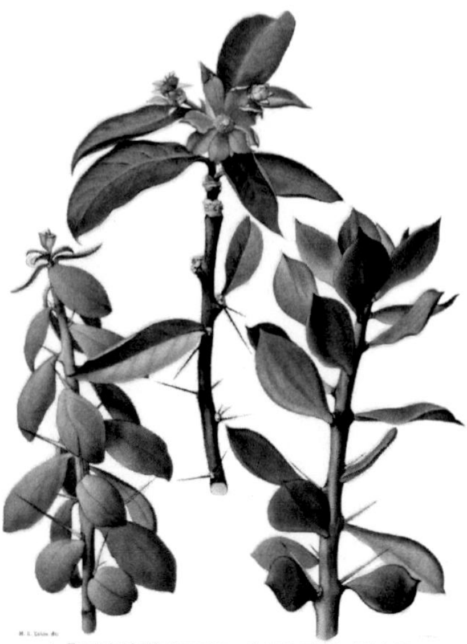

1. Flowering branch of *Pereskia grandifolia*. 2. Leafy branch of *Pereskiopsis chapistle*. 3. Leafy branch of *Pereskiopsis pititache*. (All natural size.)

2 psychoaktive Arten

Pereskiopsis chapistle (F.A.C. WEBER) BR. et R.
Pereskiopsis scandens BR. et R.

Geschichte

Verbreitungsgebiet: Guatemala, Honduras und Mexiko. Wird in Mexiko während peyotearmer Zeiten als Substitut verwendet.[102]

Wirkstoffe

Pereskiopsis chapistle
Phenethylamin
4-Hydroxy-Phenethylamin
beta-Hydroxy-4-Methoxy-Phenethylamin
4-Hydroxy-3-Methoxy-Phenethylamin

Pereskiopsis scandens
4-Hydroxy-Phenethylamin
3,4-Dimethoxy-Phenethylamin
3,4,5-Trimethoxy-Phenethylamin (Meskalin)

Verwendung

Die getrockneten Blätter werden lange gekaut, gründlich ausgesaugt und schließlich geschluckt. Auch Rauchen der Blätter ist möglich, erzeugt allerdings eine eher oberflächliche Wirkung. Es kann die ganze Pflanze eingenommen werden.

Botanik

Gehört zu der Unterfamilie der *Opuntioideae*. Der Pereskia ähnliche Sträucher, Rankpflanzen und Bäume mit schwach sukkulenten Blättern und rundlichen, rutenhaften Trieben. Den Areolen entspringen kleine Härchen und Glochiden (deshalb die Zugehörigkeit *Opuntioideae*). Wenig bedornt. Röhrenlose, radförmige, gelbe oder rote Blüte. Rasche Vermehrung über Stecklinge.

PHYLLOCACTUS LINK *

Geschichte

Verbreitungsgebiet: tropisches Amerika. Einige Arten wurden und werden zusammen mit anderen Kakteen in Rauschgetränken verarbeitet.[103]

Verwendung

Die Blätter oder Glieder der Pflanzen werden frisch oder getrocknet gegessen oder ausgekocht und als Getränk zubereitet.

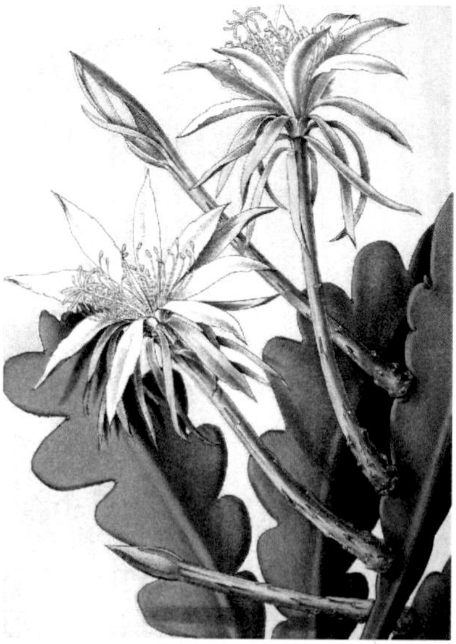

Botanik

Phyllocacteen bilden im Grunde keine echte eigenständige Gattung, sondern sind mit der Blattkaktus-Gattung *Epiphyllum* gleichzusetzen. Die Szene der Kakteenzüchter hat mit den *Phyllocacteen* eine große Spielwiese entdeckt und die verschiedensten Blatt- und Gliederkakteen miteinander gekreuzt. So existieren zahlreiche Hybriden aus *Epiphyllum, Aporocactus, Selenicereus, Heliocereus, Nopalxochia* unter dem Namen *Phyllocactus*. Stecklingsvermehrung.

PILOSOCEREUS BYLES et G.D. ROWLEY

4 psychoaktive Arten

Pilosocereus chrysacanthus (F.A.C. WEBER) BYLES et G. D. ROWLEY
Pilosocereus guerreronis
(BACKEB.) BYLES et G. D. ROWLEY
Pilosocereus gounellei (F.A.C. WEBER) BYLES et G. D. ROWLEY
Pilosocereus maxonii (ROSE) BYLES et G. D. ROWLEY

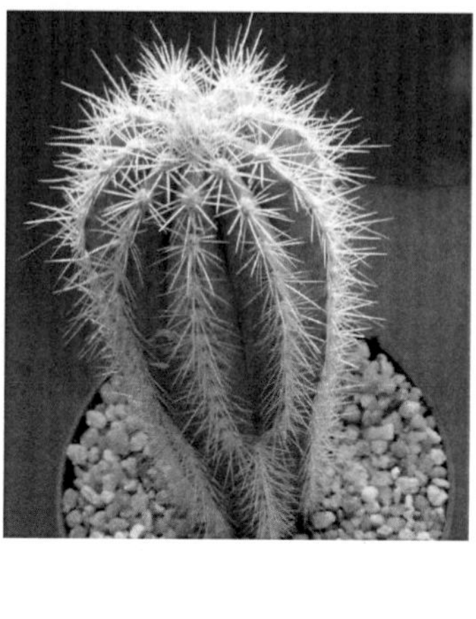

Geschichte

Verbreitungsgebiet: Antillen, Ekuador, Guatemala, Kolumbien, Ost-Brasilien, USA und Venezuela. Wird gelegentlich als Narkotikum und Medizin verwendet. *P. gounellei* enthält Koffein.[104]

Wirkstoffe

Pilosocereus chrysacanthus
3,4-Dimethoxy-N-Methyl-Phenethylamin

Pilosocereus gounellei
Koffein

Pilosocereus guerreronis
3,4-Dimethoxy-N-Methyl-Phenethylamin
6,7-Dimethoxy-2-Methyl-Tetrahydroisochinolin
3,4-Dimethoxy-N,N-Dimethyl-Phenethylamin

Pilosocereus maxonii
Blue willow torch (engl.)
3,4-Dimethoxy-N-Methyl-Phenethylamin
3,4-Dimethoxy-Phenethylamin
4-Hydroxy-Phenethylamin
4-Hydroxy-N-Methyl-Phenethylamin
4-Hydroxy-3-Methoxy-N-Methyl-Phenethylamin
N,N-Dimethyl-4-Hydroxy-3-Methoxy-Phenethylamin

Verwendung
Ein Stück von etwa 20 bis 30 Zentimeter Länge wird geschält, getrocknet und eingenommen. Ein Wasserauszug von *Pilosocereus gounellei* ergibt aufgrund des enthaltenen Koffeins einen colaähnlichen Trunk. Der Geschmack erinnert allerdings gar nicht an Cola. Wegen schwankendem Wirkstoffgehalt: langsam herantasten.

Botanik
Strauchige, vom Grunde verzweigte, baumförmige, bis 10 m hohe Säulenkakteen mit bis zu 10 Zentimeter langer, nachtblühender Blüte und 4 bis 30 Rippen. Bilden ein Pseudocephalium. Vermehrung über Ausaat und Stecklinge.

POLASKIA CHENDE (GOSSELIN) GIBSON et HORAK

Geschichte
Verbreitungsgebiet: Süd-Mexiko (Puebla und Oaxaca) und Kalifornien. Wird als Peyote-Substitut gebraucht. Relativ geringer Meskalinanteil.[105]

Wirkstoffe
3,4-Dimethoxy-Phenethylamin
3,5-Dimethoxy-4-Hydroxy-Phenethylamin
3,4,5-Trimethoxy-Phenethylamin (Meskalin)

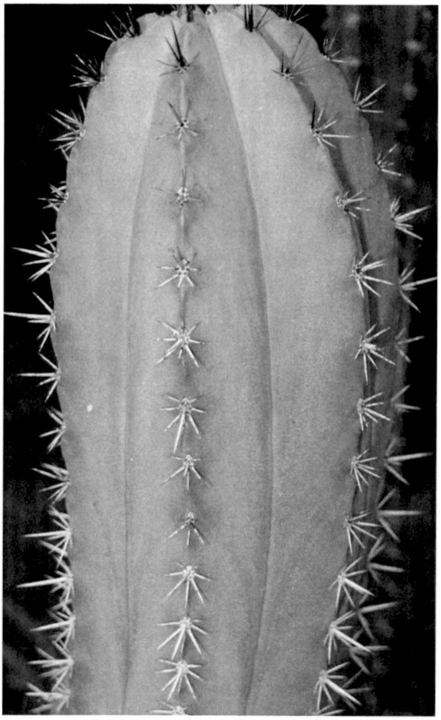

Verwendung
Ein Stück von unbekannter, aber, aufgrund des geringen Meskalinanteils, imposanter Länge ist notwendig, um die gewünschte Wirkung zu erzielen.

Botanik
Bis 4 m hoher baumartiger, mächtiger Säulenkaktus mit 7 bis 8 Rippen und verzweigter Krone. Stamm bis zu 30 Zentimeter Umfang. Wollige Areolen, 5 bis 6 Randdornen, kein bis 1 Mitteldorn. Bis 5 Zentimeter lange, bis 6 Zentimeter breite, blass-rote Blüte. Kugelige Frucht. Vermehrung über Aussaat, in der Jugend über Stecklinge.

PSEUDOLOBIVIA KERMESINA KRAINZ *

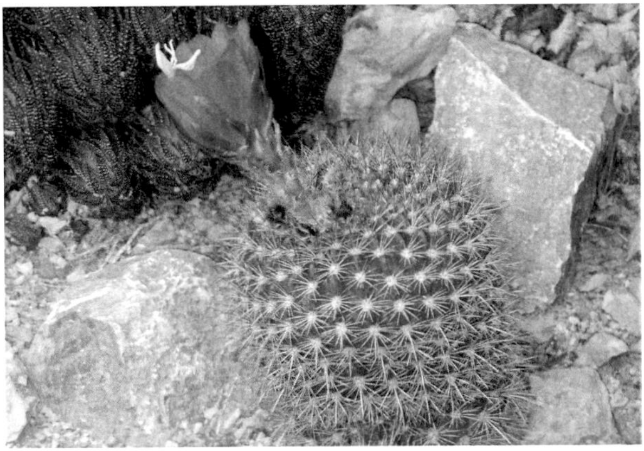

Geschichte

Verbreitungsgebiet: Argentinien. Über den Gebrauch als geistbewegende Pflanze ist bislang kaum Literatur publiziert.[106] Weitere Recherchegrundlagen über die Verweise.

Wirkstoffe

Beta-Hydroxy-4-Methoxy-N-Methyl-Phenethylamin
3,4-Dimethoxy-Phenethylamin

Verwendung

Einer oder mehrere entdornte Kakteen werden getrocknet und gegessen. Kaum spürbare Wirkungen auch nach 4 Pflanzen.

Botanik

Flachkugeliger Kaktus mit 15 bis 25 Rippen. Bis 6 Zentimeter hoch, bis 8 Zentimeter breit, graufilzige Areolen, 11 bis 16 Randdornen, 4 bis 6 Mitteldornen. Rosa- bis rotfarbene, bis über 17 Zentimeter lange, bis 9 Zentimeter breite Blüte. Kugelige bis zylindrische Frucht. Vermehrung über Aussaat. *Pseudolobivia* ist heute komplett *Echinopsis* zugeordnet.

Verweise: *Echinopsis, Lobivia*

PTEROCEREUS T. MACDOUG. et MIRANDA *

2 psychoaktive Arten
Pterocereus foetidus T. MACDOUG. et MIRANDA
Pterocereus gaumeri BR. et R.

Geschichte
Verbreitungsgebiet: Guatemala, Honduras und Mexiko. Wird vorwiegend in Mexiko wegen seines Meskalingehaltes als Peyotesubstitut (*P. gaumeri*) oder -Beimischung (*P. foetidus*) verwendet.[107]

Wirkstoffe
Pterocereus foetidus
3,4-Dimethoxy-Phenethylamin
3,5-Dimethoxy-4-Hydroxy-Phenethylamin

Pterocereus gaumeri
3,4-Dimethoxy-Phenethylamin
3,5-Dimethoxy-4-Hydroxy-Phenethylamin
3,4,5-Trimethoxy-Phenethylamin (Meskalin)
6,7-Dimethoxy-5-Glucocyloxy-1-Hydroxymethyl-2-Methyl-Tetrahydroisochinolin
6,7-Dimethoxy-5-Hydroxy-1-Hydroxymethyl-2-Methyl-Tetrahydroisochinolin-N-Oxid 6,7-Dimethoxy-5-Hydroxy-1-Hydroxymethyl-2-Methyl-Tetrahydroisochinolin

Verwendung
Ein trockenes Stück *P. gaumeri* von etwa 25 Zentimeter Länge oder ein frisches Stück von etwa 40 Zentimeter wird als Peyotesubstitut gegessen. *P. foetidus* soll Peyote eine besondere Note verleihen.

Botanik
Baumige, bis 8 m hohe, wenig verzweigte Säulenkakteen mit 3 bis 4 flügeligen Rippen. Nachtblühende, weiß-grüne, trichterförmige Blüten. Spärliche, kurze Bedornung. Vermehrung über Aussaat, in der Jugend über Stecklinge. Wurde komplett der Gattung *Pachycereus* zugeordnet

REBUTIA MARSONERI WERDERM.

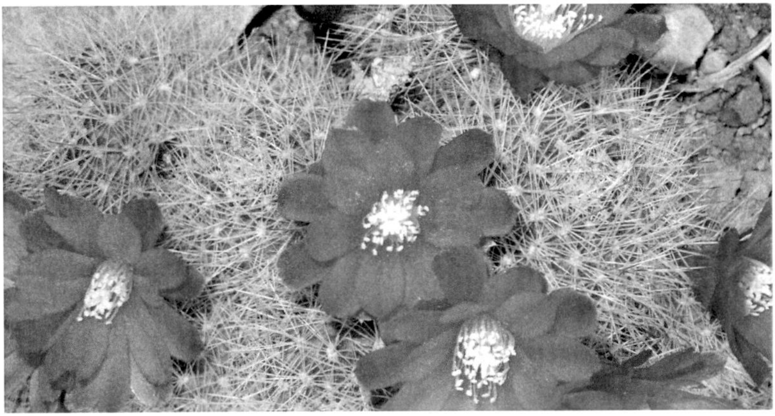

Geschichte

Verbreitungsgebiet: Nord-Argentinien (Jujuy). Bislang keine genauen Fakten publiziert. Wird rituell verwendet.[108]

Verwendung

4 bis 10 entdornte, trockene Exemplare werden auf leeren Magen gegessen.

Botanik

Flachkugeliger, manchmal sprossender Warzenkaktus. Bis 3 Zentimeter hoch, bis über 4 Zentimeter breit. Warzen bis 2 mm lang, Areolen wollfilzig, 30 bis 35 Dornen (weiß, braun, gelb). Über 4 Zentimeter lange, über 3 Zentimeter breite, gelbe bis orangene Blüten. Kugelige Frucht. Vermehrung über Aussaat und Stecklinge bzw. Kindel.

RHIPSALIS GAERTN.

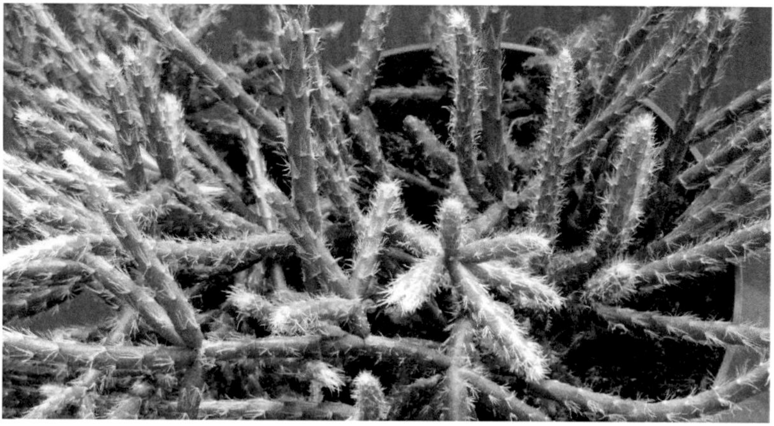

2 psychoaktive Arten
Rhipsalis baccifera (MILL.) STEARN
Rhipsalis warmingiana K. SCHUM.

Geschichte

Verbreitungsgebiet: Afrika, (Mittel- und Süd-) Amerika, Madagaskar, Mexiko, Sri Lanka. Hauptsächlich in Mexiko und Afrika zur Bereitung von psychotropen Getränken verwendet.[109]

Verwendung

Die Glieder und Sprosse werden eingekocht und zu einer Art Tee bereitet.

Botanik

Riesige Gattung, vom Körperbau verschiedener, überwiegend epiphytischer Gliederkakteen. Oft strauchförmig. Mal aufrecht wachsend, mal hängend mit röhrenloser, kleiner, verschiedenfarbiger (meist weißer oder roter) Blüte. Liebt hohe Luftfeuchtigkeit, verträgt keine langen Trockenperioden. Vermehrung über Aussaat, Stecklinge und Pfropfung.

SCHLUMBERGERA LEM.

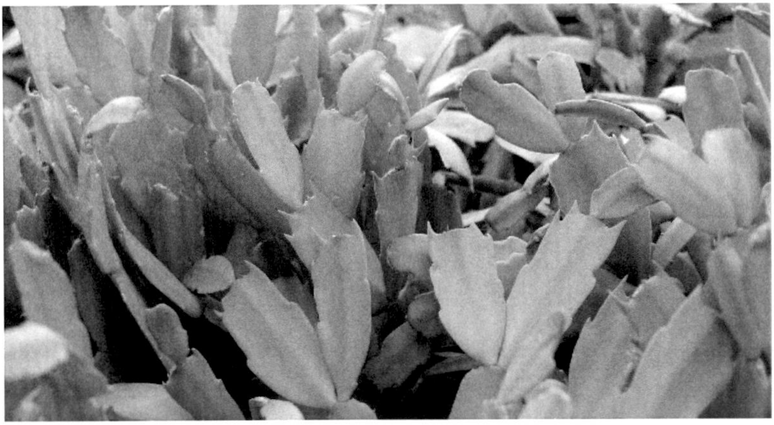

2 psychoaktive Arten
Schlumbergera bridgesii (LEM.) LOEFGR.
Schlumbergera truncata (HAW.) MORAN

Geschichte
Verbreitungsgebiet: Brasilien. Wird dort als Psychopharmakon und Analgetikum (Schmerzmittel) benutzt.[110]

Verwendung
Die Glieder werden getrocknet, zu Pulver zerstoßen und dann entweder geraucht oder als Getränk zubereitet.

Botanik
Gliederkaktus mit gezähnten oder gekerbten Rändern. Tropische, epiphytische, wärmeliebende Kakteen mit außerordentlich sparsamer Bedornung. Hängende Triebe, zygomorphe oder radiäre, meist weißlich oder rötliche Blüte. Zahlreiche Hybriden mit Farbvariationen. Populärste *Schlumbergera* ist wohl die Multihybride *Schlumbergera x buckleyi*, besser bekannt als Weihnachtskaktus. Dieser ist allerdings nicht als entheogen bekannt. Vermehrung über Steckling und Pfropfung.

SCLEROCACTUS INTERTEXTUS (ENGELM.) N. P. TAYLOR

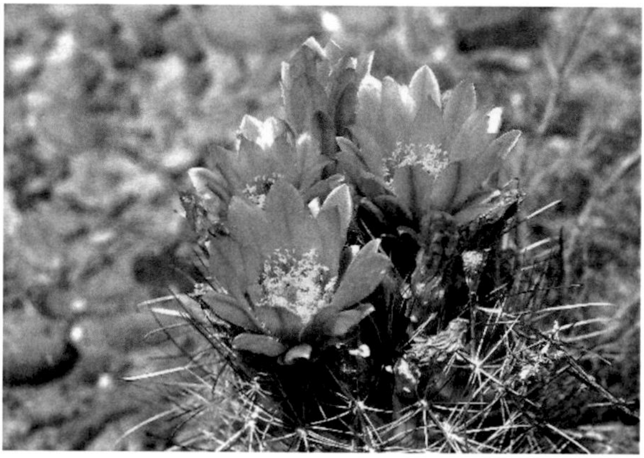

Geschichte
Verbreitungsgebiet: Südwest-Texas, Südost-Arizona und Nord-Mexiko vor. Wird in Mexiko im Zusammenhang mit Peyotl gebraucht.[111]

Verwendung
Der ganze Kaktus wird in trockenem Zustand gegessen. Wird allerdings nur als Zugabe benutzt. Soll die Wirkkraft des Meskalin steigern. Aufgrund der nicht identifizierten Inhaltsstoffe ist Vorsicht geboten (bzw. Finger weg)!

Botanik
Kugeliger, im Alter eiförmiger Kaktus. Bis 10 Zentimeter hoch, bis 7 Zentimeter breit. 13 höckrige, schräge Rippen. Filzige Areolen, 16 bis 25 Randdornen, 4 Mitteldornen. Rote, bis 2,5 Zentimeter breite und lange, trichterförmige Blüte. Grüne, kugelige Frucht.

SELENICEREUS (A. BERGER) BR. et R.

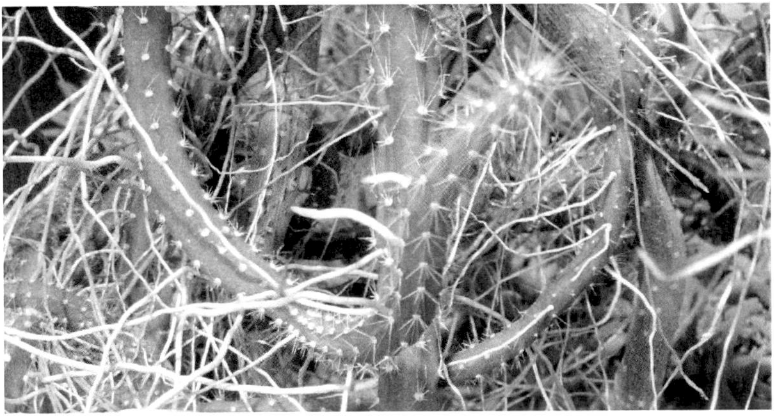

4 psychoaktive Arten
Selenicereus donkelaarii (SALM-DYCK) BR. et R.
Selenicereus grandiflorus (L.) BR. et R.
Selenicereus hamatus (SCHEIDW.) BR. et R.
Selenicereus pteranthus (LINK et OTTO) BR. et R.

Geschichte
Verbreitungsgebiet: ursprünglich aus Süd- und Mittelamerika. *S. grandiflorus* ist aber mittlerweile in Jamaica, Kuba, Haiti und auf den Kleinen Antillen zuhause. Aus einem Wirkstoff dieses als „Königin der Nacht" bekannten Kaktus wird ein herzstabilisierendes Medikament hergestellt. Die anderen angegebenen Arten werden als Rauschmittel verwendet.[112]

Wirkstoffe
Selenicereus grandiflorus
Königin der Nacht, Schlangencereus, Schlangenkaktus, Sweet-scented cactus (engl.), Vanilla cactus (engl.), Large-flowered cactus (engl.), Queen of the night (engl.), Large blooming cereus (engl.), Large flowered torch thistle (engl.), Night blooming cereus (engl.), Ciege a grandes fleurs (frz.), Vierge a grandes fleurs (frz.), Cacto grandifloro (it.), Organillo (span.), Reina de la noche (span.), Reina de las flores (span.), Reina gigante (span.)
4-Hydroxy-Phenethylamin
4-Hydroxy-N,N-Dimethyl-Phenethylamin
Cactin

Isorhamnetin[1] (Isorhamnetin-3-O-"-L-rhamnopyranosyl(1->2)-beta-D-glucopyranosid)
Tyramin
N-MeThyltyramin
N,N-Dimethyltyramin (Hordenin)

Selenicereus pteranthus
Prinzessin der Nacht
4-Hydroxy-N,N-Dimethyl-Phenethylamin

Verwendung
Die Blüten von *Selenicereus* werden ausgekocht. Der entstandene Sud wird als Aphrodisiakum gereicht. Die Triebe sind ebenfalls essbar. Keine Dosierungsangaben.[113]

Botanik
Strauchhaft wachsender Rankcereus mit großen, imposanten, gelblich-weißen, becherförmigen Blüten und braunbehaarter Triebspitze. Besonders an der Blüte ist, dass sie nur eine einzige Nacht blüht. Selenicereus hat dreikantige, kurzbedornte Triebe, ist vergleichsweise schnellwüchsig und lässt sich gut und leicht durch Stecklinge oder Aussaat vermehren.

SOLISIA PECTINATA (STEIN) BR. et R.*

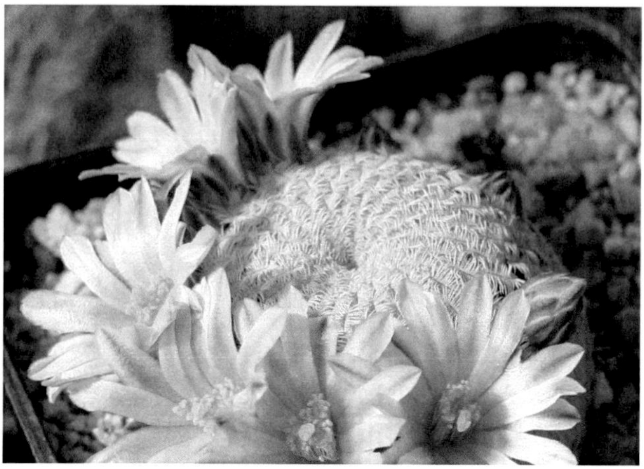

Geschichte
Verbreitungsgebiet: Mexiko. Wird von den Tarahumara gelegentlich als Peyotesubstitut verwendet.[114]

Wirkstoffe
4-Hydroxy-N-Methyl-Phenethylamin und 4-Hydroxy-N,N-Dimethyl-Phenethylamin-Mammillarien. Wie viele andere Kakteen auch (z. B. *Epithelantha* oder *Dolichothele*, siehe dort) hat er seine eigenständige Gattungsform zugunsten einer leichteren Überschaubarkeit seitens der Kakteenforscher und -sammler aufgeben müssen.

Solisia trägt große, trichterförmige, weiße, gelbe oder rosa Blüten. Er ist von kugeliger Form, später leicht gestreckt. *Solisia* ist reichlich mit feinen, weißlichen Dornen bedeckt. Sein Samen ist schwarz. Vermehrung geschieht durch Aussaat. Wurde komplett der Gattung *Mammillaria* zugeordnet.

Verweise: *Mammillaria*

STENOCEREUS (A. BERGER) RICCOB.

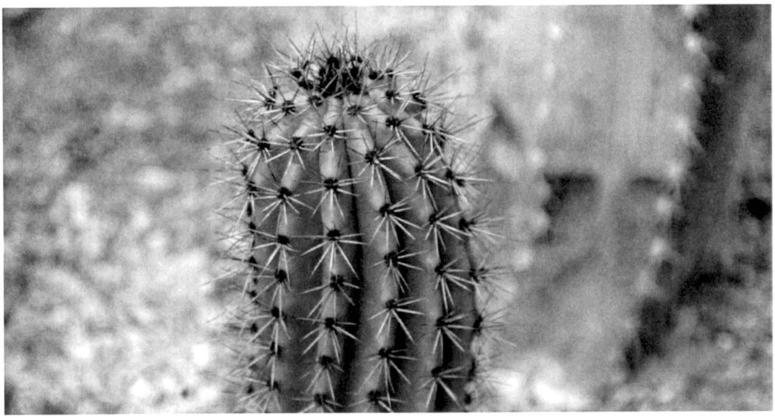

4 psychoaktive Arten
Stenocereus beneckei (C. EHRENB.) BACKEB
Stenocereus eruca (BRANDEG.) GIBSON et HORAK
Stenocereus stellatus (PFEIFF.) RICCOB.
Stenocereus treleasei (VAUPEL) BACKEB.

Geschichte

Verbreitungsgebiet: Costa Rica, Curacao, Große Antillen, Guatemala, Honduras, Kolumbien, Mexiko, Nicaragua und Venezuela. Wird vorwiegend in Mexiko aufgrund seines Meskalingehaltes während peyotearmer Zeiten verwendet.[115]

Wirkstoffe

Stenocereus beneckei
3,4-Dimethoxy-Phenethylamin
3,5-Dimethoxy-4-Hydroxy-Phenethylamin
3,4,5-Trimethoxy-Phenethylamin (Meskalin)

Stenocereus eruca
3,4-Dimethoxy-Phenethylamin
3,5-Dimethoxy-4-Hydroxy-Phenethylamin
3,4,5-Trimethoxy-Phenethylamin (Meskalin)

Stenocereus stellatus
3,4-Dimethoxy-Phenethylamin
3,5-Dimethoxy-4-Hydroxy-Phenethylamin
3,4,5-Trimethoxy-Phenethylamin (Meskalin)

Stenocereus treleasei
3,4-Dimethoxy-Phenethylamin
3,5-Dimethoxy-4-Hydroxy-Phenethylamin
3,4,5-Trimethoxy-Phenethylamin (Meskalin)

Verwendung

Ein getrocknetes Stück von etwa 20 Zentimeter Länge ist eine gängige Dosis. Schwankender Meskalingehalt, ähnlich *Trichocereus*. Daher: Vorsicht!

Botanik

Baumförmige, oft strauchartige, an der Basis verzweigte, bedornte Säulenkakteen. 3 bis 20 Rippen, weiße oder rosa-farbene, bis 10 Zentimeter lange Blüten, oft nachtblühend. Dornige Frucht. Vermehrung über Aussaat, in der Jugend über Stecklinge.

STETSONIA CORYNE (SALM-DYCK) BR. et R.

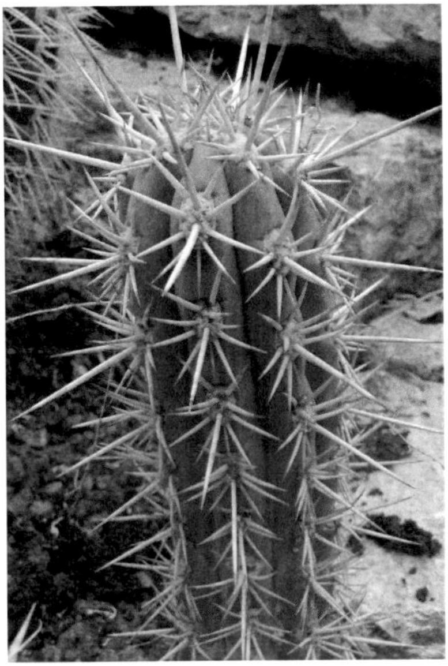

Geschichte

Verbreitungsgebiet: Argentinien, Bolivien und Paraguay. Enthält Meskalin. Wird wegen seiner anderen Alkaloide außerdem als Anästhetikum (Narkosemedikament), Analgetikum (Schmerzmittel) u. ä. verwendet.[116]

Wirkstoffe

6,7-Dimethoxy-8-Hydroxy-2-Methyl-Tetrahydroisochinolin
6,7-Dimethoxy-8-Hydroxy-1-Methyl-Tetrahydroisochinolin
3,4-Dimethoxy-N,N,N-Trimethyl-Phenethylamin
Meskalin

Verwendung

Etwa 25 Zentimeter eines jüngeren Triebes von etwa 4 bis 5 Zentimeter werden entdornt, getrocknet und eingenommen.

Botanik

Baumförmiger, verzweigter Säulenkaktus mit mächtiger Bedornung und 8 bis 9 Rippen. Bis zu 8 m hoch. 7 bis 9 Randdornen, 1 Mitteldorn. Weiße, äußerlich grüne, bis 15 Zentimeter lange Blüte. Liebt Wärme und relative Trockenheit. Vermehrung über Aussaat, in der Jugend über Stecklinge.

STROMBOCACTUS DISCIFORMIS (DC.) BR. et R.

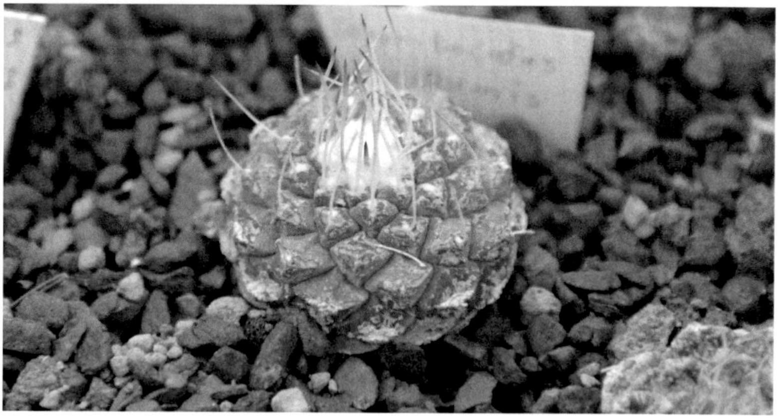

Volkstümliche Namen

Top Cactus (engl.)

Geschichte

Verbreitungsgebiet: Mexiko. Wird dort ähnlich dem Peyotillo (*Pelecyphora aseliformis*, siehe dort) als Peyotesubstitut verwendet.[117]

Verwendung

Siehe *Mammillaria* und *Pelecyphora*. Doch Vorsicht: unbekannte Inhaltsstoffe!

Botanik

Flachkugeliger, bis 15 Zentimeter breiter Warzenkaktus. 1 bis 5 Dornen. Weiß-gelbe, bis 4 Zentimeter breite, über 3 Zentimeter lange Blüte. Schwierige Art. Braucht mineralisches Substrat, wenig Wasser, viel Wärme und Licht, ähnlich *Ariocarpus*. Vermehrung über Aussaat und Warzenstecklinge.

Verweise: *Mammillaria, Pelecyphora*

SULCOREBUTIA KRUEGERI (CÁRD.) F. RITTER *

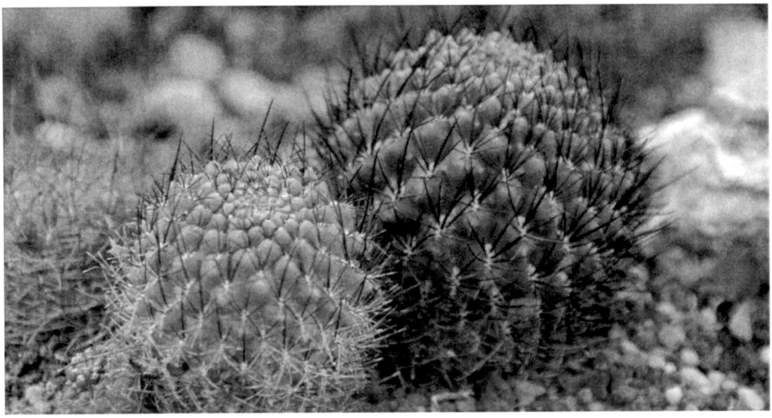

Geschichte
Verbreitungsgebiet: Bolivien (Cochabamba). Wird als Psychedelikum verwendet.[118]

Verwendung
1 bis 3 geschälte, trockene Exemplare werden für eine Sitzung benötigt.

Botanik
Gedrückt kugeliger, sprossender, bis 5 Zentimeter breiter Kaktus. Bis zu 20 Randdornen, kein bis 2 Mitteldornen. Gelbe bis orangefarbene, über 2 Zentimeter lange Blüte. Rote Frucht. Vermehrung über Aussaat und Kindel. Die Gattung *Sulcorebutia* wurde komplett *Rebutia* zugeordnet.

THELOCACTUS BICOLOR (GALEOTTI ex PFEIFF.) BR. et R.

Geschichte
Verbreitungsgebiet: Süd-Texas bis Mittel-Mexiko. Wird als Halluzinogen (und als wirkungssteigernde Ingredienz) im Kontext mit Peyotl verwendet.[119]

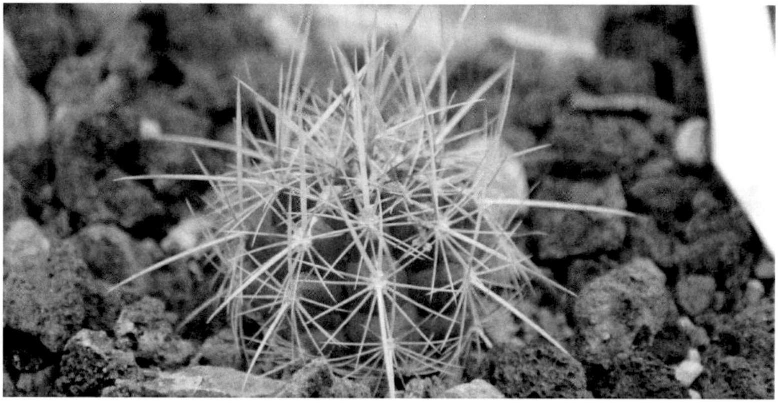

Verwendung
Kleinere geschälte, trockene Stücke des Kaktus werden zusammen mit Peyote oder San Pedro eingenommen. Potenziert offenbar die Meskalinwirkung. Weil aber die Inhaltsstoffe bisher nicht bekannt sind, sollte man die Finger von lassen!

Botanik
Bis 10 Zentimeter breiter, bis 20 Zentimeter hoher, kurzzylindrischer oder kegeliger Kugelkaktus mit 8 bis 13 Rippen. 9 bis 18 Randdornen, 4 Mitteldornen. Bis 6 Zentimeter lange, trichterförmige, rosarote Blüte. Rotbraune Frucht. Vermehrung über Aussaat.

TRICHOCEREUS (A. BERGER) RICCOB.*

Volkstümliche Namen der Gattung
Achuma, Cardon, Cardon grande, Pasakana, San Pedro u. a.

32 vermutete psychoaktive Arten
Trichocereus atacamensis (PHILIPPI) MARSHALL et BOCK
Trichocereus andalgalensis (WEBER) HOSSEUS
Trichocereus bridgesii (SALM-DYCK) BR. et R.
Trichocereus camarguensis CARDENAS
Trichocereus candicans (GILLES) BR. et. R.
Trichocereus courantii (SCHUM.) BACKEB.
Trichocereus cuzcoensis BR. et R.
Trichocereus fulvilanus RITTER

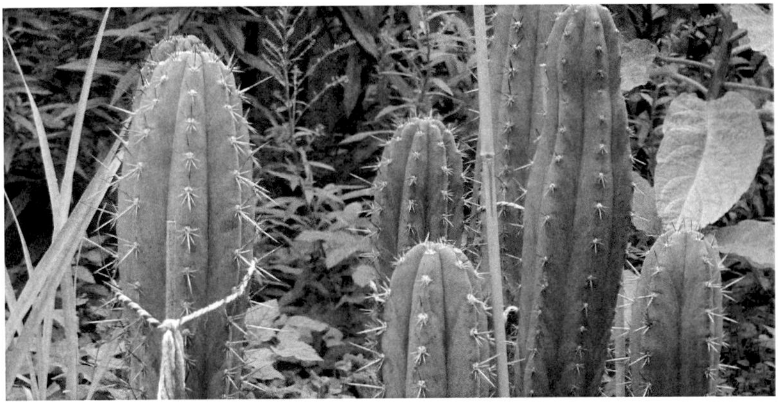

Trichocereus huanucoensis JOHNSON et HUCHISON
Trichocereus huascha (WEB.) BR. et R.
Trichocereus knuthianus BACKEB.
Trichocereus lamprochlorus (LEM.) BACKEB.. n. comb.
Trichocereus macrogonus (SALM-DYCK) RICCOB.
Trichocereus manguinii BACKEB.
Trichocereus pachanoi BR. et R.
Trichocereus pasacana (F.A.C. WEBER) BR. et R.
Trichocereus peruvianus BR. et R.
Trichocereus purpureopilosus WEING.
Trichocereus santiaguensis (SPEGAZ.) BACKEB.
Trichocereus scopulicola RITTER spec. nov
Trichocereus schickendantzii (F.A.C. WEBER) BR. et R.
Trichocereus skottsbergii BACKEB.
Trichocereus spachianus (LEM.) RICCOB.
Trichocereus strigosus (SALM-DYCK) BR. et R.
Trichocereus taquimbalensis CARDENAS
Trichocereus terscheckii (PARM. ex PFEIFF.) BR. et R.
Trichocereus thelegonoides SPEGAZ.
Trichocereus thelegonus (F.A.C. WEBER) BR. et R.
Trichocereus tunariensis CARDENAS
Trichocereus validus (MONVILLE) BACKEB.
Trichocereus werdermannianus BACKEB.
und eine Menge Hybriden.

Geschichte

Verbreitungsgebiet: Je nach Spezies in Argentinien, Bolivien, Peru, Ecuador, Peru oder Chile. *Trichocereus* wird in in den bolivischen, ecuadorianischen und peruanischen Anden seit über 3000 Jahren sakral, hauptsächlich zum Zwecke der Heilung, Zukunftsdeutung und Zauberei, eingenommen. Außerhalb religiösen Zeremoniells diente und dient *Trichocereus* als Aphrodisiakum. San Pedro wird meistens mit Stärke, Mut und Majestätik assoziiert und gilt als wichtigste magische Schamanenpflanze.[120]

Die wichtigsten psychoaktiven Arten

T. bridgesii
hat in etwa den gleichen Meskalingehalt wie *T. pachanoi*.

T. pachanoi
Wildwachsend spärlich bedornter, kultiviert meist dornenloser, bis zu 6 Meter hoher, baumförmig wachsender *Trichocereus* aus Ecuador. Gilt als Nonplusultra-Pfropfstrunk. Wird traditionell als Peyotesubstitut gebraucht. Der Gehalt des Phenylethylamins (auch: Phenethylamin) Meskalin im San Pedro, so sagt man gemeinhin, beträgt in etwa 0,3 % des Frischgewebes und bis zu 1,2 % des getrockneten Gewebes. Allerdings ist hier die Umgebung und auch das Alter des Trichocereus nicht ohne Bedeutung.

Natürlich wird ein San Pedro aus den Anden potenter im Alkaloidgehalt sein als ein deutscher. Außerdem sind jüngere Exemplare meist gehaltvoller als alte, es sei denn, es handelt sich um Jungpflanzen.

T. peruvianus
Hat sowohl Dornen als auch mehr Meskalin als *T. pachanoi*. Der Meskalingehalt ist annähernd so hoch wie der *Lophophora williamsii*, also in etwa 10 mal mehr als in *T. pachanoi*.

Wirkstoffe

„Gegen Ende der sechziger Jahre und weiter in den siebziger Jahren wurden 26 der gut 40 von Backeberg als der *Trichocereus*-Art zugehörig erkannten Exemplare pharmakologisch untersucht. Bei allen wurden alkaloide Substanzen festgestellt. Bei zehn (darunter *Trichocereus pachanoi*) von sechsundzwanzig Proben wurde Meskalin in unterschiedlicher Quantität nachgewiesen (...), wobei als letztes Exemplar *Trichocereus peruvianus*, dessen Meskalingehalt dem von Peyote gleichkommt oder ihn sogar noch übersteigt' (...), untersucht wurde. In dieser Zeit des verstärkten

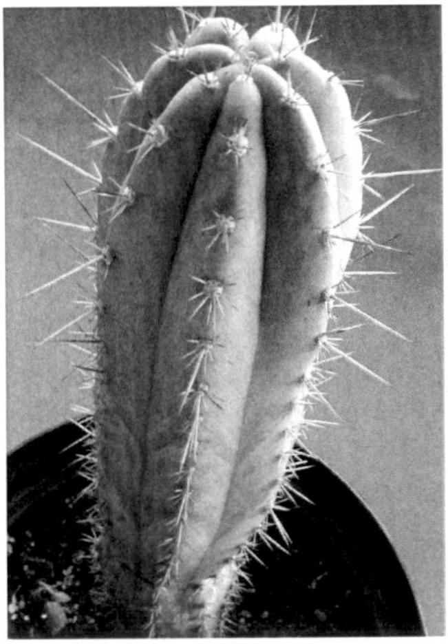

pharmakologischen Interesse an Kaktusalkaloiden kamen die amerikanischen Forscher D. M. Crosby und J. L. McLaughlin (...) bei ihren Kristallisationsexperimenten von Meskalin in *Trichocereus pachanoi* zu dem Schluß, dass die Konzentration von Meskalin in *Trichocereus pachanoi* in etwa der von Peyote entspricht'. Ein weiteres interessantes Ergebnis in jüngster pharmakologischer Forschung, ist die Entdeckung, dass *Trichocereus bridgesii,* die in der Nähe von La Paz in Bolivien und auf der Sonneninsel wächst (...), Meskalin in etwa gleicher Menge wie *Trichocereus pachanoi* enthält (...). Auch ist bekannt, dass Jugendliche, die der Mittelschicht in La Paz angehören, diese Substanz wegen ihrer stimulierenden Wirkung auf die Psyche nehmen (...)."
(SHARON 1981)

Trichocereus andalgalensis
4-Hydroxy-N,N-Dimethyl-Phenethylamin
4-Hydroxy-N,N,N-Trimethyl-Phenethylamin

Trichocereus bridgesii
4-Hydroxy-Phenethylamin
4-Hydroxy-3-Methoxy-Phenethylamin
3,4-Dimethoxy-Phenethylamin
3,4,5-Trimethoxy-Phenethylamin (Meskalin)
und diverse Terpene (Bridgesigenin A, Bridgesigenin B und andere)

Trichocereus camarguensis
4-Hydroxy-Phenethylamin
4-Hydroxy-N-Methyl-Phenethylamin
4-Hydroxy-3-Methoxy-Phenethylamin
3,4-Dimethoxy-Phenethylamin

Trichocereus candicans
4-Hydroxy-Phenethylamin

4-Hydroxy-N-Methyl-Phenethylamin
4-Hydroxy-N,N-Dimethyl-Phenethylamin
4-Hydroxy-N,N,N-Trimethyl-Phenethylamin

Trichocereus courantii
4-Hydroxy-Phenethylamin
4-Hydroxy-N-Methyl-Phenethylamin
4-Hydroxy-3-Methoxy-Phenethylamin
4-Hydroxy-3-Methoxy-N-Methyl-Phenethylamin
3,4-Dimethoxy- Phenethylamin

Trichocereus cuzcoensis
4-Hydroxy-Phenethylamin
3,4,5-Trimethoxy-Phenethylamin (Meskalin)
4-Hydroxy-3-Methoxy-Phenethylamin
4,5-Dimethoxy-3-Hydroxy-Phenethylamin

Trichocereus fulvilanus
4-Hydroxy-Phenethylamin
3,4,5-Trimethoxy-Phenethylamin (Meskalin)
4-Hydroxy-N-Methyl-Phenethylamin.

Trichocereus knuthianus
4-Hydroxy-Phenethylamin
4-Hydroxy-3-Methoxy-Phenethylamin

Trichocereus lamprochlorus
4-Hydroxy-N,N-Dimethyl-Phenethylamin

Trichocereus macrogonus
4-Hydroxy-Phenethylamin
3,4,5-Trimethoxy-Phenethylamin (Meskalin)
3,4-Dimethoxy-Phenethylamin und 4-Hydroxy-3-Methoxy-Phenethylamin

Trichocereus manguinii
4-Hydroxy-Phenethylamin
4-Hydroxy-N-Methyl-Phenethylamin
4-Hydroxy-N,N-Dimethyl-Phenethylamin
4-Hydroxy-3-Methoxy-Phenethylamin

Trichocereus pachanoi
Achuma, Agua-Colla, Cardo, Gigantón, Hermoso, Huachuma, Huando, San Pedrillo, San Pedro
6,7-Dimethoxy-8-Hydroxy-1-Methyl-Tetrahydroisochinolin
6,7,8-Trimethoxy-Tetrahydroisochinolin
4-Hydroxy-Phenethylamin
4-Hydroxy-N,N-Dimethyl-Phenethylamin
4-Hydroxy-3-Methoxy-Phenethylamin
3,4-Dimethoxy-Phenethylamin
4,5-Dimethoxy-3-Hydroxy-Phenethylamin
3,5-Dimethoxy-4-Hydroxy-Phenethylamin
3,4,5-Trimethoxy-Phenethylamin (Meskalin)
3-Methoxy-Tyramin

Trichocereus pasacana
4-Hydroxy-N,N,N-Trimethyl-Phenethylamin.

Trichocereus peruvianus
Peruvian torch (englisch)
4-Hydroxy-Phenethylamin
4-Hydroxy-3-Methoxy-Phenethylamin
3,4-Dimethoxy-Phenethylamin
3,5-Dimethoxy-4-Hydroxy-Phenethylamin
3,4,5-Trimethoxy-Phenethylamin (Meskalin)
2-Chlor-3,4,5-Trimethoxy-Phenethylamin

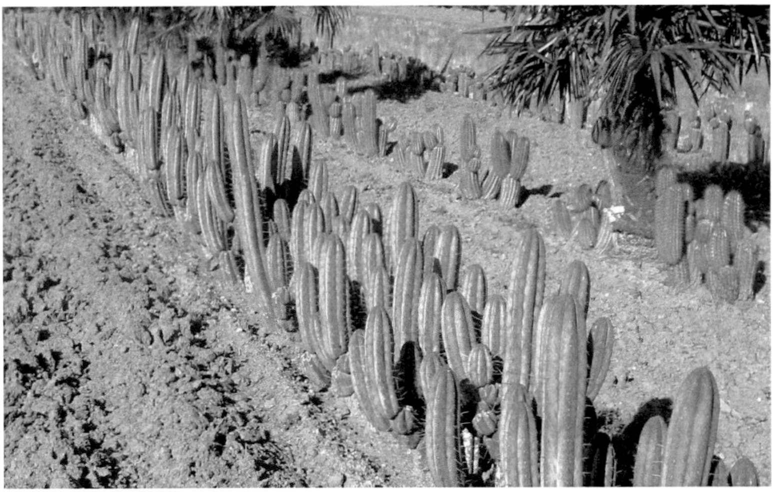

Trichocereus purpureopilosus
4-Hydroxy-Phenethylamin
4-Hydroxy-N-Methyl-Phenethylamin

Trichocereus santiaguensis
4-Hydroxy-Phenethylamin
4-Hydroxy-N,N-Dimethyl-Phenethylamin

Trichocereus schickendantzii
4-Hydroxy-N-Methyl-Phenethylamin
4-Hydroxy-N,N-Dimethyl-Phenethylamin

Trichocereus skottsbergii
4-Hydroxy-Phenethylamin
4-Hydroxy-N-Methyl-Phenethylamin

Trichocereus spachianus
3,4,5-Trimethoxy-Phenethylamin (Meskalin)

Trichocereus strigosus
4-Hydroxy-Phenethylamin
4-Hydroxy-N,N-Dimethyl-Phenethylamin
4-Hydroxy-N,N,N-Trimethyl-Phenethylamin
3,4,5-Trimethoxy-Phenethylamin (Meskalin)

Trichocereus taquimbalensis
4-Hydroxy-N,N-Dimethyl-Phenethylamin
3,4-Dimethoxy-Phenethylamin
3,4,5-Trimethoxy-Phenethylamin (Meskalin)
4-Hydroxy-3-Methoxy-Phenethylamin

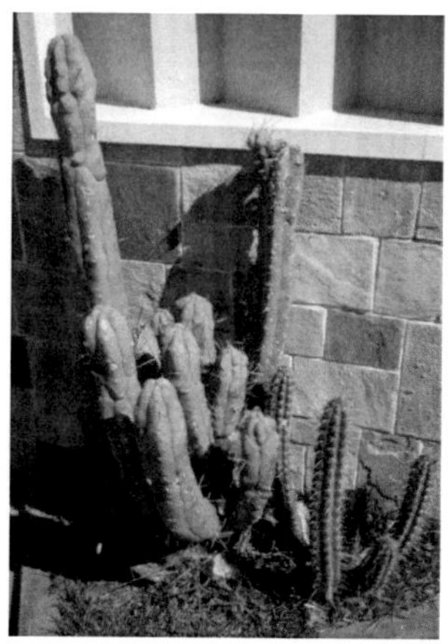

Trichocereus terscheckii
Cardon grande (engl.)
6-Methoxy-1-Methyl-7,8-Methylendioxy-Tetrahydroisochinolin
N,N-Dimethyl-3,4,5-Trimethoxy-Phenethylamin
3,4,5-Trimethoxy-Phenethylamin (Meskalin)

Trichocereus thelegonoides
4-Hydroxy-N,N-Dimethyl-Phenethylamin

Trichocereus thelegonus
4-Hydroxy-N,N-Dimethyl-Phenethylamin
4-Hydroxy-N-Methyl-Phenethylamin

Trichocereus tunariensis
4-Hydroxy-N,N-Dimethyl-Phenethylamin
4-Hydroxy-Phenethylamin

Trichocereus validus
3,4,5-Trimethoxy-Phenethylamin (Meskalin)

Trichocereus werdermannianus
4-Hydroxy-Phenethylamin
4-Hydroxy-3-Methoxy-Phenethylamin
3,4-Dimethoxy-Phenethylamin
3,5-Dimethoxy-4-Hydroxy-Phenethylamin
3,4,5-Trimethoxy-Phenethylamin (Meskalin)

Verwendung
Ein Stück getrockneter San Pedro (*T. pachanoi*) von 20 bis 45 Zentimetern Länge ist eine normale Konsumdosis. Sie enthält ungefähr 0,4 bis 0,9 mg Meskalin und ist daher gut geeignet. Der Stamm wird in Scheiben geschnitten und einige Stunden in Wasser gekocht. Der Trunk wird entweder aus purem San Pedro oder vermischt mit anderen psychoaktiven Pflanzen bereitet.

Cave! *T. peruvianus* enthält mehr Meskalin (s. o.), auch einige andere Arten haben einen höheren oder aber auch niedrigeren Alkaloidgehalt. Daher ist Vorsicht geboten!

Exkurs: Ist *Trichocereus peruvianus* toxisch?

In ENTHEOGENE[122] 4/95 wird aus einem 1986 in den USA gehaltenen Vortrag[123] von Douglas Sharon (Autor des Buches *The Magic Cactus: Ethnoarchaeological Continuity in Peru*) zitiert, der eine äußerst verwirrende Aussage enthält: „Eine Art der Gattung *Trichocereus*, nämlich *Trichocereus peruvianus*, enthält hochtoxische Alkaloide. Daher gibt es in der Inka-Überlieferung keine Tradition des Gebrauchs von San Pedro. Es gab die Coca, es gab Alkohol, es gab Tabak, man hatte Schnupfpulver, es gab Chicha (Maisbier), aber den Kaktus nahm man nicht, weil man den, der dort wächst, nicht verwenden kann. Dies ist etwas, worüber wir uns lange wunderten. Gehen wir archäologische Aufzeichnungen durch, dann tun sich die Inkas durch die Abwesenheit des Kaktus hervor: Es gibt keine Inka-Repräsentationen des Kaktus. Der Grund ist – was in deren Gebiet wächst, kann nicht verwendet werden: es ist toxisch." (ENTHEOGENE 4/95: 37f.)

Dazu notiert der Herausgeber Jim DeKorne (Bert Marco Schuldes hat die Texte aus der amerikanischen Mutterzeitschrift übersetzt und übernommen) drei anonyme Statements:

Statement 1: „Ich habe *T. peruvianus* probiert – er ist nicht toxisch. Zu seiner angeblichen Stärke kann ich nichts sagen. Ich habe zehn Gramm der getrockneten Pflanze abgewogen und mit Harmala-Extrakt genommen. [siehe dazu den nächsten Abschnitt „Pedrohuasca"; Anm. d. Verf.] Daraus resultierte eine nette Erfahrung von etwa plus 2 ¼."

Statement 2: „Sharon sollte sagen, um welche toxischen Alkaloide es sich handelt oder zumindest einige Berichte seines tatsächlichen Gebrauchs und der Resultate geben."

Statement 3: „Die Abwesenheit solcher Informationen in allen phytochemischen Untersuchungen lassen solche Behauptungen suspekt erscheinen."

Ich kann aus eigener Erfahrung bestätigen, dass die Pflanze zumindest bei ordnungsgemäßem Gebrauch keine toxischen Wirkungen induziert. Auch ist immer wieder in der Vergangenheit (wie vermutlich auch heute noch desöfteren) so manches Missverständnis veröffentlicht worden. Louis Lewin unterstellte denn auch in seinem Phantastika, dass Peyote stark giftig sei: „Bis zum Jahre 1886 war über Art und Wesen dieses Genußmittels [Peyote; Anm. d. Verf.] nichts bekannt. Ich erhielt zu dieser Zeit die Pflanze gelegentlich meiner amerikanischen Reise. Sie wurde im Berliner Botanischen Museum von Hennings als ein *Anhalonium*, und zwar als eine neue Art desselben, erkannt. Sie erhielt den Namen *Anha-*

lonium Lewinii. Schon meine ersten Untersuchungen (...) erbrachten den Beweis, dass sich darin alkaloidische Stoffe, vor allem der kristallinische, von mir als Anhalonin bezeichnete, finden, dem, wie der Pflanze selbst, stark erregende Wirkungen zukommen, die sich am Tiere durch Muskelkrämpfe kundgeben. Über Erregungsvorgänge im sensiblen oder sensoriellen Gebiete erfährt man bei solchen Versuchen nichts. Damit war, abseits von allem anderen, zum ersten Male erwiesen worden, dass es in der bis dahin als biologisch harmlos geltenden Familie der Kakteen eine Art gibt, die starke allgemeine Giftwirkung besitzt" (LEWIN 2000: 135).

Exkurs: Pedrohuasca

San-Pedro-Ayahuasca, ich nenne es Pedrohuasca, müsste im Grunde genommen eine gefährliche Angelegenheit sein. Nach allem aktuellen Wissen, kann die gleichzeitige Einnahme von MAO-Inhibitoren und Phenethylaminen in lebensgefährlichen Situationen gipfeln. Nun ist Meskalin ein Phenethylamin und trotzdem nehmen einige experimentierfreudige Psychonauten eine solche Mischung ein. Jim DeKorne erklärt dazu, indem er sich u. a. auf Jonathan Ott bezieht: „Ott und andere (...) haben gezeigt, dass Harmin-Alkaloide in Verbindung mit San Pedro, einer pflanzlichen Quelle für Mescalin (ein Phenethylamin und von daher nach konventioneller Ansicht als sehr gefährlich in Zusammenhang mit MAO-Hemmern betrachtet), sowohl sicher als auch stark wirkt" (ENTHEOGENE 5/95: 52).

In der gleichen Ausgabe folgen nun zwei Pedrohuasca-Erfahrungsberichte. Diese halte ich für wichtig und repräsentativ. Daher gebe ich die Reports in voller Länge wieder:

„Ich kenne jemanden, der mit San Pedro und *Peganum harmala* experimentiert hat. 57 Gramm San Pedro-Pulver waren zu viel, und er litt zwei Tage lang unter Nebenwirkungen. Vor kurzem versuchte er es mit 1 g Harmala und 25 g getrocknetem San Pedro-Pulver, was seiner Ansicht nach genau richtig war. Er sagt, San Pedro würde etwa dreimal so stark wirken, wenn er auf diese Weise potenziert würde. Diesmal kam es zu keinen negativen Nachwirkungen. Er sagt, dass dies nun seine bevorzugte Entheogen-Kombination sei – sehr intensiv." (ENTHEOGENE 5/95: 53)

„Nach der Einnahme von 3 g rohen, zerstoßenen *Peganum-harmala*-Samen wartete ich 30 Minuten und aß dann 20 g gemahlenen *Trichocereus pachanoi* (San Pedro). Innerhalb einer halben Stunde spürte ich die physischen Effekte des Meskalins. Nach 45 Minuten bemerkte ich erste psychoaktive Wirkungen. Ich ging spazieren, und der Boden fühlte sich auf einmal an wie ein sehr dicker, weicher Teppich. Dies verstärkte sich noch, und mir war, als versänke ich im Bürgersteig. Ich ging heim, rauchte etwas Cannabis, zündete eine Kerze an und ließ die sich verstärkenden Wirkungen zu. Nachdem ich zwei Stunden auf Trip war, löste ich mich in einem starken Brausen auf, fand mich schwebend an einem smaragdgrünen Ort wieder, umgeben von transparenten roten Kugeln verschiedener Größe. Dann begannen die Visionen. Ich schloss meine Augen für einen Moment, öffnete sie wieder und entdeckte, dass es Morgen war und ich mich bei mir zu Hause befand. Ich nehme an, dass eine Erhöhung der Dosis auf 30 g *Trichocereus pachanoi* etwa einer Menge von 90 g ohne Harmala entsprechen würde." (ENTHEOGENE 5/95: 53)

Botanik

Die Gattung *Trichocereus* umfasst mehr als 80 Arten. Die oben nicht aufgeführten enthalten das Alkaloid Meskalin wahrscheinlich nicht. Zwar wurden noch nicht alle erforscht. Es gibt aber keine Überlieferung, die die halluzinogene Verwendung einer anderen *Trichocereus*-Art beschreibt. Die Kakteen sind im Detail relativ unterschiedlich. Zu den meisten gibt es in der Populär-Kakteenliteratur keine botanischen Angaben. Alle Arten sind kandelaberartig hochwachsende Säulenkakteen. Einige sind unbedornt (kultivierter *T. pachanoi*), andere (die eindeutige Überzahl) haben Dornen.

Trichocereus ist ein 5- bis 13-rippiger, innerhalb der Arten unregelmäßig bedornter, oft verzweigter Säulenkaktus, meist von grünlich-grauer, oder bläulicher Farbe und bildet üppige, trichterförmige Blüten in den unterschiedlichsten Farben aus. *Trichocereus,* besonders *T. pachanoi,* gelten als ideale Pfropfunterlage. Die Vermehrung kann per Aussaat, Steckling oder Pfropfung geschehen. Die *Trichocereus*-Arten wurden mittlerweile *Echinopsis* zugeordnet.

Verweise: *Echinopsis, Lobivia, Helianthocereus*

TURBINICARPUS (BACKEB.) BUXB. et BACKEB.

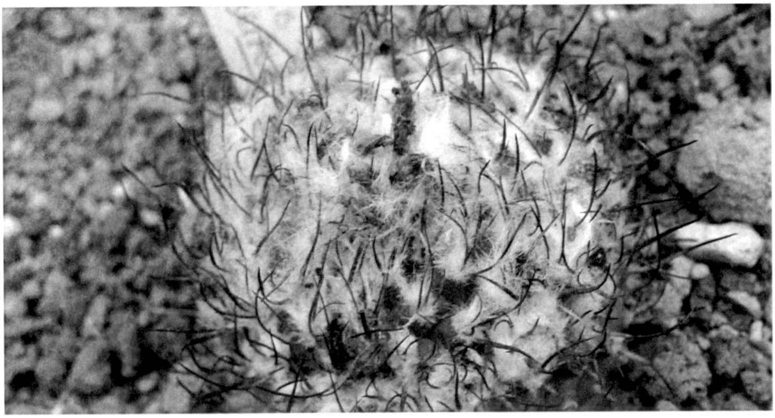

10 vermutete psychoaktive Arten
Turbinicarpus alonsoi GLASS et S. ARIAS
Turbinicarpus dickisoniae GLASS et FOSTER
Turbinicarpus lophophoroides (WERDERM.) BUXB. et BACKEB.
Turbinicarpus mandragora (FRIC ex A.BERGER) ZIMMERM.
Turbinicarpus pseudomacrochele (BACKEB.) BUXB. et BACKEB.
Turbinicarpus pseudomacrochele ssp. *Krainzianus* (FRANK) BACKEB.
Turbinicarpus pseudopectinatus (BACKEB.) C. GLASS et R. FOSTER
Turbinicarpus schmiedickeanus (BÖD.) BUXB. et BACKEB.
Turbinicarpus schmiedickeanus ssp. *Flaviflorus* (FRANK et LAU) GLASS et FOSTER
Turbinicarpus schmiedickeanus ssp. *klinkerianus* fa. *Schwarzii* (BACKEB. et JACOBSEN) TAYLOR

Geschichte
Verbreitungsgebiet: Mexiko. Einige Arten enthalten Meskalin. Werden dort ähnlich dem Peyotillo (*Pelecyphora aselliformis*) verwendet.[124]

Wirkstoffe
Turbinicarpus alonsoi
6,7-Dimethoxy-1,2-Dimethyl-1,2,3,4-Tetrahydroisochinolin-8-ol
N-Methyl-Tyramin
N,N-Dimethyltyramin (Hordenin oder Anhalin)
N-Methyl-3,4-Dimethoxy-Phenethylamin

Turbinicarpus dickisoniae
N,N-Dimethyltyramin (Hordenin oder Anhalin)
Anhalonidin
Pellotin
Anhalinin
Tyramin
Phenethylamin
O-Methylanhaladin
N-Methyl-Tyramin

Turbinicarpus lophophoroides
Anhalonidin
N,N-Dimethyltyramin (Hordenin oder Anhalin)
Tyramin
Phenethylamin
O-Methylanhaladin
N-Methylmeskalin
Pellotin
Anhalinin
N-Methyl-Tyramin
3,4,5-Trimethoxy-Phenethylamin (Meskalin)
N,N-Dimethylmeskalin

Turbinicarpus pseudomacrochele
4-Hydroxy-N,N-Dimethyl-Phenethylamin
N,N-Dimethyltyramin (Hordenin oder Anhalin)

Turbinicarpus pseudomacrochele ssp. krainzianus
Anhalonidin
N,N-Dimethyltyramin (Hordenin oder Anhalin)
Tyramin
Phenethylamin
O-Methylanhaladin
N-Methylmeskalin
Pellotin
Anhalinin
N-Methyl-Tyramin
3,4,5-Trimethoxy-Phenethylamin (Meskalin)
N,N-Dimethylmeskalin

Turbinicarpus pseudopectinatus
N,N-Dimethyltyramin (Hordenin oder Anhalin)
Tyramin
N-Methyl-Tyramin
Anhalinin
Phenethylamin
O-Methylanhaladin
N-Methylmeskalin
N,N-Dimethylmeskalin

Turbinicarpus schmiedickeanus
N,N-Dimethyltyramin (Hordenin oder Anhalin)
Anhalonidin
Anhalinin
Pellotin
Tyramin
O-Methylanhaladin
Phenethylamin
N-Methylmeskalin
N-Methyl-Tyramin
N,N-Dimethylmeskalin

Turbinicarpus schmiedickeanus ssp. flaviflorus
N,N-Dimethyltyramin (Hordenin oder Anhalin)
Tyramin
O-Methylanhaladin
Phenethylamin
Anhalonidin
Anhalinin
Pellotin
N-Methylmeskalin
N-Methyl-Tyramin
3,4,5-Trimethoxy-Phenethylamin (Meskalin)

Turbinicarpus schmiedickeanus ssp. klinkerianus fa. schwarzii
N,N-Dimethyltyramin (Hordenin oder Anhalin)
Tyramin
Anhalinin
O-Methylanhaladin
3,4,5-Trimethoxy-Phenethylamin (Meskalin)
Phenethylamin

N-Methylmeskalin
Anhalonidin
Pellotin
N-Methyl-Tyramin
N,N-Dimethylmeskalin

Verwendung
3 bis 6 Exemplare werden getrocknet und gegessen. Die wirksame Dosis kann allerdings stark schwanken, da auch nicht alle Arten die gleiche chemische Zusammensetzung aufweisen. Bislang zu wenig erforscht.

Botanik
Kugelige, kurzzylindrische, manchmal sprossende, Warzenkakteen mit Rübenwurzel. 4 bis 5, oft kräuselige Dornen. Weiße bis gelbliche, trichterförmige Blüte, kugelige bis eiförmige Frucht. Empfindliche Gattung, ähnlich *Ariocarpus* in der Kultur. Vermehrung über Aussaat und Kindel.

Verweise: *Pelecyphora*

WIGGINSIA (K. SCHUMANN) FRIC*

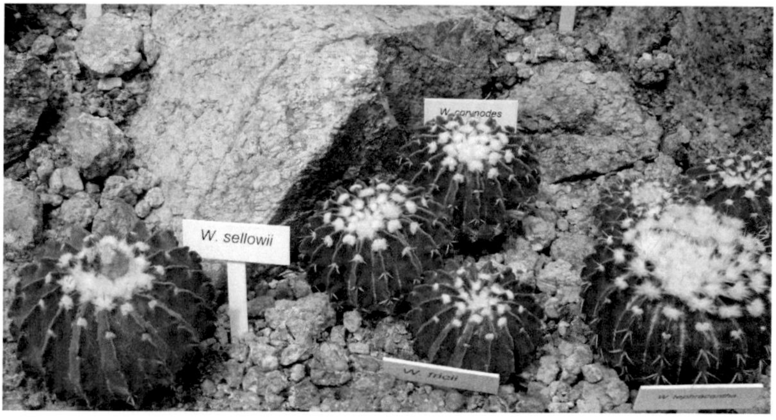

4 psychoaktive Arten
Wigginsia arechavaletai (SCHUM. ex SPEG.) D. M. PORTER
Wigginsia erinaceus (HAW.) D. M. PORTER

Wigginsia macrocantha (ARECHAV.) D. M. PORTER
Wigginsia tephracantha

Geschichte
Verbreitungsgebiet: Argentinien, Brasilien und Uruguay. Wird als Ritualkaktus, hauptsächlich als Beigabe zu anderen psychoaktiven Pflanzen verwendet.[125]

Wirkstoffe
Bislang konnten nur inaktive Phenethylamine nachgewiesen werden:

Wigginsia erinaceus
4-Hydroxy-N,N-Dimethyl-Phenethylamin

Wigginsia macrocantha
4-Hydroxy-N,N-Dimethyl-Phenethylamin

Verwendung
Siehe *Notocactus* und *Parodia*.

Botanik
Kugelkakteen mit 6 bis 60 Rippen. *Wigginsia* wurde früher *Notocactus* beigefügt (weitere Botanik: siehe dort) und ist heute komplett der Gattung *Parodia* zugeordnet.

Verweise: *Notocactus, Parodia*

ZYGOCACTUS TRUNCATUS (HAW.) K. SCHUM.*

Zygocactus truncatus wird gesondert in der Literatur erwähnt[126] (ähnlich *Dolichothele, Neochilenia*), ist aber ein früherer Name der heutigen *Schlumbergera truncata*. Siehe dort.

Quellen für aktive Arten bzw. Varietäten und Wirkstoffangaben: Bruhn et Bruhn 1963, Ott 1993, Rätsch 1998, Smith 1998 & 2001, Shulgin 1990 & 1997, Trout 1999 und spezifische (siehe Literaturhinweise).

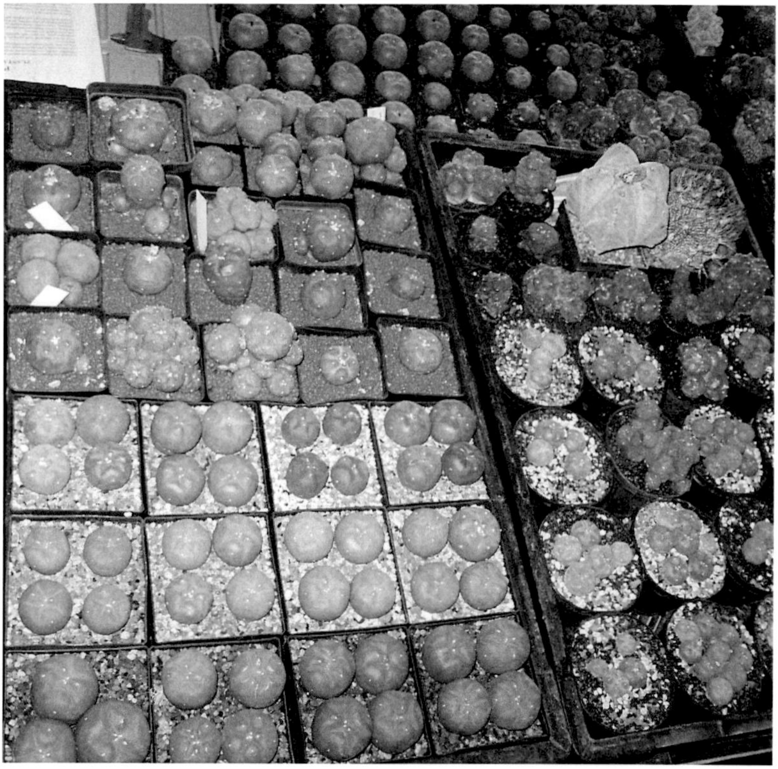

Viele kleine Peyote-Exemplare stehen zum Verkauf bereit.

DIE MESKALINHALTIGEN KAKTEEN

Die Welt der Kaktusgewächse mit Meskalinvorkommen beschränkt sich nach dem derzeitigen Wissensstand auf nur dreizehn Gattungen. Vermutlich existiert aber eine weitere Vielzahl meskalinhaltiger Kakteen - vielleicht auch Pflanzen aus anderen Familien. Die Forschung ist leider auf diesem Gebiet noch nicht sehr weit. Für weitere, in den nachfolgend gelisteten Kakteen enthaltene Wirkstoffe und Substanzen, siehe die einzelnen Monografien.

Eine Sonderstellung nimmt nach meiner Ansicht der Westernkaktus *Carnegiea gigantea* ein. Dieser enthält laut der chemischen Analysen kein Meskalin, wirkt aber nach meiner eigenen Erfahrung wie ein Meskalinkaktus. Das könnte zum Beispiel daran liegen, dass *Carnegiea* den für Säugetiere körpereigenen Botenstoff Dopamin (ein Katecholamin) enthält. Dopamin ist innerhalb der Biosynthese des Meskalin in Kakteen eine natürliche Vorläufersubstanz, also eine Vorstufe der pflanzeneigenen Produktion von Meskalin. Aus Dopamin wird Nor-Meskalin, und dieses wird schließlich zu Meskalin metabolisiert. Möglicherweise könnte also hier der Knackpunkt liegen. Es ist durchaus vorstellbar, dass aus dem Dopamin in *Carnegiea gigantea* zu einem späteren Zeitpunkt, nämlich während eines fortgeschritteneren Stadiums, Meskalin biosynthetisiert wird. Dies würde die meskalinanaloge Wirkung des Kaktus erklären.

Meskalinhaltige Kakteen (Übersicht)

Eriosyce spp. (Islaya)
Gymnocalycium spp
Lophophora spp.
Myrtillocactus spp.
Opuntia spp.
Pachycereus spp. (Pterocereus)

Pelecyphora spp.
Pereskia spp.
Pereskiopsis spp.
Polaskia spp.
Stenocereus spp.
Stetsonia spp.
Trichocereus spp.

Aphrodisisch genutzte Kaktusarten

Selbstverständlich werden einige Kakteen auch als Aphrodisiaka verwendet. Die potenten psychotropen Inhaltsstoffe bieten dies einfach an. Auch spielen die seit langem verwendeten und gesellschaftlich unwiederruflich implizierten Kaktusarten sicherlich auch eine wichtige Rolle, die Gewächse zur Steigerung der Lust und Libido einzusetzen. Dabei ist wichtig, in welcher Weise aktive Kakteen als Liebesmittel wirksam sein können. Einige, beispielsweise *Epithelantha*, vermögen den Konsumenten aufzuputschen und eine maximale Leistungssteigerung herbeizuführen (ähnlich Amphetamin, Koffein oder Kokain), andere wiederum wirken typisch psychedelisch, halluzinogen - so zum Beispiel Peyote (*Lophophora* spp.), San Pedro (*Trichocereus* spp.) und Doñana (*Coryphantha* spp.) - und sind von daher ebenso wie LSD oder Psilocin von aphrodisischer Qualität. Gesicherte Mengenangaben fehlen. An die Dosierung muss man sich langsam herantasten werden.

Kakteen als Liebesmittel (Übersicht)

(nach MÜLLER-EBELING et RÄTSCH 2004: 383)

Ariocarpus retusus
Carnegiea gigantea
Coryphantha macromeris
Epithelantha micromeris
Lophophora williamsii
Mammillaria spp.
Opuntia ficus-indica
Selenicereus grandiflorus
Trichocereus pachanoi

Rezepte zur Zubereitung entheogener Kakteen

Da ich nicht zu jedem der erwähnten Kaktusgewächse eine Rezeptur zur Zubereitung aufführen kann, habe ich die zugänglichen hier an einer Stelle versammelt und davon abgesehen, entsprechende Punkte innerhalb der Monografien einzuflechten. Sollte ich zu irgendeinem Zeitpunkt in der Lage sein, mindestens fünfzig Prozent der aufgeführten Kakteen mit Rezept zu versehen, wird dies in einer künftigen Auflage in die monografische Übersicht aufgenommen werden. Außen vor bleiben in diesem Rahmen die Anwendungen, welche sich einzig auf das Verzehren von getrocknetem oder frischem Kaktusfleisch beziehen. Diese Art der Einnahme kann mit so gut wie jedem Kaktus geschehen.

Trichocereus pachanoi (San Pedro)

„‚San Pedro', der heilige Petrus, der heilige Peter, ist ein Namensgeber für Drogen in Lateinamerika, zum Beispiel den bolivianischen Weintraubenschnaps ‚San Pedro de Oro (Pisco)' oder den andinen psychoaktiven, meskalinhaltigen Säulenkaktus ‚*Trichocereus pachanoi*' oder ‚*Trichocereus*' spp. (...) oder den mazetekischen Bauerntabak (*Nicotiana rustica*)."
(RÄTSCH et OTT 2003: 117)

Um einen San-Pedro-Trunk zu bereiten, verwenden wir frisches Kaktusfleisch – idealerweise dünne Scheiben des frischen Körpers. Diese werden in Wasser für mindestens zwei, besser für etwa fünf bis sechs Stunden, auf niedriger Flamme gekocht. Anschließend filtern und den Absud in einen Extratopf geben. Das Kaktusfleisch wird nun noch einmal der gleichen Prozedur unterzogen. Den neuerlich entstandenen Absud mit dem ersten zusammenschütten und das Ganze auf wiederum niedriger Flamme zu etwa der Hälfte Flüssigkeit eindicken. Im schamanischen Kontext wird zum traditionellen San-Pedro-Trunk noch anderes entheogenes Pflanzenmaterial hinzugegeben, zum Beispiel Engelstrompeten-Blätter (*Brugmansia* spp.). Der fertige Trank kann mit saurem oder süßem Getränkezusatz im Geschmack variiert werden. Manche mögen eher die Bitterkeit von Grapefruit oder Bitter Lemon, manche eher die Süße von Orangensaft oder -limonade.

Die gleiche Vorgehensweise, jedoch nicht unbedingt auch die gleiche Dosierung, empfiehlt sich u. a. für die psychoaktiven Spezies der Gattungen
- *Browningia*
- *Carnegiea gigantea* (siehe unten)
- *Cephalocereus*
- *Cleistocactus*
- *Cereus*
- *Mammillaria* (siehe unten)
- *Myrtillocactus*

***Carnegiea gigantea* (Saguaro)**

Dieser Kaktus kann auf zwei Arten zubereitet werden: Erstens können die frischen Früchte in Wasser ausgekocht oder aber (innerhalb drei bis vier Tagen) vergoren werden. Zweitens kann das frische Kaktusfleisch vermittels Wasserauskochung ausgezogen werden. Der Vorgang ist dann der gleiche wie bei San Pedro (siehe dort).

***Lophophora williamsii* (Peyote)**

100 Gramm getrockneten und pulverisierten *Lophophora*-Fleisches in ein adäquat verschließbares Gefäß geben, mit Leitungswasser anfeuchten und mit 200 bis 300 Milliliter Ethanol anreichern. Das Gefäß schließen und für zwei bis drei Tage an einem kühlen und dunklen Ort stehen lassen. Anschließend abseihen, beispielsweise durch einen mehrfach geschichteten Kaffeefilter oder durch ein Seidentuch. Als Dosis gelten 15 bis 20 Tropfen des Extrakts.

Die gleiche Vorgehensweise, jedoch nicht unbedingt auch die selbe Dosierung, empfiehlt sich u. a. für die psychoaktiven Spezies der Gattungen
- *Ariocarpus*
- *Astrophytum*
- *Aztekium*
- *Coryphantha*
- *Ferocactus*

- *Gymnocalycium*
- *Strombocactus*
- *Pelecyphora*

Mammillaria-Arten

Es sind viele psychoaktive Mammillarien bekannt. Daher kann im Grunde keine universelle Rezeptur zur Zubereitung der Kakteen angegeben werden. Wenn strenge Vorsicht waltet, kann der experimentatorische Psychonaut aus den frischen Früchten oder dem getrockneten und pulverisierten Kaktusfleisch ein alkoholisches Getränk erarbeiten. Dazu wird das Pflanzenmaterial (Früchte oder Fleisch) in ein Alkoholikum, zum Beispiel in Wein, Bier oder Schnaps, eingelegt. Da Inhaltsstoffe und Potenz der verschiedenen Arten der Gattung schwanken, sind keine Dosierungsangaben möglich. Wie gesagt: Vorsicht ist die Mutter der Porzellankiste!

Pachycereus-Arten

Pelecyphora wird frisch verwendet. Das zerhackte Kaktusfleisch wird analog der San-Pedro-Zubereitung behandelt, nämlich in Wasser ausgekocht. Bei den Tarahumara wird einfach das frische Fleisch ausgepresst und der Saft entweder als Alkohol-Additiv oder aufgekocht getrunken (RÄTSCH 1998: 401).

Die koffeinhaltigen Arten

Koffeinhaltige Kakteen werden in purem Wasser ausgekocht. Das Koffein löst sich bekanntlich in Wasser. Die bisher bekannten Koffeinkakteen sind

- *Cereus jamacaru*
- *Harrisia adscendens*
- *Leocereus bahiensis*
- *Pilosocereus gounellei*

Bei *Cereus jamacaru* sollte jedoch aufgepasst werden. Die Art enthält unter Umständen auch Meskalin (siehe Monografie).

Das Phenylethylamin Meskalin und andere psychoaktive Kaktuswirkstoffe

„Meskalin wurde in 12 *Trichocereus*-Spezies nachgewiesen (...), die höchste Konzentration hatte *Trichocereus peruvianus* (...). (...) Meskalin kommt auch in anderen Kakteen vor, zum Beispiel in *Stetsonia coryne, Pelecyphora aselliformis* und *Opuntia spinosor* (...). Eine unidentifizierte *Opuntia*, welche Meskalin oder eine ähnliche Substanz enthalten könnte, wird von den amazonischen Sharanahua-Indianern als Additiv für entheogene Ayahuasca-Zubereitungen verwendet (...). Spuren von Meskalin wurden in *Islaya minor, Opuntia acanthocarpa, O. basilaris, O. ficus-indica, O. echinocarpa, O. imbricata, Pereskia corrugata, P. tampicana, Pereskiopsis scandens, Polaskai chende, Pterocereus gaumeri, Stenocereus beneckei, S. eruca, S. stellatus* und als letztes in *S. treleasei* gefunden.“ (OTT 1996: 88)

„3,4-Dimethoxy-5-Hydroxy-Phenethylamin hat sich als natürliche Vorstufe des Anhalamin herausgestellt. Ein Report behauptet, Anhalamin habe halluzinogene Eigenschaften, aber es gibt dafür keine weitere Bestätigung.“
(SHULIGIN et SHULGIN 1997: 659)

„Um die Wende vom 19. zum 20. Jahrhundert identifizierten Chemiker den psychoaktiven Wirkstoff als kristallisiertes Alkaloid. Sie nannten das Halluzinogen Meskalin, da sie das Alkaloid einem Meskal-Button entnommen hatten. Später isolierten Chemiker verschiedene Alkaloide aus Peyote und verwandten Kakteen. Nachdem die chemische Struktur von Meskalin aufgedeckt war, konnten Chemiker die Substanz auch im Labor synthetisieren. Wer ein Chemiker ist, hat es damit leicht: 3,4,5-Trimethoxyphenethylamin. Auf der strukturellen Ebene ähnelt Meskalin dem Neurotransmitter Noradrenalin.“
(PELLERIN 2001: 182)

Das *Lophophora*-Alkaloid Meskalin ist ein sogenanntes Phenylethylamin (abgekürzt Phenethylamin oder PEA) und zwar ein ß-Phenethylamin oder 2-Phenethylamin (3,4,5-Trimethoxy-ß-Phenethylamin) mit der Summenformel $C_{11}H_{17}NO_3$.

Beta-Phenethylamine sind Phenethylamin-Derivate[127]. Es existieren sowohl psychotrope, als auch psychisch nicht wirksame Phenethylamine. In den psychoaktiven Kakteen wurden außer Meskalin verschiedene andere Phenethylamine, z. B. Hordenin, Macromerin, Pellotin usw., und auch gänzlich andere Inhaltsstoffe (Koffein, Tyramine, Tryptamine, Histamine, Isochinoline usw.) gefunden (siehe Tabelle auf Seite 206 und siehe die einzelnen Monografien).

Das heutzutage in Psychonautenkreisen häufig verwendete Amphetaminderivat MDMA (3,4,-Methylendioxymethamphetamin) und seine Verwandten (MDA, MDE, MMDA ...) sowie auch Amphetamin und Methamphetamin sind im Übrigen ebenfalls (auf verschiedene Weise substituierte) Phenethylamine.

Inhaltsstoffe mit zweifelhafter psychoaktiver Wirkung:

B-O-Methylsynephrin (diverse Kakteen)
3-Dimethyltrichocerein (*Echinopsis* spp., *Pelecyphora* spp.)
Dolichothelin (*Mammillaria* spp.)
N, N-Dimethylhistamin (*Echinocereus* spp.)
Homoveratrilamin (*Lophophora* spp., *Echinopsis* spp., *Gymnocalycium* spp., *Stetsonia* spp. u. a.)
3-Methoxytyramin (*Echinopsis* spp. u. a.)
N-Methyl-3,4-Dimethoxy-B-Phenethylamin (*Pelecyphora* spp., *Coryphantha* spp., *Ariocarpus* spp.)

Wir können getrost davon ausgehen, dass es eine vermutlich unerschöpfliche Anzahl weiterer psychotroper Verbindungen im Reich der Kaktusgewächse gibt. Bei aller Unwissenheit um die allgemeine Aktivität der meisten Kakteen-Spezies und -Gattungen ist es mehr als wahrscheinlich, dass die meisten der existenten Kaktus-Psychoaktiva bislang gar nicht entdeckt wurden. Glücklicherweise ist uns der wichtigste dieser Wirkstoffe – nämlich das Meskalin – wohlbekannt. Aber wer weiß es schon? Vielleicht entdecken findige Forscher eines Tages Kakteen, die mit heutzutage gänzlich unidentifizierten Substanzen viel psychedelischer wirken als Peyote und Meskalin. Möglich ist, und das wissen wir mittlerweile, alles.

Pychoaktive Substanzen in Kakteen

(nach GOTTLIEB 2000: 91f.)

Substanz	Gattungen	[ggf. Chem. Bez.]
Anhaladin	*Lophophora* spp., *Pelecyphora* spp.	[2-Methyl-6,7-Dimethoxy-8-Hydroxy-1,2,3,4-Tetrahydroisochinolin]
Hordenin (auch: Anhalin)	*Ariocarpus* u.v.a.	[N,N-Dimethyltyramin]
Koffein	*Cereus* spp., *Harrisia* spp., *Leocereus* spp. u.a.	[1,3,7-Trimethylxanthin]
Macromerin	*Coryphantha* spp.	[N,N-Dimethyl-3,4-Dimethoxy-B-Hydroxy-B-Phenethylamin]
5-MeO-Dimethyltryptamin	*Echinocereus* spp.	
Meskalin	*Lophophora* spp., *Echinopsis* spp. u.a.	[3,4,5-Trimethoxy-B-Phenethylamin]
Metanephrin	*Coryphantha* spp.	
N-Methylphenethylamin	*Mammillaria* spp.	
N-Methyltyramin	*Ariocarpus* spp. u.a.	
Normacromerin	*Coryphantha* spp.	[N-Dimethyl-3,4-Dimethoxy-B-Hydroxy-B-Phenethylamin]
Pellotin	*Lophophora* spp., *Pelecyphora* spp.	[1,2-Dimethoxy-8-Hydroxy-1,2,3,4-Tetrahydroisochinolin]
Synephrin	diverse	[N-Methyl-4-Hydroxy- B-Phenethylamin]
Tyramin	*Lophophora* spp. u.a.	

„Aber eines war mir unumstößlich klar: Im Rhythmus musste sich alles lösen, im Rhythmus lag das letzte Wesen aller Dinge, ihm war alles untergeordnet, der Rhythmus war für mich metaphysisches Ausdrucksmittel. Und wieder kamen die Bilder, wieder die beiden Systeme, diesmal hörte ich aber zugleich mit ihrem Auftreten Musik. Von unendlicher Ferne kamen die Töne, sphärischer Klang, langsam schwingend, gleichmäßig hoch und tief, und mit ihr bewegte sich alles."
(LEWIN 2000: 146)

„(...) Forscher hatten bereits entdeckt, dass der Serotoninspiegel im Gehirn unter dem Einfluss von LSD ansteigt; dies lässt sich erklären. Dann fanden wir heraus, dass Meskalin und andere Phenäthylamin-Halluzinogene nicht diesen Effekt hatten. Das gefiel uns gar nicht, denn es bedeutete, dass wir es mit einer komplizierten Hypothese zu tun hatten, nämlich dass LSD und Meskalin keinen gemeinsamen Wirkungsmechanismus hatten."
(PELLERIN 2001: 93)

„Raucht man Peyote mit Gras zusammen, so brennt er auch, nachdem man ihn getrocknet und pulverisiert hat. Viele Anhänger der indianischen Riten werden das ablehnen. Der mit Gras gerauchte Kaktus intensiviert die Pot-Wirkungen und vermittelt ein leichtes *High*, das deutlich die Sicht schärft, ohne dass man sich auf einem größeren Trip befindet."
(STAFFORD 1980: 51)

Die reine Meskalinerfahrung, also eine psychedelische Reise mit synthetisiertem Meskalin, unterscheidet sich deutlich von einer Erfahrung mit meskalinhaltigen Kaktusgewächsen. Ist in Meskalinkakteen nämlich zumeist eine Vielzahl anderer psychoaktiver bzw. bioaktiver und weiterer Substanzen enthalten, welche im wahrsten Sinne des Wortes eine pharmakologische Symphonie zu komponieren imstande sind, so verspürt der Konsument beim Synthetikum ausschließlich die explizite Wirkung der eingenommenen Substanz. Zum Vergleich hier zwei kurze Erfahrungsberichte, beginnend mit einem Peyote-Experiment:

„Wer zum erstenmal in so ein Ding hineinbeißt, muss sich darüber nur wundern, wie überhaupt jemand daraufkam, dass derlei essbar sei. Das Zeug schmeckt hässlich grasig-bitter, und bald nach dem Genusse treten recht unangenehme Empfindungen auf, die fast wie eine Vergiftung anmuten: Kopfdruck, Schwindel, Übelkeit und Lichtscheu. Nach etwa zwei Stunden schwinden diese Erscheinungen und machen einer verdrossenen Abgeschlagenheit und Müdigkeit Platz. Legt man sich in diesem Zustande nieder, so setzt ziemlich unvermittelt der Rausch ein: Das eklige Gefühl der eben vergangenen Stunden verschwindet mit einem Schlag. Man sieht alles plötzlich wie an einem frischen Morgen, in prachtvollen Farben, kristallklar und unwahrscheinlich plastisch. Schließt man die Augen, so drehen sich bunte Feuerräder, fließen Ströme farbigen Lichtes wie Kaskaden. Funken, klar wie Edelsteine von reinstem Wasser, scheinen herumzuspringen und in der Luft zu schweben (...)“ (Reko 1987: 48f.).

Jim DeKorne weiß von einer ganz und gar nicht angenehmen und in seinen Augen spirituell sinnlosen *Lophophora*-Erfahrung zu berichten:

„In den frühen achtziger Jahren aß ich in einer Sommernacht etwa ein halbes Dutzend getrockneter Peyote-Buttons. Ich weiß nicht mehr, wie ich sie einnahm – vermutlich habe ich sie gemahlen und in Gelatine-Kapseln geschluckt. Der Punkt ist, dass ich so jämmerlich krank wurde, wie ich es nie wieder war. Nachdem mein Magen schon lange leer war, hatte ich noch mehrere Stunden lang ‚psychedelischen trockenen Brechreiz'. Die Menge an Energie, die ich während jeder dieser Reinigungen verbrauchte, war furchteinflößend – als ob ich meine Lebenskraft erbrach. Die Spasmen kamen in regelmäßigen, unerbittlichen Wellen und fühlten sich an, als ob eine kosmische Hand mich ausdrückte wie eine alte Zahnpasta-Tube. Als der Rhythmus anhielt, und ich immer schwächer und hilfloser wurde, bekam ich tatsächlich Angst, ich könnte sterben! Es gab dabei nichts Spirituelles, nichts Tiefgründiges oder Einsichtsvolles, das ich aus dieser Erfahrung gewann, mit Ausnahme der entschlossenen Überzeugung, dass dies mein letzter

Peyote-Trip sein würde. Ich bat meinen Körper um Verzeihung und versprach reumütig, dass ich ihn nie wieder dieser Art von Mißbrauch aussetzen würde“ (DeKorne 1995: 132).

Demgegenüber steht die psychoaktive Effektivität des synthetischen Meskalin. Sasha Shulgin beschreibt in PiHKAL einen Meskalintrip mit 400 Milligramm Meskalinsulfat (Übersetzung aus Pellerin 2001, 193):

„In der ersten Phase des Meskalinrausches (2–3 Stunden) nahm ich alles aus einer humorvollen Perspektive wahr. Die Gesichter der Menschen erschienen mir wie Karikaturen. Es schien, als ob kleine Autos große jagten, und alle Wagen, die mir begegneten, schienen Gesichter zu haben ... Eine bemerkenswerte Wirkung der Droge besteht in der starken Empathie (...), die man gegenüber allen kleinen Dingen empfindet, sei es ein Stein, eine Blume oder ein Insekt. Mir kommt es so vor, als als wäre es einfach unmöglich, irgendetwas zu verletzen – irgendjemandem oder irgendeiner Sache absichtlich Schaden oder Schmerzen zuzufügen, liegt jenseits aller Möglichkeiten ... Das Erstaunlichste an diesem Trip war die Intensivierung der Farbwahrnehmung. Der kleinste Unterschied in der Schattierung schien zu extremen Kontrasten verstärkt. Die kleinste Färbung phosphorisierte mit großer Intensität. Gesättigte Farben hingegen waren meist unverändert, dafür aber umgeben von Kaskaden weiterer Farben, die sich über die Umrisslinien ergossen.“ (Shulgin et Shulgin 1995: 704f.)

Eigenartigerweise berichten viele Psychonauten von einer auch vom Meskalin-Synthetikum induzierten Übelkeit und folgern, dass diese nichts mit anderen Inhaltsstoffen der Kakteen zu tun haben könne. Ich persönlich habe ganz andere Erfahrungen. Nach Einnahme von Meskalinkakteen verspüre ich eine gewisse Anspannung des Magens bzw. des gesamten Magen-Darm-Traktes – eine echte oder gar heftige Übelkeit an sich blieb mir bislang aber erspart. Anders geht es aber fast allen mir bekannten Peyote-Psychonauten: Fast alle klagen oder berichten über eine anfängliche Übelkeit, die durchaus auch reinigende Funktionen haben kann. Bei reinem Meskalin hingegen blieb bei mir selbst das Magengrummeln aus. Unangenehme oder bedrohliche körperliche Symptome sind mir auf Meskalin völlig fremd. Das ist wieder ein wichtiger Hinweis darauf, von welcher Bedeutung und Essenz Dosis, Set und

Setting sowie die Befindlichkeit, Konstitution, Toleranz und Empfänglichkeit des Users für eine psychedelische Reise sind.

Extraktion aus San Pedro

Ich habe hier einige Extraktionsanleitungen aus dem psychonautischen Underground gesammelt. Die beschriebenen Verfahren sind allesamt für die Küchen-Extraktion bestimmt, sollten aber als ausschließliche Information verstanden werden. Etwaige Nachahmungsversuche könnten zu gefährlichen Situationen führen und sollten von daher unterlassen werden.

„Nach dem Kochen und Filtern von San Pedro, so wie es in den Standardverfahren beschrieben wird, lässt man die Flüssigkeit in einem antihaftbeschichteten Topf köcheln, bis die Flüssigkeit die Konsistenz von Klebstoff hat. Vorsichtiges Rühren, um Anbrennen zu vermeiden, ist notwendig. Das Resultat bringt man auf eine Glasscheibe und lässt es auskühlen. Sobald die Masse biegsam ist, rollt man sie zu einer dünnen Wurst vom Umfang eines Bleistifts, teilt Portionen ab und füllt Gelatinekapseln damit. 60 Gramm der teerähnlichen Masse sollten 23 Gelatinekapseln füllen. Die Einnahme von sechs Kapseln davon alle 15 Minuten reduziert die Übelkeit. Die Wirkung hält bis zu 12 Stunden an."
(ENTHEOGENE 1-94: 33f.)

„Ich kochte (...) etwa einen Meter San Pedro: Stücke von 1,5 Zentimeter kochte ich 8–10 Stunden, jagte sie durch den Mixer und trennte den flüssigen vom festen Teil. Den Liter Kochwasser und den Liter, den ich aus den Stücken herausgepresst hatte, schüttete ich zusammen und kochte dies auf einen Liter ein. Dies teilten sich vier Personen, wobei eine halbe Tasse übrig blieb. Keiner verspürte Übelkeit. San Pedro ist nicht annähernd so bitter wie Peyote. Es dauerte eine lange Zeit, bis die Wirkung eintrat, aber als sie eintrat, war sie stark (...)."
(ENTHEOGENE 2-94/95: 45)

„Ich denke, die beste Methode, um Extraktionen aus *Trichocereus* durchzuführen, ist es, die Pflanze in dünne Scheiben zu schneiden und diese auf eine Schnur aufzuziehen und so zu trocknen. Anschließend pulverisiert man die Stücke in einer Kaffeemühle o.ä.

und kocht das Pulver in Wasser mit Zitronensaft. Dann filtert man und fügt der verbleibenden Flüssigkeit Salz hinzu, um die Verdunstung zu erhöhen (so wie bei einem Luftbefeuchter). Auf diese Weise wird soviel Oberfläche des Fruchtfleischs wie möglich dem Lösungsmittel ausgesetzt, die Viskosität wird vermindert, ebenso die Kochzeit."
(ENTHEOGENE 3-95: 34f.)

„Das Folgende ist die Zusammenfassung eines Internet-Artikels: Man erhält gute Ergebnisse, wenn man *Trichocereus pachanoi* mit einem gewöhnlichen elektrischen Entsafter verarbeitet. [...] (...) So ein Gerät kann aus 350 Gramm San Pedro in 15 Sekunden etwa 0,35 l Saft gewinnen. Dazu wäscht man den Kaktus und schneidet ihn in Stücke, die in den Einfüllstutzen des Entsafters passen. Den Pressrückstand kann man anschließend mit 200 ml Zitronensaft versetzen und nochmal entsaften. Auf diese Weise erhält man 96 % aller Alkaloide. Der Saft schmeckt, so wie er ist, nahezu genießbar. Natürlich könnte man ihn noch süßen."
(ENTHEOGENE 4-95: 39)

Verallgemeinerte Extraktion von Alkaloiden am Beispiel von *Trichocereus pachanoi*

Von Ganesh Baba

Um einen Vergleich zwischen Labormethoden und traditionellen Zubereitungen bekannter Entheogene anstellen zu können, soll im Folgenden eine verallgemeinerte Alkaloidextraktion angegeben werden. Dieses Verfahren ist zwar einer einfachen Laborausstattung angepasst, wird in ähnlicher Form jedoch auch industriell angewandt, z. B. bei der Extraktion von Morphinen aus Mohn. Was die rechtliche Seite der vorliegenden Extraktion betrifft, so sei darauf hingewiesen, dass Meskalin in einer Reihe von Staaten nicht verkehrsfähig ist. Möglicherweise benötigte Genehmigungen zum Umgang mit dieser Substanz sind also vor eigenen Experimenten einzuholen. Dieser Artikel ist die Adaption eines Beitrages aus der Zeitschrift *Entheogene Blätter* (8/02: 8-10).

Vorarbeiten / benötigte Utensilien:

- Konzentrierte Salzsäure (mindestens 25-prozentig), 99-prozentiges Isopropanol (Isopropylalkohol / 2-Propanol): Apotheke
- Ether, Methylenchlorid oder Chloroform: Laborfachhandel
- Aceton: Drogerie oder Baumarkt
- Trockenmittel Natriumsulfat, Magnesiumsulfat oder Calciumchlorid: Apotheke, Baumarkt
- Sieb: Teesieb etc. am besten aus Kunststoff
- Ein paar große Bechergläser, einen 1-Liter-Scheidetrichter mit Kunststoffstopfen, Universal-pH-Papier, Laborfilter (groß): aus dem Laborfachhandel
- Natronlauge: Man kauft in der Apotheke Natrium-/Kaliumhydroxid (es wird normalerweise zum Ätzen von belichteten Platinen oder zum Entfetten von Gegenständen verwendet) und löst es unter Kühlung und Rühren in Wasser. Am besten macht man die Base 2–3 molar (also 80–120g/l), dann wird das Volumen der ganzen Geschichte nicht so groß und man kann besser extrahieren (gut kühlen und rühren, sonst wird es zu heiß und beginnt zu spritzen).
- Lösung zum Fällen (HCl in Isopropanol): Zu 150ml 99 % Isopropanol werden 25ml konzentrierte Salzsäure (25%–36%) und mindestens 3 Esslöffel des Trockenmittels gegeben. Das Gemisch wird 20 Minuten gerührt, die Feststoffe abgefiltert und die Lösung gut verschlossen aufbewahrt. Zuerst muss das Pflanzenmaterial gründlich getrocknet und so fein wie möglich pulverisiert werden. Somit ist die Oberfläche am größten, und die Extraktion wird vollständiger verlaufen.

Beschreibung der Extraktion anhand von *Trichocereus pachanoi*:
Die gut getrockneten Kaktusschnipsel werden in einem elektrischen Mixer sorgfältig zu Pulver zermahlen. Das Pulver wird dann in einen Glastopf (nicht Metall !) gegeben, mit verdünnter (1-prozentiger) Salzsäure bedeckt und 1 Stunde auf niedrigster Stufe erhitzt. Man gießt die Säure durch ein Sieb oder einen Filter ab, sammelt diese und wiederholt diesen Vorgang mit frischer Säure noch weitere ein bis zweimal, damit möglichst alle Alkaloide extrahiert werden (natürlich gibt man das aufgefangene Pflanzengut wieder in den Topf zurück). Bei der zweiten und dritten Extraktion erhitzt man es möglichst 2 oder 3 Stunden. Bis zum Sieden sollte es nicht kommen, da sonst Chlorwasserstoff ausdampft, der stechend riecht, außerdem sinkt dadurch die Konzentration in der

Lösung. Der Grund für eine erste Extraktion mit einer Säure besteht darin, dass die Alkaloide lipophil sind d. h. sie sind fettliebend und somit nicht in Wasser löslich. Die Säure bildet mit den Alkaloiden (hier Meskalin) hydrophile Salze, die sich also gut in Wasser lösen. Die vereinigten Säurephasen werden nun in einen großen Scheidetrichter (1 Liter oder größer) gegeben. Dieser sollte höchstens zu 2/3 gefüllt sein. Hinzu kommen etwa 20 Vol % eines Entfettungsmittels, also eines organischen Lösemittels wie Ether, Methylenchlorid, Chloroform, Toluol o.ä. Aceton eignet sich nicht, da er mit Wasser in beliebigem Verhältnis mischbar ist. Der Scheidetrichter wird nun mit einem dichtschließenden Stopfen (am besten einen Kunststoffstopfen) verschlossen und man schüttelt einmal vorsichtig (!) die Flüssigkeiten durch. Indem der Scheidetrichter nun auf dem Kopf gehalten wird (natürlich den Stopfen, wie beim Schütteln, dicht geschlossen halten) kann man den Hahn langsam öffnen, um den entstandenen Druck abzulassen. Gerade bei der Arbeit mit Ether, Methylenchlorid und Chloroform entsteht wegen der hohen Dampfdrücke und dem niedrigen Siedepunkt der Lösemittel ein hoher Druck im Trichter der abgelassen werden muss. Er kann sonst zum Bersten des Trichters führen. Der Hahn wird wieder geschlossen, ein oder zweimal geschüttelt, und der Druck wird wieder abgelassen. Man merkt nun, ob sich viel oder wenig an Druck aufbaut, und kann dementsprechend lange schütteln.

Nach 10 bis 15 Schüttelvorgängen hängt man den Trichter senkrecht an ein Stativ und wartet, bis sich die Phasen vollständig getrennt haben. Wenn man Ether oder Toluol verwendet, so liegen diese Lösemittel oberhalb der Wasserphase, bei Methylenchlorid oder Chloroform liegen diese Lösemittel unter der Wasserphase. Die organische Phase (also die genannten Lösemittel) wird abgetrennt, hierzu muss natürlich auch der Stopfen entfernt werden. Dabei geht es darum, eine Vorreinigung zu erzielen. Fette und andere organische Bestandteile des Extraktes können dadurch abgetrennt werden.

Man wiederholt diesen Vorgang mit neuem Lösemittel solange, bis dies klar und sauber bleibt. Die Säure-Wasser-phase wird nun in ein großes Becherglas gegeben und in ein Kühlbad gestellt. Unter Rühren wird langsam Natronlauge hinzugegeben (vorsichtig denn es kann sonst sehr heiß und ungemütlich werden), bis das Universal-pH-Papier einen pH-Wert von mindestens 12 anzeigt. Durch den Basenzusatz wird aus den Alkaloidsalzen (Meskalinhydrochlorid etc.), wieder die Meskalinbase frei, die nun nicht mehr in Wasser löslich ist, dafür aber mit einem organischen Lösemittel, wie es vorher schon benutzt wurde, extrahiert werden kann. Also lässt man die nun basische wässrige Lösung abkühlen, füllt sie in den Scheidetrichter und fügt wieder ein organisches Lösemittel hinzu. Auf 700 ml einer wässrigen Lösung kommen etwa 150 ml des Lösungsmittels. Nun wird verfahren wie vorher beschrieben: Einmal schütteln, belüften, schließen, wieder schütteln, belüften usw.

Man lässt absetzen, öffnet den Deckel und trennt die organische Phase, also das Lösemittel nebst Alkaloiden, ab (am besten Methylenchlorid nutzen, das liegt unten). Neues Lösemittel einfüllen und wiederholen. Die organischen Phasen werden gesammelt und eingeengt. Dazu destilliert man etwas des Lösemittels ab, um die Menge zu reduzieren. Chloroform und Methylenchlorid sind nicht brennbar, also hierfür bestens geeignet. Toluol (Kp.: 110°C Lebergift!) ist brennbar und Ether (Kp.: 40°C) erst recht! Also bei den letzteren auf keinen Fall mit offener Flamme arbeiten! Die anderen chlorierten Lösemittel sind giftig und wirken narkotisch auf das ZNS also am besten im Freien vorsichtig abdampfen, die Siedepunkte sind sehr niedrig (Methylenchlorid 40°C, Chloroform 61°C). Man sollte etwa 200–300 ml übrig lassen.

Das kommt dann wieder in den Scheidetrichter, man schüttelt es 3-mal mit Wasser (ca 50 ml) und 2-mal mit gesättigter Kochsalzlösung (50 ml) aus. Dann fügt man 3-4 Kaffeelöffel Natrium- oder Magnesiumsulfat (Trockenmittel aus dem Baumarkt oder besser aus der Apotheke) hinzu, lässt 20 Minuten rühren und filtert das Trockenmittel ab. Die organische Phase ist nun wasserfrei. Diese gereinigte Phase wird nun komplett vom Lösemittel befreit (vorsichtig auf niedrigster Stufe einkochen) oder abdestilliert. Der zurückbleibende Rest wird in ein wenig 99-prozentigem Isopropylalkohol gelöst. Eventuelle Trübungen werden abgefiltert.

Unter Rühren fügt man solange vorsichtig die Fällungslösung, den HCl-gesättigten Isopropylalkohol (s. o.), zu, bis der pH-Wert der Lösung leicht sauer ist (pH 4-6,5). Nun wird die Lösung mit Ether oder Aceton verdünnt, bis sie trüb wird und die ersten Kristalle sich bilden. Das mit Frischhaltefolie gut verschlossene Gefäß wird im Eisfach einige Stunden oder Tage gekühlt, und die ausgefallenen Kristalle werden abgesaugt oder abgefiltert. Mit Aceton nachwaschen und trocknen lassen. Sollten beim Fällen Probleme auftreten, dann kann man auch vorsichtig auf ein Viertel einkochen und abkühlen lassen, bis es kristallisiert und mit Aceton nachwaschen. Wenn man davon ausgeht, dass der getrocknete Kaktus etwa 1 % Meskalin und verwandte Alkaloide enthielt und wenn die Sache gut gemacht wurde, so kann man mit bis zu 1,3 g Meskalinhydrochlorid/100 g verwendetem Kaktusmaterial rechnen.

Erhöhung der Meskalinkonzentration

(Originale Abschrift aus Adam Gottlieb: P*eyote und andere psychoaktive Kakteen*[128])

„Es gibt verschiedene Faktoren, die den Meskalingehalt und den anderer verwandter Alkaloide in Kakteen beinflussen. Möglichst viele verschiedene Spurenelemente sind dabei wichtig. Gelegentliches Wässern mit Hoagland A-Z Konzentrat liefert diese Mineralien. Ein Teil Konzentrat und neun Teile Wasser, und die Kakteen alle zwei Monate damit wässern.

Versuche von Rosenberg, McLaughlin und Paul im Jahr 1966 an der Universität von Michigan in Ann Arbor zeigten, dass Dopamin ein Vorläufer von Meskalin im Peyotekaktus ist, genauso Tyramin und Dopa (Dioxyphenylalanin), die aber nicht so schnell und wirksam sind wie Dopamin. Es scheint, dass Tyrosin in der Pflanze zu Tyramin und Dopa umgewandelt wird. Diese bilden wiederum Dopamin, das dann zu Nor-Meskalin und schließlich zu Meskalin umgewandelt wird. Viele Züchter nutzen diese Entwicklung und spritzen den Peyotepflanzen vier Wochen vor der Ernte Dopamin. Ein Großteil des Dopamins verwandelt sich während dieser Zeit zu Meskalin, was eine bemerkenswerte Alkaloidzunahme bewirkt. Von einer gesättigten Lösung Freie-Base-Dopamin in einer 0,05 N Salzsäurelösung werden je 1–2 Kubikzentimeter in die Wurzeln der Pflanzen gespritzt. Die gleiche Menge wird in den grünen Teil knapp über der Wurzel gespritzt. Die Nadel wird bis ins Zentrum der Pflanze eingeführt und die Lösung wird langsam eingespritzt. Danach darf die Nadel ruhig einige Sekunden lang dort bleiben. Am besten ist es, die Pflanze 1–2 Wochen vor der Impfung nicht zu gießen. Dadurch nimmt das Pflanzengewebe die eingespritzte Flüssigkeit gut auf. Falls kein Dopamin verfügbar ist, kann zum gleichen Zweck sechs Wochen vor der Ernte eine Mischung aus Tyramin und Dopa verwendet werden.

San Pedro und andere meskalinhaltige Kakteen wurden schon ähnlich behandelt, um deren Meskalingehalt zu erhöhen. Die Spritzen werden am unteren Ende der Pflanze und dann alle 7,5–10 Zentimeter spiralförmig um die Pflanze bis zur Spitze gesetzt. Eine Reihe zusätzlicher Spritzen kann jedem dieser Kakteen alle 6–8 Wochen und nochmals 4 Wochen vor der Ernte verabreicht werden.

Es gibt Berichte über ähnliche Verfahren, um den Macromerin- und Nor-Macromeringehalt von Doñana-Kakteen zu erhöhen, indem man Tyramin oder DL-Norepinephrin als Vorläufer benutzt. Die Spritzen sollten 20–25 Tage vor der Ernte gesetzt werden. Eine Reihe von Spritzen kann mit 45 Tagen Abstand zur Erhöhung des Alkaloidgehalts angewendet werden.

Die Leser seien hier gewarnt, dass die erwähnten Verfahren unter Verwendung von Säure und staatlich kontrollierten Substanzen nur in dafür vorgesehenen Labors von professionellen Chemikern durchgeführt werden sollten."

Die Biosynthese von Meskalin in Kakteen

Vorläufer	**Wird zu**
Tyrosin	Dopa bzw. Tyramin
Dopa und Tyramin	Dopamin
Dopamin	Nor-Meskalin
Nor-Meskalin	Meskalin

GESAMMELTE MATERIALIEN

Rechtslage, Gefahren und Gegenmittel, Dosierungshinweise

Rechtslage

Meskalin ist ein „nicht verkehrsfähiges Betäubungsmittel“ im Sinne der Anlage 1 des BtMG. Eine „nicht geringe Menge“ im Sinne BtMG Paragraph 29, Abs. 3 & 4, entspricht 40 Gramm reinen Meskalins (Zur Umrechnung: Drei Gramm Pflanzenmaterial *Lophophora williamsii* entsprechen in etwa 45 Milligramm Meskalin; je nach Alkaloidschwankung aber stark abweichend). Siehe hierzu auch den Artikel von Alexander Ochse auf Seite 221.

Lebende Kakteen und Samen der Arten *Lophophora* (und aller anderen entheogenen Kakteen) sind legal, sofern sie nicht zu Konsumzwecken oder der unerlaubten Gewinnung von Meskalinsulfat (= isoliertes Meskalin) dienen. Vorsicht: Geerntetes und/oder getrocknetes Kakteenmaterial kann als „zum Konsum vorgesehenes Rauschgift" sichergestellt werden und zur Anklage gebracht werden.

Gefahren & Gegenmittel

Da es erfahrungsgemäß wahrscheinlich keine wirklich giftigen Kakteen gibt, scheint von den Gewächsen an sich keine primäre Gefahr auszugehen. Es kann jedoch, gerade im Umgang mit psychoaktiven Kakteen, durchaus zu einigen gefährlichen Situationen kommen:

Gefahr Nr. 1:

Kakteen werden mit Pflanzen der Familie *Euphorbia* verwechselt. Viele Euphorbien sehen einigen Kakteen (*Astrophytum, Trichocereus* ...) wirklich sehr ähnlich. Diese enthalten eine weiße Flüssigkeit (Latex), die sogenannte Wolfsmilch, welche hochgiftig ist. Wolfsmilch kann zu schweren Hautreizungen und im Extremfall sogar zum Verlust des Augenlichtes führen!

Gegenmittel/Maßnahme:
Aufpassen, informieren (prophylaktisch); Bei Kontakt oder Verzehr eines Wolfsmilchgewächses sofort Notarzt alarmieren und Erste-Hilfe-Maßnahmen einleiten! Kein freies Gegenmittel erhältlich.

Gefahr Nr. 2:

Alkaloidkakteen (Peyote, San Pedro ...) werden überdosiert. Es werden aus Unwissenheit oder beabsichtigt zu große Mengen eines Kaktus genossen. Es besteht die Gefahr einer Meskalin- oder sonstigen Alkaloidvergiftung, welche Leberschäden und im Extremfall den Tod durch Atemlähmung zur Folge haben kann.

Vergiftungserscheinungen treten bei Meskalin in einer Höhe von 100 mg pro Kilogramm Körpergewicht auf. Bei oraler Applikation von bis zu 2 Gramm wurde jedoch bisher kein durch Meskalin hervorgerufener Todesfall dokumentiert. Die Aussagen beziehen sich allein auf Ergebnisse aus Tierversuchen. Die Aufnahme von 2 Gramm Meskalin ist über Pflanzenmaterial fast nicht möglich. Man müsste Unmengen Kaktusfleisch verzehren, um auf diese Dosis zu kommen.

Gegenmittel/Maßnahme:
Notarzt alarmieren und umfassend und korrekt angeben, welche Substanzen vom Patienten konsumiert wurden. Keine Sorge wegen der Drogen: Der Notarzt und das Rettungsdienstpersonal unterliegen der Schweigepflicht.

Gefahr Nr. 3:

Bei psychisch labilen und unerfahrenen Personen könnte der Meskalintrip eine latente Psychose auslösen. Hierzu findet man allerdings in der Literatur keine Bestätigung[129].

Gegenmittel/Maßnahme:
Talkdown (beruhigendes Zureden, Ablenken mit alltäglichen Dingen, Verharmlosen der Situation) – am besten durch einen erfahrenen User. Zum Abbruch des Trips eignen sich 10 bis 30 Milligramm Diazepam (Valium®, Diazepam Ratiopharm® u. a.), welches allerdings verschreibungspflichtig ist.

Gefahr Nr. 4:
Der Konsument überschätzt sich oder unterschätzt gefährliche Situationen und bringt sich oder andere in Lebensgefahr. Beispielhaft anzuführen sei hier das berühmte Gerücht: „Ich kann fliegen ...!", welches gerade unerfahrene User schnell in eine gefährliche Lage bringen könnte. Allerdings kann man diesen Zustand schon fast zu den am meisten übertriebenen LSD-Märchen zählen.

Gegenmittel/Maßnahme:
Talkdown (s. o.). Falls nötig, den gefährdeten User mit (natürlich sanfter) Gewalt vor sich selbst schützen.

Dosierungsangaben Meskalin (Durchschnittswerte)

etwa 50 mg = aphrodisierend
etwa 50 bis 100 mg = leicht psychedelisch wirksame Dosis
etwa 100 bis 200 mg = mittel psychedelisch wirksame Dosis
etwa 200 bis 400 mg = normal psychedelisch wirksame Dosis
etwa 400 mg und mehr = stark psychedelisch wirksame Dosis

Die Wirkungsdauer ist natürlich in der Hauptsache abhängig von Körpergewicht, Set und Setting und der allgemeinen Befindlichkeit, sowie der Erfahrung und Empfänglichkeit des Konsumenten. Durchschnittlich dauert eine Meskalinerfahrung zwischen 5 und 12 Stunden.

Was sonst zu beachten und wichtig zu wissen ist

> „Unter Meskalineinfluss ist das Bewusstsein klarer erhalten, als dies bei LSD-25 oder Psilocybin der Fall ist."
> JOCHEN GARTZ

Ritualkakteen nicht mit anderen Drogen einnehmen. Der Wirkungsverlauf wird sonst u. U. unberechenbar.

Psychoaktive Kakteen können kurz nach der Einnahme zu Schwindel, Übelkeit und Erbrechen führen. In der Regel legt sich diese Symptomatik nach kurzer Zeit. Bewusstlose Personen unbedingt in die stabile Seitenlage bringen, damit sie nicht am eigenen Erbrochenen ersticken.

Meskalin ist im Chemikalienhandel erhältlich als Meskalinsulfat und Meskalin-Hydrochlorid („MeskalinHCL"). 200 mg Meskalinsulfat entsprechen 126 mg Meskalin-Hydrochlorid. Die Substanz ist in diesen Formen nur sehr selten auf dem Schwarzmarkt erhältlich.

Meskalin wird im Urin und im Blut nachgewiesen. Nachweisbarkeit im Blut: ein bis vier Tage nach der letzten Einnahme. Nachweisbarkeit im Urin: ein Tag und weniger.

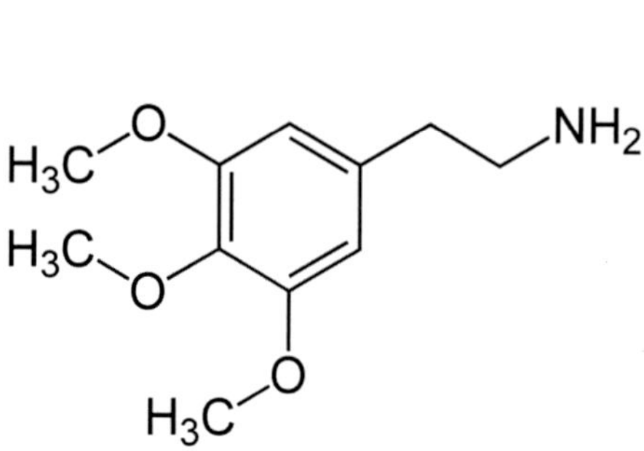

Strukturformel von Meskalin

Die rechtliche Einordnung von psychoaktiven Kakteen

von Alexander Ochse, Knüllwald

Der Umgang mit Naturdrogen, zu denen selbstredend auch die in diesem Buch besprochenen psychoaktiven Kakteen gehören, wird in der Bundesrepublik Deutschland hauptsächlich durch das Gesetz über den Verkehr mit Betäubungsmitteln, kurz: Betäubungsmittelgesetz (BtMG) und das Gesetz über den Verkehr mit Arzneimitteln, kurz: Arzneimittelgesetz (AMG) geregelt. Generell kann behauptet werden, dass sich die Rechtslage bei Naturdrogen sehr komplex darstellt und eine große Rechtsunsicherheit bei potenziellen Usern und Pflanzenfreunden gleichermaßen herrscht. Naturdrogen werden in der Sensationspresse oder im Internet oftmals als legale Alternative zu den illegalisierten Substanzen genannt. Doch so einfach stellt sich der Sachverhalt meines Erachtens nach nicht dar.

Bis zum Jahr 1998 wurde das Thema „Naturdrogen" von Seiten der staatlichen Repression weitgehend ignoriert. In den Anlagen des BtMG waren bis dahin eine Vielzahl von Wirkstoffen aufgeführt, welche sich als Wirkstoffe in unterschiedlichen Naturdrogen finden, ohne dass ihre natürliche Quelle ebenfalls dort erfasst worden wäre. Die reinen Wirkstoffe waren daher Betäubungsmittel im Sinne des Gesetzes, ihre natürlichen Quellen jedoch nicht. Meskalin, der wohl bekannteste Wirkstoff psychoaktiver Kakteen, wird z. B. in der Anlage I BtMG „nicht verkehrsfähige Betäubungsmittel" gelistet. Aus Sicht des Gesetzgebers haben alle „nicht verkehrsfähigen Betäubungsmittel" weder einen medizinischen noch sonst einen legitimen Nutzen. Diese Substanzen dürfen weder eingeführt, ausgeführt, veräußert, abgegeben, in den Verkehr gebracht oder besessen werden und ein Verstoß dagegen kann zu empfindlichen Strafen führen.

1998 änderte sich die bis dahin relativ freizügige Regelung schlagartig als der Gesetzgeber die Zehnte Verordnung zur Änderung betäubungsmittelrechtlicher Vorschriften (10. BtMÄndV) erließ. Durch die 10. BtMÄndV wurden durch den Zusatz, dass nun auch

„Pflanzen und Pflanzenteile, Tiere und tierische Körperteile in bearbeitetem oder unbearbeitetem Zustand", welche die in einer der Anlagen aufgeführten Stoffe enthalten, nun ebenfalls Betäubungsmittel sind, „wenn sie als Betäubungsmittel missbräuchlich verwendet werden sollen" über Nacht fast alle der bekanntesten Naturdrogen unter die prohibitiven Regelungen des BtMG gestellt und somit dämonisiert.

Für die psychoaktiven Kakteen bedeutet dies konkret, dass zumindest alle Kakteen, die Wirkstoffe enthalten, welche in den Anlagen I bis III des BtMG gelistet sind, seit dem 01.02.1998 Betäubungsmittel im Sinne des Gesetzes sind, falls sie als Rauschmittel Verwendung finden sollen. Der Text nach dem letzten Gedankenstrich der Anlage I BtMG wurde aber nach 1998 noch zweimal geändert und lautet heute folgendermaßen:

„Organismen und Teile von Organismen in bearbeitetem oder unbearbeitetem Zustand mit in dieser oder einer anderen Anlage aufgeführten Stoffen sowie die zur Reproduktion oder Gewinnung dieser Organismen geeigneten biologischen Materialien, wenn ein Missbrauch zu Rauschzwecken vorgesehen ist."

Seit 2005 sind also nicht nur Kakteen, die Wirkstoffe enthalten, welche in den Anlagen I bis III des BtMG gelistet sind, Betäubungsmittel, sondern auch die wirkstofffreien Samen dieser Kakteen, wenn die daraus gewachsenen Kakteen als Rauschmittel verwendet werden sollen.

Interessant ist in diesem Zusammenhang, dass z. B. meskalinhaltige Kakteen und deren Samen nicht per se Betäubungsmittel im Sinne des Gesetzes sind, sondern nur, „wenn ein Missbrauch zu Rauschzwecken vorgesehen ist". So erklärt sich auch der Umstand, dass z. B. meskalinhaltige Kakteen wie Peyote (*Lophophora williamsii*) oder San Pedro (*Echinopsis pachanoi*) in Kakteengärtnereien verkauft werden dürfen, ohne dass diese Gärtnereien mit irgendwelchen Sanktionen zu rechnen hätten. Auch die Samen meskalinhaltiger Kakteen werden in spezialisierten Samenhandlungen ohne rechtliche Konsequenzen weiterhin verkauft.

Dem potenziellen User stellt sich natürlich nun die Frage, wann man davon ausgehen kann, dass ein Missbrauch beabsichtigt ist. Gerichtsentscheidungen, die diese „Missbrauchsfrage" betrafen, zeigen, dass dem Angeklagten im Regelfall der Missbrauch als

Rauschmittel unterstellt wird. Gegenteilige Behauptungen der Angeklagten werden von den Richtern gerne als unglaubwürdige Schutzbehauptungen interpretiert. Der Gutachter und Sachverständige Joachim Eul schreibt über diese gängige Gerichtspraxis: „Hier liegt also – im Unterschied zum sonstigen Strafrecht ‚in dubio pro reo' – die Beweislast einer Schuld nicht beim Ankläger, sondern die Beweislast einer Unschuld beim Angeklagten." Die Rechtsinterpretation der „Missbrauchsfrage" scheint von Fall zu Fall unterschiedlich zu sein und ist überwiegend von den äußeren Umständen abhängig. So ist die Wahrscheinlichkeit sehr hoch, dass die Staatsanwaltschaft davon ausgeht, dass meskalinhaltige Kakteen für den so genannten Missbrauch bestimmt sind, wenn diese z. B. in gebrauchsfertiger Form vorliegen (z. B. getrocknet und pulverisiert). Weiterhin lässt eine größere Zahl von ausschließlich meskalinhaltigen Kakteen bei einer bereits polizeilich bekannten Person eher auf einen Missbrauch schließen, als eine kleinere Zahl eingebettet in die Sammlung eines Kakteenfreundes. Festgelegte Kriterien, die einen Verdacht auf Missbrauch begründen, gibt es nicht. Kommt es bei einem User zu einer Hausdurchsuchung, muss damit gerechnet werden, dass meskalinhaltige Kakteen beschlagnahmt werden. Eine Kakteengärtnerei wie „Uhlig Kakteen" oder „Kakteen Haage" muss dagegen nicht mit einem Ermittlungsverfahren wegen eines Betäubungsmitteldeliktes und der Beschlagnahmung ihrer Kakteen rechnen.

Mir scheint, dass bezüglich der Auslegung der „Missbrauchsfrage" völlige Unklarheit besteht und der Beschuldigte immer damit rechnen muss, dass ihm zunächst ein Missbrauch unterstellt wird, auch wenn es andere Fälle gibt. Solche Ermittlungsverfahren werden aber gerne von der Staatsanwaltschaft gegen die Zahlung einer Geldbuße gemäß § 153a Strafprozessordnung (StPO) eingestellt, da die Staatsanwaltschaften und Gerichte die teuren Gutachterkosten sparen wollen. Diese sind in der Regel erforderlich, da meskalinhaltige Kakteen nicht immer leicht zu identifizieren sind. Außerdem ist die exakte Festlegung des Wirkstoffgehalts bei jeder Verurteilung wegen einer Tat nach BtMG unerlässlich. Bedenkenswert ist, dass es sich bei der Missbrauchsfrage um eine Vorverlagerung der Strafbarkeit handelt, da nicht erst die Tat – der Besitz mit stattgefundenem Konsum als Betäubungsmittel – sondern bereits der Besitz mit der unterstellten Absicht des Missbrauchs die Strafbarkeit begründet. Besonders grotesk wird dieser Umstand, wenn man bedenkt, dass ein Peyotekaktus frühestens nach ca. fünf Jahren „erntereif" ist und somit erst dann überhaupt ein Missbrauch als Rauschmittel stattfinden kann. So könnte rein theoretisch ein Hobbygärtner für eine mögliche Tat bestraft werden, die erst in fünf Jahren durchführbar wäre.

Von strafrechtlich großer Relevanz ist der Mengenbegriff im BtMG. Unterschieden wird zwischen der „nicht geringen Menge" und der „geringen Menge". Zu beachten ist, dass zwischen den beiden Mengenbegriffen des BtMG kein Zusammenhang besteht. Der Mengenbegriff ist überaus wichtig bei der Strafzumessung, da beim Überschreiten der „nicht geringen Menge" ein wesentlich höheres Strafmaß zu erwarten ist. Handelt es sich dagegen um eine „geringe Menge", kann die Staatsanwaltschaft nach § 31a BtMG von einer Verfolgung des Betäubungsmitteldeliktes absehen, „wenn die Schuld des Täters als gering anzusehen wäre, kein öffentliches Interesse an der Strafverfolgung besteht und der Täter die Betäubungsmittel lediglich zum Eigenverbrauch in geringer Menge anbaut, herstellt, einführt, ausführt, durchführt, erwirbt, sich in sonstiger Weise verschafft oder besitzt." Was als geringe oder nicht geringe Menge bezeichnet wird, ist substanzabhängig, d. h. von Rauschmittel zu Rauschmittel verschieden. Diese „nicht geringe Menge" wurden für die einzelnen Rauschmittel durch verschiedene Gerichtsentscheidungen im Lauf der Jahre festgelegt, da eine genaue Definition des Begriffs im BtMG nicht vorgenommen wurde. Bei dem Hauptwirkstoff des Peyote und San-Pedro-Kaktus (Meskalin) wurde die „nicht geringe Menge" meines Wissens nach noch nicht richterlich festgelegt. Im Internet kursiert eine Mengenangabe von 40 Gramm reinem Meskalin, welche ich aber nicht verifizieren konnte. Um eine Vorstellung von dem Verhältnis „Konsumeinheit – nicht geringe Menge" zu erhalten, ist ein Vergleich mit den psilocybinhaltigen Pilzen hilfreich, bei denen die „nicht geringe Menge" im Jahr 2001 festgelegt wurde. Bei dem Hauptwirkstoff der psilocybinhaltigen Pilze (Psilocybin) wurde die „nicht geringe Menge" auf 300 Konsumeinheiten, was ca. 3 Gramm reinem Wirkstoff entspricht, festgelegt. Wenn man bei Meskalin von 200 mg für eine Konsumeinheit ausgeht und annimmt, dass die „nicht geringe Menge" ebenfalls auf 300 Konsumeinheiten festgelegt würde, würde die „nicht geringe Menge" bei ca. 60 Gramm reinem Meskalin liegen. Dies ist aber nur eine rein hypothetische Annahme.

Psychoaktive Kakteen, die keinen Wirkstoff aus einer der Anlagen des BtMG enthalten, werden somit auch nicht durch dieses reguliert. Dass diese aber deshalb nicht von gesetzlichen Bestimmungen erfasst werden, stellt meines Erachtens einen großen Irrtum dar, da unter bestimmten Umständen die Regelungen des AMG greifen können. Wichtig ist, dass das AMG prinzipiell nicht den Erwerb und Besitz, auch nicht von verschreibungspflichtigen Arzneimitteln, unter Strafe stellt. Der unerlaubte Handel - besonders der unerlaubte Handel mit apotheken- und verschreibungspflichtigen Arzneimitteln - wird dagegen durch die Paragrafen 95 bis 97 AMG unter Strafe gestellt und kann mit Freiheits- oder Geldstrafe geahndet werden.

Seit einigen Jahren gibt es bei der Verfolgung von Usern und Händlern von Naturdrogen die Tendenz „prinzipiell nahezu alle Pflanzen oder Stoffe, die (noch) nicht im BtMG aufgeführt sind, die aber eine eindeutige psychotrope Wirkung haben, als apothekenpflichtige Arzneimittel zu deklarieren". Der Staatsanwalt Thomas Geschwinde ist der Meinung, dass generell der Handel mit allen Pflanzenarten und -teilen, soweit diese zu Rauschzwecken dienen, als Inverkehrbringen bedenklicher Arzneimittel auszulegen ist, wobei dann § 95 Absatz 1 Satz 1 AMG zugrunde liegt. Dieses Vergehen könnte dann mit Freiheitsstrafe bis zu drei Jahren oder mit Geldstrafe bestraft werden, was ein ähnlich hohes Strafmaß wie bei gewissen Betäubungsmitteldelikten darstellt. Besonders wichtig ist der Umstand, dass oft schon der „eigentlich" straffreie Besitz einer größeren Menge dieser als bedenkliche Arzneimittel eingestuften Naturdrogen ausreicht, um ein Ermittlungsverfahren bezüglich eines ungenehmigten strafbaren Handeltreibens mit bedenklichen Arzneimitteln einzuleiten. Wichtig ist also, dass eigentlich nur der Besitz von Kleinstmengen straffrei bleibt. Zusammengefasst bedeutet dies, dass psychoaktive Kakteen, die keinen Wirkstoff der Anlage I bis III BtMG enthalten, in allen Zustandsformen besessen, aber nicht veräußert werden dürfen. So macht sich z. B. ein User nach § 95 Abs. 1 Nr. 1 AMG strafbar, wenn er seinen ganz legal im Garten angebauten Kaktus an Freunde zum gemeinsamen Konsum weitergibt.

Laut Daniel Mikula verhält sich die Rechtslage bei den meskalinhaltigen Kakteen in Österreich recht ähnlich. Diese werden durch das Suchtmittelgesetz (SMG) geregelt, wenn ein Missbrauch zu

Suchtmittelzwecken vorgesehen ist. In der Schweiz wurden die meskalinhaltigen Kakteen Peyotl (*Lophophora williamsii*) und San Pedro (*Echinopsis pachanoi*) im Jahr 2002 in die Betäubungsmittelverordnung aufgenommen und seitdem kann jeglicher Umgang mit ihnen ebenfalls empfindliche Freiheitsstrafen zur Folge haben.

Literatur:

EBERTH, Alexander u. Eckhart MÜLLER: *Verteidigung in Betäubungsmittelsachen.* 4., neu bearbeitete Auflage. Heidelberg: C. F. Müller Verlag 2004.

EUL, Joachim: Die (Straf)rechtliche Einordnung verschiedener Drogen und Drogenpflanzen in Deutschland. In: *Entheogene Blätter* 17 (2003). S. 510–524.

GARTZ, Jochen: *Psilocybe cyanescens* in Europa und Nordamerika. In: *Jahrbuch des Europäischen Collegiums für Bewusstseinsstudien* 1997. Hrsg. von Hanscarl Leuner u. Michael Schlichting. Berlin: Verlag für Wissenschaft und Bildung 1998a. S. 233–240.

GARTZ, Jochen: Zur gesetzlichen Einordnung der psilocybinhaltigen Pilze in Deutschland. In: *Der Tintling* 3 (1998b). S. 8.

GESCHWINDE, Thomas: *Rauschdrogen. Marktformen und Wirkungsweisen.* Fünfte Auflage. Berlin: Springer-Verlag 2003.

KÖRNER, Harald Hans: *Betäubungsmittelgesetz, Arzneimittelgesetz.* 4., neu bearbeitete Auflage. München: Beck 1994.

KRUMDIEK, Nicole: *Die national- und internationalrechtliche Grundlage der Cannabisprohibition in Deutschland. Eine Untersuchung unter Einbeziehung des aktuellen Forschungsstandes hinsichtlich der gesundheitlichen und sozialen Auswirkungen des Konsums von Cannabis.* Berlin: LIT Verlag 2006.

MIKULA, Daniel: Tabelle: Rechtsstatus der wichtigsten Naturdrogen in Österreich. In: Alexander Ochse: *Naturdrogen und ihre Rechtsgrundlagen.* Solothurn: Nachtschatten Verlag 2009. S. 105–106.

NESTLER, Cornelius: Grundlagen und Kritik des Betäubungsmittelstrafrechts. In: *Handbuch des Betäubungsmittelstrafrechts.* Hrsg. von Arthur Kreuzer. München: Beck 1998. S. 697–860.

OCHSE, Alexander: *Naturdrogen und ihre Rechtsgrundlagen.* Solothurn: Nachtschatten Verlag 2009.

SCHMITHÜSEN, Bernhard: Rechtliche Behandlung von Naturdrogen in der Schweiz. In: Alexander Ochse: *Naturdrogen und ihre Rechtsgrundlagen.* Solothurn: Nachtschatten Verlag 2009. S. 79–80.

Gesetze und Verordnungen:

Bundesgesetz über Suchtgifte, psychotrope Stoffe und Drogenausgangsstoffe (Suchtmittelgesetz – SMG). http://www.ris.bka.gv.at/GeltendeFassung.wxe?Abfrage=Bundesnormen&Gesetzesnummer=10011040 (abgerufen am 15.05.2010).

Gesetz über den Verkehr mit Arzneimitteln (Arzneimittelgesetz – AMG). http://bundesrecht.juris.de/bundesrecht/amg_1976/gesamt.pdf (abgerufen am 14.05.2010).

Gesetz über den Verkehr mit Betäubungsmitteln (Betäubungsmittelgesetz – BtMG). http://bundesrecht.juris.de/bundesrecht/btmg_1981/gesamt.pdf (abgerufen am 14.05.2010).

Strafprozessordnung (StPO). 37., neu bearbeitete Auflage. Stand: 10. März 2004. München: Deutscher Taschenbuch Verlag 2004.

Zehnte Verordnung zur Änderung betäubungsmittelrechtlicher Vorschriften (10. BtMÄndV). In: Das Bundesgesetzblatt Jahrgang 1998 Teil I Nr. 4 vom 23. Januar 1998. Hrsg. von Bundesministerium der Justiz. Köln: Bundesanzeiger Verlag 1998. S. 74–82. http://217.160.60.235/BGBL/bgbl1f/b198004f.pdf (abgerufen am 14.05.2010).

Vgl. Gesetz über den Verkehr mit Betäubungsmitteln (Betäubungsmittelgesetz – BtMG). http://bundesrecht.juris.de/bundesrecht/btmg_1981/gesamt.pdf (abgerufen am 14.05.2010).

Vgl. Gesetz über den Verkehr mit Arzneimitteln (Arzneimittelgesetz – AMG). http://bundesrecht.juris.de/bundesrecht/amg_1976/gesamt.pdf (abgerufen am 14.05.2010).

Vgl. Alexander Ochse: Naturdrogen und ihre Rechtsgrundlagen. Solothurn: Nachtschatten Verlag 2009.

Vgl. Jochen Gartz: Psilocybe cyanescens in Europa und Nordamerika. In: Jahrbuch des Europäischen Collegiums für Bewusstseinsstudien 1997. Hrsg. von Hanscarl Leuner u. Michael Schlichting. Berlin: Verlag für Wissenschaft und Bildung 1998a. S. 238; Jochen Gartz: Zur gesetzlichen Einordnung der psilocybinhaltigen Pilze in Deutschland. In: Der Tintling 3 (1998b). S. 8.

Vgl. Zehnte Verordnung zur Änderung betäubungsmittelrechtlicher Vorschriften (10. BtMÄndV). In: Das Bundesgesetzblatt Jahrgang 1998 Teil I Nr. 4 vom 23. Januar 1998. Hrsg. von Bundesministerium der Justiz. Köln: Bundesanzeiger Verlag 1998. S. 74–82. http://217.160.60.235/BGBL/bgbl1f/b198004f.pdf (abgerufen am 14.05.2010).

Ebd. S. 75.

Ebd.

Anlage I Gesetz über den Verkehr mit Betäubungsmitteln (Betäubungsmittelgesetz – BtMG).

Ebd.

Joachim Eul: Die (Straf)rechtliche Einordnung verschiedener Drogen und Drogenpflanzen in Deutschland. In: Entheogene Blätter 17 (2003). S. 524.

Vgl. § 153a Strafprozessordnung (StPO). Strafprozessordnung (StPO). 37., neu bearbeitete Auflage. Stand: 10. März 2004. München: Deutscher Taschenbuch Verlag 2004.

Vgl. Alexander Eberth u. Eckhart Müller: Verteidigung in Betäubungsmittelsachen. 4., neu bearbeitete Auflage. Heidelberg: C. F. Müller Verlag 2004. S. 72.

Vgl. Nicole Krumdiek: Die national- und internationalrechtliche Grundlage der Cannabisprohibition in Deutschland. Eine Untersuchung unter Einbeziehung des aktuellen Forschungsstandes hinsichtlich der gesundheitlichen und sozialen Auswirkungen des Konsums von Cannabis. Berlin: LIT Verlag 2006. S. 57–63.

§ 31a Gesetz über den Verkehr mit Betäubungsmitteln (Betäubungsmittelgesetz – BtMG).

Vgl. Krumdiek 2006: S. 57; Eul 2003: S. 513–517.

Vgl. z. B. http://www.drogenring.org/alkaloi/alkaloid.htm#Meskalin (abgerufen am 14.05.2010).

Vgl. Eul 2003: S. 513.

Vgl. ebd. S. 520–524; Cornelius Nestler: Grundlagen und Kritik des Betäubungsmittelstrafrechts. In: Handbuch des Betäubungsmittelstrafrechts. Hrsg. von Arthur Kreuzer. München: Beck 1998. S. 735.

Vgl. §§ 95–97 Gesetz über den Verkehr mit Arzneimitteln (Arzneimittelgesetz – AMG); Harald Hans Körner: Betäubungsmittelgesetz, Arzneimittelgesetz. 4., neu bearbeitete Auflage. München: Beck 1994. S. 1684.

Eul 2003: S. 524.

Vgl. Thomas Geschwinde: Rauschdrogen. Marktformen und Wirkungsweisen. Fünfte Auflage. Berlin: Springer-Verlag 2003. S. 129 f.

Vgl. Eul 2003: S. 522.

Vgl. Bundesgesetz über Suchtgifte, psychotrope Stoffe und Drogenausgangsstoffe (Suchtmittelgesetz – SMG). http://www.ris.bka.gv.at/GeltendeFassung.wxe?Abfrage=Bundesnormen&Gesetzesnummer=10011040 (abgerufen am 15.05.2010).

Vgl. Daniel Mikula: Tabelle: Rechtsstatus der wichtigsten Naturdrogen in Österreich. In: Alexander Ochse: Naturdrogen und ihre Rechtsgrundlagen. Solothurn: Nachtschatten Verlag 2009. S. 105 f.

Vgl. Bernhard Schmithüsen: Rechtliche Behandlung von Naturdrogen in der Schweiz. In: Alexander Ochse: Naturdrogen und ihre Rechtsgrundlagen. Solothurn: Nachtschatten Verlag 2009. S. 79 f.

Zugabe 1: *Ariocarpus* en detail

„Bitte essen Sie keine *Ariocarpus* – sie wachsen 25-mal langamer als der Peyote und sind möglicherweise noch seltener. Obwohl einige psychoaktiv sind[130], sind sie nicht psychedelisch: Ich weiß dies, weil ich sie probiert habe. Kultivierter Peyote wächst relativ schnell und pfropft man ihn (...), dann bläst er sich in nur einer Saison richtiggehend auf. Seien Sie kein Narr: Wenn Sie die Wurzel wilder Peyote nicht im Boden lassen (...) oder nicht ihre eigenen züchten, dann respektieren Sie die Pflanze nicht, und das zeigt dann Ihre ganze Haltung. Ich weiß auch das, weil ich da war.“
(ENTHEOGENE 2–94/95: 46)

Eine der interessantesten Gattungen innerhalb der Familie der entheogenen Kakteen ist sicherlich *Ariocarpus* SCHEIDWEILER. Vorliegende Adaption eines in *Entheogene Blätter* erschienenen Beitrages (EB 6/02: 26–34) untersucht diese Gattung anhand verschiedener Parameter und verifiziert ihre Relevanz für die entheogene Forschung.

Botanische Übersicht

Ariocarpus SCHEIDWEILER gehört zur Familie der Cactaceae (Kakteengewächse). *Ariocarpus*-Arten sind Mimikry[131]- und Kurztagspflanzen. Ihre Hauptwachstumsperiode liegt im Herbst.

Synonyme

Anhalonium, Mammillaria, Roseocactus, Neogomezia

Trivialnamen

Chaute (mex.), Chautle (mex.), Dry Whiskey (engl.), Falscher Peyote, False peyote (engl.), Hikuli sunami (Tarahumara), Lebende Felsen, Lebende Steine (nicht zu verwechseln mit den auch so genannten *Lithops* = sukkulente, nicht-cactoide Pflanzen), Living rock (engl.), Mehlbeerfrucht, Pata de vendoda (span.), Peyote cimarrón (span.), Pezuna de venado (span.), Star cactus (engl.), Tsuwiri (Huichol), Wollfruchtkaktus

Arten
7 Arten. Die Gattung gliedert sich intern in die Untergattungen Ariocarpus, Roseocactus und Neogomezia.

A. agavoides (Neogomezia)
A. bravoanus (Ariocarpus)
A. fissuratus (Roseocactus)
A. kotschoubeyanus (Roseocactus)
A. retusus (Ariocarpus)
A. scapharostrus (Ariocarpus)
A. trigonus (Ariocarpus)

Vorkommen
Mexiko und Südwest-Texas

Vorkommen der einzelnen Arten:

A. agavoides
Tamaulipas, San Luis Potosi (Mexiko)

A. bravoanus
Nördliches San Luis Potosi (Mexiko)

A. fissuratus
Coahuila (Mexiko), Südwest-Texas

A. fissuratus var. *fissuratus*
SW-Texas

A. fissuratus var. *lloydii*
Coahuila, Nuevo León, San Luis Potosi, Tamaulipas, Zacatecas (Mexiko)

A. kotschoubeyanus
Nuevo León, San Luis Potosi, Tamaulipas, Querétaro, Zacatecas (Mexiko)

A. retusus
Coahuila, Nuevo León, San Louis Potosi, Tamaulipas (Mexiko)

A. scapharostrus
Nuevo León (Mexiko)

A. trigonus
Nuevo León, Tamaulipas (Mexiko)

Die einzelnen Arten und ihre Varietäten

Ariocarpus agavoides (CASTANEDA) ANDERSON

Syn.: *Neogomesia* a. CASTANEDA
Körper: 4 bis 8 Zentimeter breit, grau-grün.
Wurzel: Rübenwurzel (Pfahlwurzel)
Warzen: etwa 6 mm breit und bis 4 Zentimeter lang, grün-grau, dunkel, schnittanatomisch halbrund, obenauf flach gehalten, mit zurückgebogener Spitze und rauher Oberfläche.
Bedornung: keine bis seltene Bedornung der Areolen. 1-6 weißlich bis beigefarbene Dornen, etwa 2 bis 5 mm lang. An *A. agavoides* wurden am Typfundort Tula, im mexikanischen Bundesstaat Tamaulipas selten 2 Dornen gefunden. Ein neuerer Fundort im mexikanischen Bundesstaat San Luis Potosi (Guadalcazar) bestätigt eine seltene Bedornung mit 1-6 (meistens 4) Dornen. Diese sind [...] gerade oder am distalen Ende leicht gebogen, an der Basis breiter, mäßig starr und zerbrechlich, basal abgeflacht [...], einige mit einer adaxialen Längsfurche. Sie sind meist parallel zueinander gestellt, der Warzenrichtung folgend, 6 mm lang." (16)
Areolen: behaart, selten mit 1-6 Dornen versehen, etwa 1 Zentimeter Abstand zur Warzenspitze.
Blüte: den Areolen junger Warzen entspringend, trichterförmig bis glockig, bis 5 Zentimeter lang, bis 4,2 Zentimeter breit, satt rosafarben.
Frucht: keulenförmig, rot, bis 2,5 Zentimeter lang
Samen: 1 bis 1,5 mm lang, negativ-ovalförmig (umgekehrtes Oval), Testa schwarz höckerig, gedrücktes Hilum.

Ariocarpus bravoanus Hernandez et Anderson

Syn.: *Ariocarpus bravoanus* subsp. *bravoanus* Hernandez et Anderson
Körper: 6 bis 8,5 Zentimeter breit, grau-grün, stark behaarter Scheitel.
Wurzel: Rübenwurzel (Pfahlwurzel)
Warzen: dick, dreieckig, graugrün, am Grund 2,5 bis 3,5 Zentimeter breit, Spitz zulaufend, rauhe Oberfäche.
Bedornung: fehlend.
Areolen: 8 bis 14 Zentimeter Abstand zur Warzenspitze, elliptisch, 2 bis 5 mm breit, wollig
Blüte: bis 2 Zentimeter lang, cremefarben bis rosa-magenta bis gelblich.
Frucht: ellipsenförmig, bis 2 Zentimeter lang.
Samen: 1,1 bis 1,5 mm lang, 0,7 bis 1,5 mm breit, negativ-oval, Testa schwarz höckerig, gedrücktes Hilum.

Ariocarpus fissuratus (Engelm.) K. Schumann

Syn.: *Roseocactus f.* (Engelm.) A. Berger
Volkstümlicher Name: Sunami
Körper: 8 bis 10 Zentimeter breit, grau-grün.
Wurzel: Rübenwurzel (Pfahlwurzel)
Warzen: dick, dreieckig, graugrün, am Grund bis 2,5 Zentimeter breit, Spitz zulaufend. Randleiste- und Furche, behaarte Mittelfurche bis zur Axille, rauhe Oberfäche.
Bedornung: fehlend.
Areolen: kahle Axillen, etwa 1 Zentimeter Abstand zur Warzenspitze.
Blüte: dem Scheitel entspringend, zumeist mehrere, trichterförmig bis glockig, bis 4 Zentimeter lang, bis 4,5 Zentimeter breit, rosa- bis karminfarben.
Frucht: ellipsenförmig, grün, bis 15 mm lang
Samen: 1,1 bis 1,5 mm lang, 0,95 bis 1,2 mm breit, negativ-oval, Testa höckerig, gedrücktes Hilum

Varietäten und Subspecies:
- *A. f.* var. *fissuratus* (ENGELM.) K. SCHUMANN
- *A. f.* var. *lloydii* (ROSE) MARSHALL (Syn.: *Roseocactus lloydii* (ROSE) A. BERGER)
- *A. f.* var. *hintonii* (W. STUPPY et N. P. TAYLOR) HALDA STAT. NOV.

Ariocarpus kotschoubeyanus (LEM.) K. SCHUMANN

Syn.: Roseocactus k. (LEM.) A. BERGER
Volkstümliche Namen: Pata de venado, Pezuna de venado, Edelweißkaktus
Körper: 4 bis 7 Zentimeter breit, grün.
Wurzel: Rübenwurzel (Pfahlwurzel)
Warzen: bis zu 1 Zentimeter breit und 1,3 Zentimeter lang, dreieckig, grün bis dunkelgrün, flach, behaarte Mittelfurche
Bedornung: fehlend.
Areolen: bis 1 bis 3 mm breit, 5 bis 10 mm lang, wollig, an der Warzenspitze sitzend.
Blüte: purpur bis rosa, bis 2,5 Zentimeter breit.
Frucht: 1 bis 3 mm breit, 5 bis 18 mm lang, rötlich bis rosa.
Samen: 1 bis 1,7 mm lang, negativ-oval, Testa höckerig, gedrücktes Hilum

Varietäten und Subspecies:
- *A. k.* var. *albiflorus* BACKEB.
- *A. k.* var. *elephantidens* SKARUPKE
- *A. k.* var. *kotschoubeyanus* (LEM.) K. SCHUMANN
- *A. k.* var. *macdowellii* (MARSH. ex KRAINZ) KRAINZ
- *A. k.* subsp. *tulensis* J.J. HALDA NOM. NOV.
- *A. k.* subsp. *bravoanus* (HERNÁND. ex E.F. ANDERS.) HALDA STAT. NOV.
- *A. k.* subsp. *agavoides* (CASTANEDA) J. J. HALDA STAT. NOV. (Syn.: *Neogomesia agavoides* CASTANEDA, *Ariocarpus agavoides* (CASTANEDA) ANDERSON

Ariocarpus retusus Scheidweiler

Syn.: *Ariocarpus furfuraceus* (S. Watson) C.H. Thompson, *Ariocarpus furfuraceus* var. *rostratus* A. Berger, *Anhalonium retusum* (Scheidw.) Salm-Dyck, *Ariocarpus confusus* Halda et Horacek
Volkstümliche Namen: Tsuwiri, Falscher Peyote, Chautle, Chaute
Körper: 10 bis 25 Zentimeter breit, blau bis graugrün, wolliger Scheitel.
Wurzel: Rübenwurzel (Pfahlwurzel)
Warzen: bläulich bis brün, keine Mittelfurche, glatt, dreieckig, aufrecht stehend, unten gekielt
Bedornung: fehlend.
Areolen: winzig, unterhalb der Spitze oder fehlend.
Blüte: dem wolligen Scheitel entspringend, trichterförmig, weiß, bis zu 5 Zentimeter breit und 6 Zentimeter lang
Frucht: ellipsoid, weiß bis rosa-rötlich, bis 2,2 Zentimeter lang,
Samen: bis 1,2 mm lang, negativ-oval, Testa höckerig, gedrücktes Hilum.

Varietäten und Subspecies:
- *Ariocarpus retusus* subsp. *retusus* Scheidweiler
- *Ariocarpus retusus* subsp. *scapharostroides* Halda et Horacek
- *Ariocarpus retusus* subsp. *trigonus* Anderson
- *Ariocarpus retusus* var. *elongatus* (Salm-Dyck) Backeb.

Ariocarpus scapharostrus Böd.

Syn.: *A. scapharostris* Castaneda
Körper: 3 bis 7 Zentimeter breit, grau-grün.
Wurzel: Rübenwurzel (Pfahlwurzel)
Warzen: stumpf, grau-grün, flach, keine Furche.
Bedornung: in der Jugend 4 kleine Dornen an der Warzenspitze, dann fehlend.
Areolen: fehlend.
Blüte: rosafarben bis violett, bis 4 Zentimeter breit.
Frucht: grünlich, 9 bis 15 mm lang, 4 bis 8 mm breit.
Samen: 1,5 mm lang, negativ-oval, Testa schwarz höckerig, gedrücktes Hilum.

Ariocarpus trigonus (F.A.C. Weber) K. Schum.

Syn.: *Anhalonium trigonum* F.A.C. Weber
Körper: 10 bis 30 Zentimeter breit, grau-grün bis bräunlich.
Wurzel: Rübenwurzel (Pfahlwurzel)
Warzen: dreieckig, leicht gebogen, gelb-bräunlich bis grün, aufstehend, 3 bis 5,5 Zentimeter lang, bis 2,5 Zentimeter breit, gekielt.
Bedornung: fehlend.
Areolen: kaum erkennbar an der Spitze der Warzen.
Blüte: aus der Axille, kranzförmig um den Scheitel, bis zu 5 Zentimeter breit, gelb bis gelblich-weiß, trichterförmig.
Frucht: weiß bis grau-braun (in Varietät [s. u.]), bis 2 Zentimeter lang, bis 1 Zentimeter dick.
Samen: etwa 1 mm lang, negativ-oval, Testa höckerig, gedrücktes Hilum.

Varietät:
- *Ariocarpus trigonus* var. *minor* Voldan

Die Geschichte der botanischen Nomenklatur der Gattung *Ariocarpus* im Überblick:

1838 Gattung *Ariocarpus* wird von Scheidweiler definiert. Gilt für erste bekannte Art *A. retusus.*

1842 Lemaire ordnet *Ariocarpus* irrtümlicherweise allgemein *Anhalonium* zu. Er glaubt, keine Areolen an Ariocarpuswarzen finden zu können. Er beschreibt *Anhalonium kotschoubeyanum*, den heutigen *Ariocarpus kotschoubeyanus.* Aus dem schon erfassten *A. retusus* wird *Anhalonium retusum.*

1856 Engelmann beschreibt *Mammillaria fissurata*, den heutigen *Ariocarpus fissuratus.*

1880 Die Gattung *Anhalonium* wird von Hemsley als Untergattung den *Mammillarien* zugeordnet.

1893 *Anhalonium trigonum,* der heutige *Ariocarpus trigonus,* wird von Weber beschrieben.

1894 Die autonome Gattung *Anhalonium* wird von Coulter wieder eingeführt.

1898 Unter Ausschluss des heutigen *Lophophora williamsii* wird von Schumann und Thompson die Gattung *Ariocarpus* klassifiziert.

1922 Britton und Rose beschreiben 3 *Ariocarpus*-Arten: *A. retusus, A. fissuratus, A. kotschoubeyanus.*

1925 Der Thüringer Alwin Berger entwickelt ein neues System für *Ariocarpus*: Er führt die Gattung *Roseocactus* ein und ordnet dieser *A. fissuratus, A. kotschoubeyanus* und *A. lloydii* zu.

1930 *Ariocarpus scapharostrus* wird von Bödecker beschrieben.

1939 Borg ordnet *Ariocarpus* sieben Arten zu: *A. fissuratus, A. furfuraceus, A. kotschoubeyanus, A. lloydii, A. retusus, A. scapharostrus* und *A. trigonus.* Somit missachtet er die von Berger eingeführte Gattung *Roseocactus.*

1941 *Neogomesia agavoides*, der heutige *Ariocarpus agavoides,* wird von Castaneda beschrieben.

1946 *Roseocactus* wird von Marshall abgeschafft bzw. *Ariocarpus* untergeordnet.

1960 Anderson beschreibt sechs Arten: *A. agavoides, A. fissuratus, A. kotschoubeyanus, A. retusus, A. scapharostrus, A. trigonus.* Aus *A. lloydii* wird *A. fissuratus* var. *lloydii, A. furfuraceus* wird als Form von *A. retusus* eingestuft.
Neogomesia agavoides wird zu *Ariocarpus agavoides* und *Roseocactus* wird zu einer Untergattung von *Ariocarpus.*

1965 Backeberg möchte *Roseocactus* und *Neogomezia* als eigenständige Gattungen sehen. Anderson veröffentlicht eine Revision der Gattung *Ariocarpus* in *KuaS* 1, 1965; S. 3-32

1989 *A. fissuratus* var. *hintonii* wird in *Bradleya* 7 von Stuppy und Taylor erstbeschrieben.

1991 Hunt empfiehlt eine Umbenennung von *A. scapharostrus* in *A. scapharostris.*

1992 *A. bravoanus* wird in *Bradleya 10* von Hernández und A. Anderson erstbeschrieben.

1997 Anderson und Maurice eröffnen eine Revolte: Sie bestreiten die Autonomie der Varietäten *A. fissuratus* var. *lloydii* (wird zu *A. fissuratus*) und *A. fissuratus* var. *hintonii* (wird zu einer Unterart von *A. bravoanus*). *A. trigonus* wird zu einer Unterart von *A. retusus.* Außerdem wünschen sie *Roseocactus* als Untergattung von *Ariocarpus* zu sehen und sie bestehen auf Hunts Rat von 1991, *A. scapharostris* als endgültigen Namen festzusetzen. Alles geschehen in *Haseltonia 5*.

1998 Halda beschreibt *A. trigonus* var. *horacekii*, Halda und Horacek beschreiben *A. confusus, A. retusus* fm. *scapharostroides* und *A. retusus* subsp. *panarottoi*. Halda, Panarotto und Horacek beschreiben *A. retusus* subsp. *jarmilae* und *A.scapharostrus* var. *swobodae*. Halda und Panarotto beschreiben *A. retusus* subsp. *horaceki*. Halda führt ein neues System ein: A New System of the genus Ariocarpus Scheidweiler (*Acta Musei Richnoviensis* 5(1)).

Geschichte

Ariocarpus wird in Mexiko und den süd-westlichen USA schon lange als Peyote-Substitut benutzt. Vermutlich war der rituelle Gebrauch als Peyotl-„Ersatz“ schon zu Zeiten vor der Eroberung durch die Spanier in Mexiko gängig. *A. retusus* wird von den Huichol-Indianern *Tsuwiri* genannt, was so viel wie „falscher Peyote“ bedeutet. Entsprechend furchterregend wird der Kaktus auch beschrieben. Im Gegensatz zur angenehmen Peyote-Wirkung, rufe Tsuwiri Wahnsinn, Paranoia, Krankheit und Tod hervor. Wer kein starkes Huichol-Herz besitze, solle den Kaktus besser nicht essen, auch deshalb, weil dieser Zauberkräfte besitze und verrückt machen könne (12). Die Tarahumara, ein Indianerstamm aus Nord- und Zentralmexiko, sind der Ansicht, *Hikuli sunami* (*Ariocarpus fissuratus*) schütze auf magische Weise gegen Verbrecher. Außerdem halten sie ihn für wirksamer als den verwandten Peyotl-Kaktus. Der Tarahumara-Begriff *Hikuli sunami* heißt ebenfalls „Falscher Peyote“ (13). 1840 bezahlte der Schweizer Kakteensammler Fürst Kotschoubey für den nach ihm benannten *Ariocarpus kotschoubeyanus* 1000 Franken. Gemessen an dem damaligen Geldwert wurde bis heute wohl niemals mehr für einen Kaktus bezahlt (3, 4, 18).

Chemie

Alle Ariocarpen enthalten das 4-Hydroxy-N,N,-Dimethyl-Phenethylamin.
Des weiteren finden sich in den meisten Arten und Varietäten 3,4-Dimethoxy-N-Methyl-Phenethylamin, 4-Hydroxy-N-Methyl-Phenethylamin, N-Methyl-3,4-Dimethoxy-Phenethylamin, N-Methyl-Tyramin und N,N-Dimethyltyramin (Hordenin, auch: Anhalin).

In einzelnen Arten konnten außerdem nachgewiesen werden:

3',3',3',7-Tetramethoxy-5-Hydroxyflavon (Retusin)
3,4-Dimethoxy-N,N-Dimethyl-Phenethylamin
N-Methyl-3,4-Dimethoxy-beta-Phenethylamin
N,N-Dimethyl-4-Hydroxy-3-Methoxy-Phenethylamin
N-Methyl-4-Methoxy-Phenethylamin
N-Methyl-4-beta-Phenethylamin
N-Methyl-4-Methoxy-beta-Phenethylamin
N-Methyl-4-Hydroxy-Phenethylamin

Die hauptwirksamen Alkaloide in den *Ariocarpus*-Kakteen sind also Phenylethylamine oder kurz: Phenethylamine. Meskalin (3,4,5-Trimethoxy-ß-Phenethylamin), MDMA (3,4,-Methylendioxymethamphetamin) und die verwandten Derivate sind gleichfalls Phenethylamine (1, 2, 5, 6, 7, 8, 9, 10, 11, 14, 15, 17).

Pflege und Kultur

Substrat

Alle *Ariocarpus*-Arten bevorzugen kalk- und lehmhaltigen Boden, bei einem pH-Wert um 7-8. Kann man diesen nicht bieten, benötigt die Gattung wenigstens ein rein mineralisches Substrat. Eine Schicht, sauberen, grobkörnigen Kieses um den Wurzelhals, garantiert adäquates Ablaufen des Gießwasserüberschusses und schützt die Wurzel vor Übernässung und Staunässe. Eine weitere Schicht Kies sollte man am Grund des Topfes, also unter das eigentliche Substrat aufbringen. Diese Schicht dient als Drainage, ebenfalls zum Schutze der Wurzel. Aufgesaugtes Gießwasser kann so besser abgehen.

Wasser

Ariocarpen werden seltener gegossen als andere Kakteen. Gegossen wird prinzipiell von unten, da *Ariocarpus* an der Wurzel, besonders am Wurzelhals, sehr nässeempfindlich ist. Von unten gießen heißt, den Pflanzentopf in eine Schüssel oder einen größeren Übertopf zu stellen und das Wasser in das äußere Gefäß zu geben. Das Substrat saugt sich dann mit Wasser voll. Nach dem Gießen ruhig eine Weile von mehreren Wochen trocken lassen. Jeweilige Standort- und Vegetationsverhältnisse sowie der individuelle Gesundheitszustand der Pflanze sind natürlich primär zu beachten und auch gießtechnisch entsprechend zu behandeln. Gießperiode etwa von Ende August/Anfang September bis Ende November normal, Dezember bis Anfang Mai mäßig.

Standort

Ideal ist eine Kultur im Frühbeet oder im Gewächshaus. Auch ein warmer, vollsonniger, Südfensterstandort oder ein kunstlichtbestrahlter Indoor-Platz sind im absoluten Notfall gerade ausreichend.

Licht

Alle *Ariocarpen* brauchen viel Licht. Bestenfalls 16 bis 19 Stunden täglich. Gewächshaus, Frühbeet oder Spezial-Kunstlicht sind Pflicht. Mindestenfalls ist ein vollsonniger Südfensterplatz notwendig (siehe Standort).

Temperatur

Entsprechend der angeforderten Lichtintensität benötigt *Ariocarpus* hohe Temperaturen. Während der Ruhezeit ertragen *Ariocarpen* im Extremfall um die 0° C. Da diese aber in unseren Gefilden auf die warmen Monate fällt (s. u.), braucht daran kein Gedanke verschwendet zu werden.

Ruhezeit

Ariocarpus hält seine Ruhephase, und das ist eine Besonderheit im Reich der Kakteengewächse, in den Sommermonaten, von etwa Anfang Mai bis Ende August. Während dieser Zeit sollte er warm und mäßig trocken gehalten werden.

Veredeln

Ariocarpus lässt sich gut und leicht veredeln. Als Unterlage empfiehlt sich *Pereskiopsis*. Die Pflanzen wachsen gepfropft wesentlich sicherer und schneller, verlieren aber optisch an Reiz. Wer sich entschließt, Ariocarpen im Wohnzimmer auf der Süd-Fensterbank zu kultivieren, sollte auf jeden Fall veredelte Exemplare wählen.

Vermehrung

Über Aussaat. Samen sind über die angegebene Bezugsquelle, in gut sortierten Growshops oder Kakteenfachgärtnereien zu erwerben. Die Samen werden im gut beleuchteten Zimmergewächshaus auf ein durchlässiges Substrat (z. B. Kokosfaser oder 2:1 Sand-Anzuchterde-Gemisch) gestreut, leicht angedrückt und vorsichtig von unten angegossen. Nach dem Auflaufen (= Keimen) pikiert, also vereinzelt man die Sämlinge. Die Minipflänzchen werden mit Hilfe eines Eierlöffels o.ä. aus dem Gewächshaus genommen und in Töpfe mit für *Ariocarpen* entsprechendem Substrat (s.o) gesetzt. Weitere (besonders vorsichtige) Pflege wie oben.

Verwendung

Es werden die oberirdischen Teile des Kaktus verzehrt. Diese nennt man Buttons. Aufgrund der geringen Größe der Kakteen müssen einige Exemplare gegessen werden, um eine Wirkung zu provozieren. Etwa 4 bis 5 mittelgroße Ariocarpen werden im getrockneten Zustand gegessen (12, 13, 14, 15). Bei frischem Material muss entsprechend höher dosiert werden. Dies ist allerdings eine Aussage, welche man nicht kopflos annehmen sollte. Unbedarfte Versuche mit dieser Kakteen-Gattung sind als höchst bedenklich einzustufen und gehören wahrscheinlich mit zum gefährlichsten Forschungsfeld innerhalb der entheogenen Wissenschaft.

Wer unbedingt experimentieren möchte, mag seine Studien außerordentlich langsam und behende angehen und mit einem halben *Ariocarpus*-Button beginnen. Zur Dosissteigerung empfehle ich höchstens einen halben Button á Sitzung. Die Huichol warnen nicht ohne Grund vor dieser Pflanze!

Kakteen dieser Gattung können auch gemörsert und mit Wasser vermischt als Getränk gereicht werden. Rätsch gibt an, dass *Ariocarpus* möglicherweise früher ab und zu als Zusatz zum Maisbier Chicha verwendet wurde (12).

Gefahren

Alkaloid-Schwankungen sind eine allgemeingültige Gefahr bei entheogenen Kakteen (wie dies auch auf andere psychogene Gewächse zutrifft). So kann es sein, dass ein *Ariocarpus* überhaupt keine Wirkstoffe enthält, ein anderer gleicher Art dafür Phenethylamine in hochkonzentrierter Form beherbergt. Isst man nun zunächst den alkaloidfreien Kaktus und verspürt keinerlei Wirkung, könnte es sein, dass dies das Verlangen nach mehr auslöst. Legt man nun den potenten Kaktus nach, hat man sich u. U. hoffnungslos überdosiert.

Ein weiteres Problem ist in diesem Zusammenhang, die Unwissenheit der Ärzte im Falle einer Überdosierung. Selbst wenn man an einen psychedelisch interessierten und belesenen Doktor gerät, so ist dies doch kein Garant dafür, dass dieser mit den verschiedenen Phenethylaminen umzugehen weiß.

Die Huichol warnen vor *Ariocarpus*, wegen seiner Eigenschaft, die Psyche in negativer Weise entgleisen lassen zu können. Dies drücke sich aus, in Suizid-Absicht oder -Durchführung, Wahn (Bad Trip; Aktivierung latenter Psychosen), unkontrollierbaren Handlungen und/oder furchterregenden Halluzinationen. Eigene Experimente des Autors bestätigen diese Aussagen allerdings nicht (s. u.), was nicht heißt, dass jeder die gleichen Erfahrungen machen muss.

Wirkung

Mein erstes *Ariocarpus*-Experiment mit *Ariocarpus retusus* war furchterregend und von bedrohlicher Natur. Ich verspürte nichts als Übelkeit und Schwindel, ich zitterte am ganzen Körper und schwitzte übermäßig. Typische Symptome einer Intoxikation also.

Wie ich heute annehme, lag der Fehler gänzlich in meiner eigenen Haltung und kopflosen Einnahme der Pflanze – selbst die wichtigen Maßnahmen zur Präparation meines Geistes und meiner Motivation, ganz zu schweigen von der Auswahl der mir heute nicht einmal mehr präsenten Umgebung (!), beachtete ich nicht weiter. Danach ließ ich für Jahre die Finger von diesem Gewächs, bis ich eines Tages abermals so neugierig wurde, dass ein weiteres, diesmal aber sehr gut geplantes, *Ariocarpus*-Experiment fällig wurde.

Nach adäquater innerer und äusserlicher Vorbereitung und Einnahme von sechs frischen Pflanzenkörpern der Art *Ariocarpus retusus* verspürte ich ein leicht trippiges Gesichtsgefühl (als würde sich die Haut um die Augen etwas spannen), der Kopf wurde heiß und der Magen empfindlich. Nach etwa einer halben Stunde fühlte ich mich in etwa so, als hätte ich ein Glas Absinthe zuviel gehabt (wackelige, weiche Beine, Schwindel, leichte Orientierungslosigkeit), eine wirklich vergleichende Wirkungsbeschreibung ist aber nicht möglich. Nach Abklingen der genannten Symptome hatte ich ein eher angenehmes Körpergefühl, das von schweren Gliedern, warmen Extremitäten (Arme und Beine), kribbelndem Bauch und Kopf und guter Laune dominiert wurde. Keine Spur von Wahnsinn. Die darauffolgende Nacht war an Schlaf nicht zu denken.

Mein Freund und Kollege Enric Daga aus Spanien erzählte mir von einer wunderbar angenehmen *Ariocarpus*-Erfahrung: „Ich war lustig und fröhlich, hatte einen klaren Kopf und ein weiches Körper-Feeling“ (DAGA 2004).

Rechtslage

Ariocarpus in lebender Form sowie seine Inhaltsstoffe unterliegen nicht dem BtMG. Auch ist es bislang nicht verboten, getrocknete Exemplare zu besitzen, zu verzehren und weiterzugeben.

Literatur:

[1] BRAGA, D. L.; MCLAUGHLIN, J. L., Cactus alkaloids V. Isolation of hordenine and N-methyltyramine from Ariocarpus retusus, *Planta Medica* 17(1):87-94, 1969

[2] BRUHN, J. C., Phenethylamines of Ariocarpus scapharostrus, *Phytochemistry*, 1975

[3] FURST, P.T., Ariocarpus retusus, the "False" Peyote of the Huichol tradition, *Economic Botany* 25: 182-187, 1971

[4] GÖTZ, ERICH/GRÖNER, GERHARD, *Kakteen – Kultur, Vermehrung, Pflege*; 7. Auflage, Stuttgart 2000

[5] GOTTLIEB, ADAM, *Peyote und andere psychoaktive Kakteen*, Nachtschatten Verlag, Solothurn, 2000

[6] JEC Chemicals NL, *Cactussen - Chemical analysis*, o.J.

[7] MCLAUGHLIN, J. L., Cactus alkaloids. VI. Identification of hordenine and N-methyltyramine in Ariocarpus fissuratus varieties fissuratus and lloydii, *Lloydia* 32:392-394, 1969

[8] NORQUIST, D. O.; MCLAUGHLIN, J. L., Cactus alkaloids VIII. Isolation of N-methyl-3, 4-dimethoxy-/3-phenethylamine from Ariocarpus fissuratus var. fissuratus, *Journal of Pharmaceutical Sciences* 59(12): 1840-1841., 1971

[9] NEAL, J. M.; MCLAUGHLIN, J. L., Cactus alkaloids IX. Isolation of N-methyl-3,4-dimethoxy-beta-phenethylamine and N-methyl-4-methoxy-(3-phenethylamine) from Ariocarpus retusus, *Ges. für Arzneipflanzenforschung & Am Soc Pharmacognosy* (July 26-31):8, 1970

[10] NEAL, J. M.; MCLAUGHLIN, J. L., Cactus alkaloids IX. Isolation of N-methyl-3,4-dimethoxy-beta-phenylethylamine and N-methyl-4-methoxy-beta-phenylethylamine from Ariocarpus retusus, *Lloydia* 33(Sep):395-396), 1970

[11] NEAL J. M.; P. T. SATO, C. L. JOHNSON; J. L. MCLAUGHLIN, Cactus alkaloids X. Isolation of hordenine and N-methyltyramine from Ariocarpus kotschoubeyanus, *Journal of Pharmaceutical Sciences* 60(3) :477-478., 1971

[12] RÄTSCH, Christian, *Enzyklopädie der psychoaktiven Pflanzen*, Aarau 1998

[13] SCHULDES, RICHARD E./HOFMANN, A., *Pflanzen der Götter*, Aarau 1998

[14] SMITH, Michael S., Narcotic and Hallucinogenic Cacti of the New World, www.xenopharmacophilia.com, 1998

[15] SMITH, Michael S., *Sacramental and Medicinal Cacti*, www.cactus-mall.com, 2002

[16] SOTOMAYOR, J. MANUEL/ARREDONO GÓMEZ, ALBERTO/ MARTINEZ MÉNDEZ, MARIO, Neue Fundorte von Ariocarpus agavoides – Vorkommen auch in San Luis Potosi, *Kakteen und andere Sukkulenten* 51 (5) 2000; S. 113-118

[17] Speir, W. W.; Mihranian, V.; McLaughlin, J. L., Cactus alkaloids VII. Isolation of hordenine and N-methyl-3,4-dimethoxy-beta-phenylethylamine from Ariocarpus trigonus, *Lloydia* 33:15-18, 1970

[18] T. SUGURI & SATO, *Ariocarpus Handbook* (japanisch mit lateinischen Namen), 72 Seiten, Paperback, 357 Farbfotos, auch von Mutanten und Cristaten (zu beziehen über www.kakteen-haage.de)

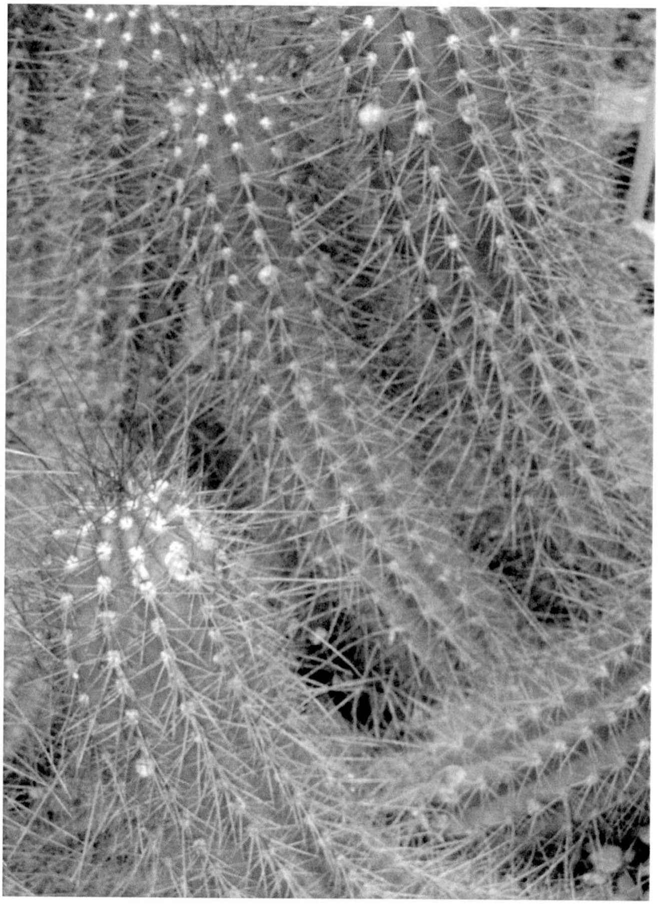

Nicht alle *Trichocereen* enthalten Meskalin.

Zugabe 2: Einige aktive *Trichocerei*

von K. Trout; Übersetzung: Hartwin Rohde

Dieser Beitrag ist eine Adaption einer dreiteiligen Serie zur Präsentation nützlicher *Trichocereus*-Arten. Der Originalartikel von K. Trout erschien in *The Entheogen Review* Vol IX #3: 128–133, Vol X #1: 13–19 und Vol X #2: 57–62. Die deutsche Übersetzung von Hartwin Rohde erschien in *Entheogene Blätter* 8/2002: 27–34, 9/2002: 30-37 und 10/2002: 40-46.

Ein Problem, mit dem sich an psychoaktiven Sorten interessierte Kaktuszüchter konfrontiert sehen, ist die Auswahl der am besten zu kultivierenden Arten. Das Ergebnis sind dann ein Haufen *Trichocereus pachanoi*- und ein paar *Trichocereus peruvianus*-Arten, von denen die Züchter dann keine Ahnung haben. Manchmal müssen sie feststellen, dass sie Jahre wertvoller Zeit und Mühe in eine eigentlich schwache Züchtung gesteckt haben. Sogar einzelne Züchtungen können wesentlich potenter sein als Vertreter der gleichen Art. Zum Beispiel wurden vom gewöhnlichen *Trichocereus pachanoi* aus zwei verschiedenen Quellen Werte von über 2% und 3% berichtet (Helmlin et Brenneisen 1992, mit einer Schweizer Züchtung, und Gennaro et al. 1996 mit italienischen Pflanzen), aber die meisten der gezüchteten *Trichocereus pachanoi* besitzen grade mal 5–10% dieser Potenz (0,15% wurde von Mangura et al. 1982 berichtet und 0,3% von Crosby et Mc Laughlin 1973).

Jegliche Vergleiche von Potenzen zu *Trichocereus pachanoi* in diesem Artikel sind subjektive Erfahrungen des Probanden, der die gegessene Pflanze mit der, die er als einen ‚normalen' *Trichocereus pachanoi* erachtet, vergleicht. Vergleiche mit den Pflanzen der Leser könnten daher irreführend sein. Durch die Nennung mehrerer *Trichocerei*, welche bereits auf dem kommerziellen Markt verfügbar sind oder sein werden, hoffen wir, dem Leser die Möglichkeit zu geben, seine Kollektion sinnvoll zu erweitern und die Effektivität seines Strebens zu steigern.

WBaker 5452 wurde 1983 von Julio Cruz gefunden (Jayuri Bezirk, Murillo, Bolivien). Aus irgendeinem Grund glaubte man, es sei ein *Trichocereus pachanoi*, aber Form und Umgebung sprechen sehr stark für *Trichocereus bridgesii*. Menschliche Versuche und GC-MS haben seine Psychoaktivität bestätigt, diese Informationen wurden aber nie in der wissenschaftlichen Literatur veröffentlicht. Ebenfalls unberichtet blieb die Beobachtung des traditionellen Gebrauchs der einheimischen Menschen – ein Umstand, der sich nicht genauer erklären lässt.

„San Pedro Amsterdam" ist ein *Trichocereus bridgesii*, der in Amsterdamer Smartshops als San Pedro verkauft wird. Es wird von ihm behauptet, dass er selbst in kleinen Portionen aktiv sei, wobei jedoch jegliche analytische Arbeit bis dato fehlt. Im Gegensatz zu den meisten *Trichocereus bridgesii* mit gelblichen bis mittelbraunen Dornen hat dieser weitaus dunklere Dornen. Interessanterweise wurde von einer einheimischen Quelle [in diesem Fall die USA; Anm. d. Verf.] höhere Potenz im Zusammenhang mit dunkleren Dornen behauptet.

Der „Eusaporus"-Klon RS0005, erhalten von der inzwischen stillgelegten Kaktuszuchtstation Sticky Business, und ähnlich erscheinende *Trichocereus-bridgesii*-Formen werden von Zeit zu Zeit als recht potent beschrieben, aber *Trichocereus bridgesii* ist dafür bekannt, sehr variabel hinsichtlich seiner Stärke und Schmackhaftigkeit zu sein. Der *Eusaporus*-Klon ist potent, eher unbitter und Setzlinge wurzeln schnell, im Gegensatz zu anderen starken Sorten, die mehr Bitterkeit, mehr Dornen, eine ekelhafte Konsistenz haben und/oder empfindlicher sind. Eine große Dosis des roh konsumierten *Eusaporus* erzeugte anhaltende Nebeneffekte, welche nicht auftraten, wenn dieser gekocht wurde. Chemische Analyse und Erklärungen dieses Phänomens fehlen. Wie *Trichocereus bridgesii* stellt auch *Trichocereus macrogonus* eine extrem variable Sorte dar. Der einzige analytische Bericht fand einen eher geringen Gehalt an Meskalin. Jedoch schwanken Berichte von Konsumenten zwischen keinerlei Aktivität und außergewöhnlicher Potenz, ähnlich variabel wie der Schleim, welcher fast komplett abwesend sein oder einen dicken Tee mit der Konsistenz von Schnott bilden kann. Die abgebildete Züchtung (RS0004) zeigte sowohl mehr Potenz als *Trichocereus pachanoi* als auch fast keinen vorhandenen Schleim.

Der hübsch-hässliche *Trichocereus bridgesii f. monstrosus* ("Klon B") ist eine weitere Pflanze mit Auszeichnungen seitens der Konsumenten. Mindestens zwei verschiedene Formen des monströsen *Trichocereus bridgesii* sind aktiv. Eine hat lange Sektionen, die größtenteils dornenlos sind, bis auf zufällige Streuungen. Die andere – gezeigt in diesem Artikel – besteht hauptsächlich aus kleinen Abschnitten (mit einem sporadisch auftretenden langen Teil), die von glatt bis extrem dornig auf einer Pflanze reichen. Obwohl Schuppung und Spaltung durch Überwässerung üblich sind, verdient sie einen Platz in jedem Garten eines Kaktusliebhabers. Eigentlich ist der *Trichocereus bridgesii f. monstrosus* nicht rar im Gartenbau, jedoch wird er seltener angetroffen, da er meist vergriffen ist, sobald er im Handel steht. *Trichocereus scopulicola* entspricht *Trichocereus pachanoi*, jedoch mit schmaleren Rippen, weniger Einkerbungen über den Areolen und eine grobere ‚Körnung' der Oberfläche, welche dadurch fast matt erscheint. Interessanterweise entwickeln die australischen Pflanzen mit der Zeit Einkerbungen unter den Areolen. *Trichocereus scopulicola* hat außerdem kürzere Dornen als *Trichocereus pachanoi,* aber auch hier treten Schwankungen auf (besonders, wenn aus Samen aufgezüchtet). Pflanzen, mit der Bezeichnung FR 991, welche zu genetischen Zwecken verwendet wurden, sind unabhängig als „gleich stark wie *Trichocereus pachanoi*" in Australien oder „maßgeblich stärker" in den USA (Abbildung 9) eingestuft worden – Berichte, die „fast doppelt so stark wie *Trichocereus pachanoi*" besagen, existieren auch.

Der vielleicht interessanteste kurzdornige Peruvianoid, noch ohne Namen, wurde als „*Trichocereus pachanoi*" verkauft. Es ist wichtig zu wissen, dass zu den meisten kommerziell erhältlichen Peruvianoiden keinerlei Wirksamkeitsversuche vorliegen, während es aus vielen Quellen kurzdornige Peruvianoide gibt, die stark in der Potenz schwanken. Dieser so genannte „*Trichocereus pachanoi*" ist schlanker als der kurzdornige *Trichocereus peruvianus*, welcher vom California Cactus Center vertrieben wird, und als viel stärker beschrieben wird (wie viele ähnliche, aber etwas dornigere Kakteen, die auch an *Trichocereus pachanoi* erinnern). Er wird von San-Pedro-Schamanen in den USA hoch geschätzt, und wurde von einem Zeremonien-Teilnehmer nicht nur als sehr potent, sondern auch als fast schmackhaft empfunden. Obwohl es bekannt ist, dass der Alkaloidgehalt von Kakteen stark schwankt, wurde bis dato wenig getan, um die Gründe hierfür aufzuklären. Vorläufige Forschung scheint zu zeigen, dass trotz der Möglichkeit, den Gehalt durch regelmäßige Nährstoffgabe über längere Zeit, und weniger Bewässerung ein paar Monate vor der eigentlichen Ernte zu erhöhen, die einzige wirklich wichtige, vielleicht genetisch bedingte, Variable ist. Weiterhin besteht der Bedarf, spezifische Klone, welche sich in Selbstversuchen gut bewährten, mit einer Art Seriennummer oder Zuchtnamen zu versehen, um ihre Erkennung zu ermöglichen und ihre Weiterverbreitung zu erleichtern. Abgesehen von dem offensichtlichen Vorteil, dass Kaktusliebhaber Zugriff auf eine potentere Auswahl haben, ermöglicht dies, eine gemischte *Trichocerei*-Sammlung zu haben, statt ein Feld voller vieler San Pedros und wenig anderem. Das Bedürfnis nach Identifizierung und selektiver Vermehrung wünschenswerter Klone kann auf einfache Weise befriedigt werden – durch sorgfältige, zielgerichtete Selbstversuche und den Austausch von Informationen sowie Material.

Kriterien für Selbstversuche und die Bestimmung vorteilhafter Klone

Während es nahezu so viele Vorgehensweisen bei Selbstversuchen gibt wie Leser, sollten einige Grundsätze im Hinterkopf behalten werden. Einer davon ist ‚Reproduzierbarkeit'. Wenn eine Pflanze sehr viel Zeit und Aufmerksamkeit erhalten soll, dann sollte vorher auch sichergestellt sein, dass sie diese auch verdient. Das heißt, Details, die sich auf Selbstversuche beziehen, sollten aufgezeichnet werden. Sie sollten jede der folgenden Informationen enthalten, wenn sie verfügbar sind (oder eine Notiz „nicht verfügbar"):

- Name der Spezies oder die beste verfügbare Identifikation
- Klon-Nummer des benutzten Abschnittes
- Größe der Pflanze, von der geerntet wurde
- Größe der frischen Probe
- Gewicht der eingenommenen Pflanzenteile (und ob in frischem oder getrockneten Zustand aufgenommen)
- Ungefähres Alter der Pflanze und des aufgenommenen Abschnittes
- Tageszeit, Datum und Ort der Ernte (Mondphase und Wetterhinweise sind sinnvoll)

- Kommentare zur äußeren Erscheinung, zu Wässerung, Düngefolge, Gesundheit, Farbe oder anderen Beobachtungen bezüglich Pflanze oder Pflanzenmaterial
- Notizen zu Schleimigkeit, Farbe, Geschmack oder Geruch des Gebräus
- Zubereitungsabfolge, Kochzeiten, genutzte Säuremengen und die resultierende Menge Versuchsmaterial.

Selbstversuche sinnvoll durchführen

Idealerweise hält man sich an einige standardisierende Elemente in solchen Berichten: Wirksamkeitsanalysen sollten hinsichtlich Zubereitung und Versuchsmenge einheitlich sein, um Vergleiche zu erlauben. Wenn ein Tee mit Limonensaft und 1kg frischem Material als Startpunkt benutzt wird, so sollte diese Dosis in jedem Versuch genutzt werden, es sei denn man hat Anlass zu der Annahme, dass es eine sehr starke Dosis ist. In diesem Falle sollte die Menge pro Dosis halbiert oder geviertelt werden. Wenn höhere Dosen gewünscht werden, dann sollten diese auch in einer sinnvollen Größenordnung verändert werden (wie z. B. 1500, 2000 oder 3000 Gramm). Die Standardisierung der Verfahren wird dem Einzelnen helfen, nicht nur besser reproduzierbare Experimente durchzuführen sondern auch den direkten Vergleich zwischen verschiedenen Selbstversuchen erlauben. Eine einfache, zuverlässige und sehr zu empfehlende Methode der Standardisierung ist die Trocknung und der anschließende Verzehr des Pulvers einer abgewogenen Menge Kaktus (normalerweise ergeben 1000g frischer Kaktus 100 g trockenes Pulver, das kann allerdings schwanken). Diese Vorgehensweise wird von vielen Leuten vorgezogen, sie hat einige entscheidende Vorteile, z. B. den Wegfall gewichtsverändernder Variablen, wie Wassergehalt und Gesundheitszustand der Pflanze. Außerdem ist dadurch ein grammweiser Vergleich zwischen verschiedenen Pflanzen möglich (sogar der Vergleich zwischen Proben derselben Pflanze zu verschiedenen Zeiten). So wird auch die Beschaffung verschiedener Proben bei Verfügbarkeit und deren Lagerung bis zur Analyse (bzw. Bestätigung vorheriger Analysen) möglich, da sich getrocknetes Material über längere Zeiten gut hält. Welchen Versuchsablauf man auch immer wählt, man sollte ihn in allen darauffolgenden Selbstversuchen beibehalten. Anderenfalls sind die Ergebnisse dieser Analysen nicht sehr aussagekräftig.

Wirksamkeitsanalysen sollten nachgeprüft werden. Das bedeutet, dass mehr als ein Selbstversuch mit dem selben Material durchgeführt werden und mehr als eine Person diese Analysen durchführen sollte. Idealerweise werden mindestens zwei unterschiedliche Dosierungen von jeder Person getestet (die Anfangsdosis, gefolgt von einer angepassten und, aufgrund der Erkenntnisse aus dem ersten Versuch, als voll aktive Dosis erkannten Menge). Die Bestimmung des besten Klons in der Auswahl würde idealerweise mindestens drei Personen einbeziehen. Es ist sehr wichtig, dass die Wirksamkeitsanalysen auch tatsächlich voll ausgeprägte psychopharmakologische Effekte erzielen, bevor eine Probe als meskalinhaltig eingestuft wird. Eine reichliche Menge Kakteen wird nämlich als „aktiv" bezeichnet, nur weil sie irgend eine Form von Stimulation oder krankheitsähnlichen Effekt hervorrufen. „Aktiv" ist zwar eine schöne Beschreibung, kann aber irreführend sein, wenn die beschriebene Aktivität nicht definiert ist. Zu guter Letzt: Zwischen zwei Wirksamkeitsanalysen sollte für einen Probanden mindestens eine Woche Pause sein.

Wirksamkeitsanalysen sollen ausschließlich mit Material durchgeführt werden, das sowohl verfügbar als auch eindeutig identifizierbar ist – und zwar für andere Forscher als den Analysten. Wirksamkeitsreports sollen lebendes und direkt erreichbares Material verwenden, welches idealerweise vom Analysten selbst oder einer leicht zu erreichenden botanischen Sammlung stammt. Da es leicht möglich ist, dass eine Pflanze unerwartet stirbt, sind Aufzeichnungen über Gewicht und Ausmaße sowie Farbfotos des Materials sehr zu empfehlen. Ebenso sollte man sich genügend trockenes Material aufheben, so dass sowohl weitere Wirksamkeitsanalysen, als auch (nach Lockerung der gesetzlichen Beschränkungen) qualitative / quantitative Analysen durchgeführt werden können. (Selbst Material ohne erfolgreiche Wirksamkeitstests kann für Biochemiker interessant sein, die sich mit der Kaktuschemie beschäftigen). Empfehlenswert ist auch ein gewisser Austausch von Klonen mit anderen Forschern. Sollte eine oder mehrere der Pflanzen eines Forschers aus irgend einem Grunde eingehen, so kann man immer noch auf Ersatz von den anderen Forschern hoffen – wenn man gut identifizierte Klone mit anderen Forschern ausgetauscht hat.

Hier noch einige weitere lohnenswerte Spezies:

Der rätselhafte *Trichocereus* sp. „SS01“ scheint irgendwo zwischen etwas zu liegen, was als *Trichocereus peruvianus* und *Trichocereus macrogonus* beschrieben wird. Eine hübsche Pflanze mit intensiv farbigen Wachstumszonen und starken Verkrustungen. Er zeigt auch eine vereinzelt auftretende, wiederkehrende, schwarz tropfende Fäulnis, die normalerweise wieder herauswächst. Wirksamkeitsreports ergaben eine gleichwertige oder stärkere Aktivität als bei kommerziell erhältlichem *Trichocereus pachanoi.* Alle durchgeführten Analysen verwendeten dasselbe Material, was zu der Vermutung führte, dass im Kaktus Alkaloidfluktuationen vorhanden sind (oder dass die Unterschiede vielleicht abhängig vom Probanden und der Einnahmezeit waren). Diese Pflanze braucht mehr Züchter! Viele wollen sie wegen des Fäulnisproblems nicht züchten, doch es ist eine in jeder Hinsicht angenehme Pflanze (sehr potent und sehr reines Gefühl).

Eine begeisternde und erst kürzlich bestätigte Aktivitätsfeststellung betrifft einen Bridgesioiden, der einfach „SS02“ genannt wird. Weil die Pflanze dem *Trichocereus bridgesii* so stark ähnelt, gibt es keine Informationen über Züchtungen dieser Pflanze. Diese wundervolle Sorte ist in ihrem Erscheinungsbild veränderlich, selbst innerhalb eines einzelnen Stammes. Trotz ihrer derzeit geringen Verfügbarkeit, legen erstaunliche Eigenschaften wie schnelles Wachstum, und hohe Wassermengentoleranz eine deutlich größere Verbreitung in Zukunft nahe. Aufrechte Ableger, fertig entwickelt, mit starker Verkrustung, blau-grüne neue Wachstumszonen mit goldenen und braunen neuen Leisten, die sich manchmal rötlich färben und mit dem Alter langsam verblassen.

Neuerliche Wirkungsanalysen an Menschen ergaben, dass er reproduzierbar dauerhaft stärker wirkt als *Trichocereus pachanoi* (ungefähr „zweimal so stark oder etwas mehr“). Das ist eine erfreuliche Tatsache, die seinem Aussehen nach auch erwartet wurde. Chemische Analysen zeigten ein erhebliches Vorhandensein von Meskalin mit nur geringen Beimischungen anderer Alkaloide.

„SS03“ ist einfach ein weiterer unbenannter *Trichocereus,* der einem aufrechten *Trichocereus peruvianus* ähnelt. Er zeigt tiefe V-förmige Vertiefungen über den Areolen. Damit ähnelt er einigen Australischen Peruvianoiden und einem der großen *Trichocereus peruvianus* im Huntington Botanical Garden. Genau wie diese Sorten wurde er in Wirksamkeitsstudien als mindestens ebenso wirksam wie *Trichocereus pachanoi* eingestuft.

Trichocereus terscheckii ist eine große, landschaftsbestimmende Pflanze, die riesig werden kann (bis zu 12 Meter hoch). Diese Spezies ist dafür bekannt, extrem widerstandsfähig gegenüber nassen und kalten Bedingungen zu sein. Es gibt zu dieser Sorte schillernde Wirksamkeitsreports einer großen Forschergemeinde. Wie bei *Trichocereus pachanoi* und *Trichocereus werdermannianus* ist bekannt, dass es Klone mit variierender Potenz gibt. Das Spektrum reicht dabei von ‚wertlos' bis ‚recht stark'. Interessanterweise wird das Material aus den USA sehr häufig als potent gemeldet. Die Alkaloidzusammensetzung scheint variabel zu sein, hier mangelt es jedoch an analytischen Untersuchungen.

Der „RS0001" *Trichocereus peruvianus* ist für viele der eindeutige Favorit, ob es sich nun um Selbstversuche oder nur um einen interessanten Punkt des Gartens handelt. Er hat eine schöne Form, stark blau-grüne Farbe, sehr blaue Wachstumszonen und ausgeprägte (meist gelbe) Rippen. Seine Potenz ist zuverlässig hoch. Er ist etwas fäulnisanfälliger als die anderen *Trichocereus peruvianus*-Sorten, wächst schnell und gut, wenn die richtige Wässerung eingehalten wird. Der „RS0001" *Trichocereus peruvianus* wurde ursprünglich von Sticky Business in Sebastopol, eingeführt.

Intensive Vermehrung

Wenn ein Klon erst einmal als derjenige identifiziert wurde, um den man sich stärker kümmern sollte, gibt es eine ganze Menge Möglichkeiten, die verfügbare Biomasse seltener *Trichocerei* schnell zu vergrößern. Das am weitesten verbreitete Verfahren schneidet die verfügbaren Pflanzen in 20 bis 30 Zentimeter lange Stücke und bewurzelt diese. Jedes Stück wird eine Pflanze bilden und die meisten der Mittelstücke werden neue Äste bilden, die abgeschnitten und bewurzelt werden können, wenn sie ein paar Zentimeter lang sind. Viele Züchter beginnen damit, die *Trichocereus*-Kakteen liegend anzupflanzen. Idealerweise liegen die Kakteen etwas schräg aufwärts. Pflanzen, die so behandelt werden, schlagen auf der ganzen Länge Wurzeln und beginnen an beiden

Enden, manchmal auch irgendwo auf der Pflanze, neue Ableger zu bilden. Aufpfropfungen können mit den Spitzen gemacht werden. Die Spitzen der Kakteen werden abgeschnitten, können in der Mitte geteilt werden und an den Schnittseiten auf einen anderen Kaktus aufgepfropft werden. Oder man teilt die Spitze wie die Segmente einer halben Apfelsine (jedes Segment muss mindestens einen Dornenbüschel - die Areole - enthalten), die dann in passend zurechtgeschnittene Furchen des Unterlagenkaktus gepfropft werden. Auf diese Weise können gleichzeitig viele Pflanzen erzeugt werden. Ein Blick auf das Kapitel „Zucht und Vermehrung“ in diesem Buch kann beim Verständnis der Technik helfen.

Die Zucht aus dem Samen könnte den Eindruck vermitteln, dass sie ewig dauert - das ist jedoch nicht immer richtig. M. S. Smith fand heraus, dass *Trichocereus*-Sämlinge, welche man nach einer Wachstumsphase von einigen Zentimetern halbierte, deutlich schneller wachsen, und mehr Ableger bringen als ungestört wachsende Pflanzen (SMITH 2000).

Das abgeschnittene Oberteil kann gepfropft oder bewurzelt werden. Studien zur Auswirkung des Beschneidens von *Lophophora* zeigten, dass die Ernte zur signifikanten Wachstumssteigerung der verbleibenden Knospen führte (KIMBER 2000). Sämlinge auf einen starken Wirt zu pfropfen kann ein sehr schnelles Wachstum und mehrere Ableger bringen, die dann wieder abgeschnitten und bewurzelt werden können - innerhalb eines einzigen Jahres. Dies wird auch die Zeit verkürzen, die sie benötigen, um zur ersten Blüte zu kommen und Samen zu tragen; ein weiterer wichtiger Schritt zu besserer Verfügbarkeit und Verbreitung seltener Sorten.

Ein anderes sinnvolles Verfahren ist die Pfropfung auf einen *Peireskiopsis*-Wirt und nach einem oder zwei Jahren die Umsetzung auf einen größeren Wirt. Das Wachstum selbst kann während der warmen Monate durch Zugabe eines wasserlöslichen Düngemittels (organisch oder chemisch) zum Gießwasser beschleunigt werden. Es sollte während der Wachstumsmonate mit einer Konzentration von nicht mehr als 10% der empfohlenen Menge wöchentlich gegeben werden. Mit „Miracle-Gro“ mehrmals im Jahr zu ‚füttern‘ ist eine sinnvolle Ergänzung. Trotz der Probleme im Zusammenhang mit wasserlöslichen Düngemitteln ist dies ein 'getestet und für gut befundener' Trick, um die Zahl der Sprösslinge im unteren Bereich bei *Trichocereen* zu erhöhen.

Um unsere Betrachtungen zu einem Schluss zu bringen, müssen wir noch die offensichtlichste, in jedem Falle aber die naheliegendste, Problematik der Identifizierung und Verbreitung aktiver Klon erwähnen - und zwar, zu wissen was man besitzt und was man getestet hat. Ohne eindeutige Klon-Identifizierung (also Namensgebung) sind die Wirksamkeitstests für keinen außer den Tester selbst interessant. Eine gute Identifizierung umfaßt einige wesentliche Dinge:

Namen zuordnen und Identifikationen nutzen

Das ist zwar simpel, aber wichtig. Pflanzen sollten danach benannt werden, was sie sind, und wann/wo sie erzeugt wurden (es kann auch ein anderer identifizierender Namenszusatz für solche Pflanzen gewählt werden, die zwar gut getestet, jedoch schlecht benannt wurden). Zum Beispiel *Trichocereus peruvianus* „Blue Form" J.L. Hudson 1997 oder etwas vereinfacht „*T peruvianus* BF-JLH-97". Das Ziel ist nicht, die komplette Kakteensammlung neu zu benennen, sondern eine sinnvolle Möglichkeit für die Wiedererkennung und möglicherweise Zurückverfolgung jedes Klons zu erreichen, der eine intensive Verbreitung erfahren soll.

Markieren und beschriften

Es kann recht kompliziert werden, Pflanzen zu beschriften, da sie oft einer dauerhaften Sonnenbestrahlung ausgesetzt sind, Schilder also über die Jahre bis zur Unleserlichkeit ausbleichen können. Bleistifte sind hier eine gute Hilfe, besser als Kugelschreiber oder Marker, da sie länger halten. Schwarze Wachsstifte sind auch recht haltbar - doch sie benötigen, wie auch Bleistifte, nach längerer Zeit eine Auffrischung. Holzschildchen werden von den meisten Züchtern bevorzugt, sind aber nur unwesentlich haltbarer als Plastikschildchen, wenn sie erst einmal der direkten Sonne und anderen Umwelteinflüssen ausgesetzt sind. Es hat oft mehr Erfolg, eine einzigartige Seriennummer direkt auf die Pflanze zu schreiben. Das Problem verlorener Schildchen hat man dann nicht mehr. Die haltbarste Farbe in Stiften ist wohl „Industrial Super Permanent" von Sharpie.

Alle Beschriftungen sollten regelmäßig kontrolliert und erneuert werden, bevor sie unleserlich werden. Markierungen auf Pflanzen sollten nachgeschrieben werden und Beschilderungen sollten sofort ausgetauscht werden, wenn sie beginnen zu verblassen oder sonstige Ausfälle zeigen. Metallschildchen sind pflegeleichter, solange sie in der Nähe der Pflanzen bleiben. Es ist daher sehr zu empfehlen, sowohl Schildchen als auch direkte Pflanzenbeschriftungen zu nutzen.

Weitere aktive Klone

Die folgende Fortführung der Beschreibung einer Reihe aktiver Klone bezieht sich auf eindeutig als aktiv identifizierte und verbreitungswürdige Klone. Es ist zu beachten, dass dies nur eine kleine Auswahl aktiver *Trichocerei* sein kann und aller Grund zu der Annahme besteht, dass in naher Zukunft noch Dutzende Arten, Varianten und Klone als aktiv eingestuft werden.

Trichocereus werdermannianus ist eine große und beeindruckend stark gekerbte Art. Sie wurde von einigen Züchtern in *Echinopsis werdermanniana* umbenannt, was insofern verwirrend ist, da es eine komplett andere Art namens *Echinopsis werdermannii* gibt. *Trichocereus werdermannianus* wird bei Analysen oft übersehen, da diese oft in Form eines Bereiches der Alkaloidkonzentration dargestellt werden (AGURELL 1969b). Während im untersten Bereich der Nutzbarkeitsskala normalerweise *Trichocereus pachanoi* aufgeführt wird, findet sich *Trichocereus werdermannianus* oft an oberster Stelle darunter (AGURELL 1969a). In Wirksamkeitsstudien an Menschen wurde eine sehr starke Variabilität in der Potenz festgestellt, die von Inaktiv bis hin zur 2- bis 3-fachen Potenz des *Trichocereus pachanoi* reicht. Derzeit wird angenommen, dass dies klonabhängig ist, eine eindeutige Identifizierung und Isolation aktiver Klone ist also nötig, zumal zumindest ein Bericht über einen *Trichocereus werdermannianus*- Stamm existiert, der nicht schleimig sein soll.

Trichocereus pallarensis ist ein weiterer wunderschöner, aber selten zu findender Kaktus, der eine nachvollziehbare Potenz zwischen der von *Trichocereus bridgesii* und *Trichocereus peruvianus* aufweist. Analysen zeigten, dass er die 2- bis 3-fache Potenz eines *Trichocereus pachanoi* aufweist. Es scheint einige unverkäufliche Pflanzen in botanischen Gärten zu geben, Samen sind jedoch leicht im Handel erhältlich (z. B. *Sacred Succulents, Aztekia, Koehres* und andere europäische Kaktussamenhändler), die Keimungsraten sind gut und die Sämlinge wachsen schnell.

Trichocereus sp. TORRES et TORRES ist ein von Manuel und Donna Torres in Nordchile gefundener Pachanoid. Er wurde als hochwirksam eingestuft. Er hat noch keine sehr weite Verbreitung erfahren, wird aber derzeit verkauft und zu Zuchtzwecken verteilt. Er scheint schnellwachsend und von moderater Festigkeit zu sein.

Trichocereus huanucoensis ist eine unidentifizierte und unbenannte Sorte, die irgendwo zwischen *Trichocereus huanucoensis* (der scheinbar nur milde, stimulierende Effekte hat) und *Trichocereus* cv. Tom Joul's giant Hort (der in scheinbar zwei oder mehr Formen - inaktiv bis aktiv - existiert) liegen sollte. Man kann ihn überall in Südkalifornien bekommen, wo er eine große, landschaftsbestimmende Pflanze sein kann, jedoch meist nicht extra benannt wird. Die Aktivität des *Trichocereus huanucoensis* wurde in Wirksamkeitsstudien wiederholt nachgewiesen. Es sind zwar schon eine Menge verschiedener *Trichocereus-peruvianus*-Stämme vorhanden, wir möchten jedoch trotzdem einen hervorragenden weiteren vorstellen. Dieser dicke, stark krustige, stark dornige *Trichocereus peruvianus* ist den Kakteen ähnlich, die in einigen größeren botanischen Gärten zu finden sind. Er hat sowohl große Areolen, stark bläuliche Wachstumszonen und große Dornen. Ableger haben normalerweise um die 15 Zentimeter Durchmesser. Die Potenz wird mit grundsätzlich oberhalb von *Trichocereus pachanoi* angegeben.

Trichocereus sp. „Lumberjack" ist ein interessanter Peruvianoid, der als unbenannte Pflanze vor einigen Jahren bei einem „Lumberjack"-Baumarkt in Sacramento gekauft wurde. Aufgrund seiner beeindruckenden Ähnlichkeit zu einem *T. pachanoi* mit langen Dornen entschied der Züchter sich zu einer Vermehrung des Kaktus. Durch Selbstversuche stellte sich dieser Kaktus als die favorisierte Sorte der Tester heraus, da er potenter als *Trichocereus pachanoi* ist und eine „klarere" Erfahrung bringt. Solche Quellen und Forschungen sollten von unseren Lesern häufiger verwendet werden, eine erstaunliche Zahl aktiver *Trichocereus* kann auf diese Art und Weise gefunden werden (und wurde es auch).

Man sollte Pflanzen solcher Herkunft auf jeden Fall einige Jahre auswachsen lassen und nur die neu hinzugekommenen Teile für Selbstversuche nutzen, da in kommerziellen Zuchtanlagen oft langlebige giftige Pflanzenschutzmittel verwendet werden.

Die Übersicht behalten

Die Vergabe von individuellen Seriennummern an jede Pflanze könnte mehr Verwirrung stiften, als sie an Problemen löst. Auf jeden Fall sollten jedoch einige Punkte beachtet werden. Die Vergabe von dauerhaften, eine bestimmte Pflanze oder einen bestimmten Stamm begleitenden Bezeichnungen, sollten immer von demjenigen gemacht werden, der deren Aktivität zweifelsfrei nachgewiesen hat, es sei denn, sie hatten schon beim Erwerb eine solche Bezeichnung. Es ist nicht sinnvoll, eine komplette Verfolgbarkeit sämtlicher Pflanzen einzurichten, wenn die Pflanzen letztendlich im Massenverkauf landen. Allerdings kann es einen unbezahlbaren Vorteil bringen, detailliert über die eigenen Pflanzen Bescheid zu wissen, zu wissen, was für Pflanzen man hat, und wo sie herkommen. Wenn man dann auch noch weiß, wann die Pflanzen vom Vorbesitzer gekauft wurden und wie groß sie waren, so kann man sehr gut abschätzen, wie das Wachstumsverhalten dieser Pflanzen ist.

Ein dauerhaftes Logbuch oder eine Karteikarte ist ein einfacher Weg für die meisten Leute, so etwas zu tun. Wenn man darin Name, Quelle, gezahlten Preis, Datum des Kaufes, Größe bei Kauf und diverse Kommentare wie zur Herkunft (z. B. die Quelle des Verkäufers), ethnomedizinischen Verwendung, Identifikation oder einfach nur die Richtigkeit der Bezeichnung bei Verkauf unterbringt, so kann sich das sehr schnell auszahlen. Wenn eine Karteikarte benutzt wird, so ist diese schnell erweiterbar. Dies ist auch ein sinnvoller Platz, um solche Dinge wie Daten zu Wachstum, Blütezeiten, Zeit bis zur Samenbildung, Zahl der Blüten eines bestimmten Jahres und viele andere Beobachtungen unterzubringen. Zu wissen, wann Blüten zu erwarten sind, kann sehr hilfreich sein, wenn man irgendwann eine Hybridzüchtung beginnen möchte. Die ungefähre Saatzeit, die Keimdauer und die prozentuale Keimrate zu kennen, ist für einen Züchter immer sehr hilfreich und kann ohne entsprechende Aufzeichnungen nahezu nie nachvollzogen werden. Es ist immer sehr vorteilhaft, beim Kauf einer

Pflanze jede noch so kleine Information über deren Vergangenheit festzuhalten. Sollte der Verkäufer dazu nichts beitragen können, so kann man den Züchter herausfinden und diesen befragen. Verkäufer sind zwar meist nicht sehr hilfreich, wenn man sie nach ihren Quellen fragt, werden jedoch schnell sehr kooperativ, wenn sie erfahren, dass man nicht plant, sie auszubooten sondern lediglich alles über die Pflanzen erfahren möchte, die man bei ihnen gekauft hat. Eine Möglichkeit, den Widerwillen eines solchen Verkäufers zu überwinden, könnte es sein, ihn zu bitten, doch die gewünschten Informationen über diese Pflanze bei den Vorbesitzern in Erfahrung zu bringen (die meisten werden den Arbeitsaufwand scheuen). Man kann folgende Fragen stellen:

Wo wurde diese Pflanze ursprünglich bezogen?
Können weitere Exemplare der gleichen Pflanze von dort bezogen werden?
Kann ich einen Kontakt zu der Firma haben, um die Herkunft ihrer Pflanzen zu klären?
Wie ist Ihr Name?

Wenn man dann mit dem Großhändler redet:

Was ist über die Herkunft dieser Pflanze bekannt?
Wissen Sie etwas über Belegexemplare dieser Pflanze, die in botanischen Sammlungen zu finden sind?
Kennen Sie den Namen der Person, die diese Pflanze zuerst gesammelt hat, oder die sie zuerst kommerziell anbot?

Die Antworten auf solche Fragen kann eine gute Informationsbasis bezüglich dieser Pflanze bilden. Echtes Interesse an der Vergangenheit einer Pflanze wird meist als ein Hinweis darauf verstanden, dass man ein ernsthaft interessierter Sammler ist. Das kann oft in guten Freundschaften münden und wird fast immer mehr Informationen zu Tage fördern, als normalerweise verfügbar wären. Es gibt wenige Dinge, die ein echter Kakteensammler mehr mag, als mit anderen Sammlern einen „Kaktus-Schwatz" zu halten. Solche Diskussionen ebnen oft auch den Weg zu neuen Pflanzen, die normalerweise nicht zu finden sind, echte Kakteenzüchter sind oft sehr daran interessiert, Ableger „ihrer" Raritäten gegen Raritäten anderer Züchter im Tausch anzubieten.

Verteilen der Ergebnisse von Wirksamkeitsstudien und Klonen

Dieser ist eine der wichtigsten, zugleich aber auch herausforderndsten Aufgaben für den Liebhaber psychoaktiver Kakteen. Wir wären schon um einiges weiter, wenn da nicht der Mantel des Schweigens und der Sicherheit von den Züchtern über ihre Lieblinge gelegt würde. Wer will es ihnen jedoch verdenken, haben doch Gesetze entsprechende Rahmenbedingungen geschaffen. Das „Drogenproblem" veranlasste schon einige Händler, die entsprechenden Kakteen aus ihren Regalen zu nehmen. Sollte ein dringender Bedarf nach Kakteen bestehen, so reicht es eigentlich aus, genauer hinzuschauen. Schöne Beispiele in Farbe können auf *www.troutsnotes.com* oder *trout.yage.net/sc/Trichocereus_List_0.htm* betrachtet werden.

Trotz des Misstrauens und des Schweigens ist es aber nötig, die Ergebnisse von Selbstversuchen und Wirksamkeitsanalysen mit anderen Züchtern abzugleichen, so dass eine Auslese stattfinden kann. Internetbasierte Foren können in diesem Zusammenhang eine gute Kontakthilfe zu anderen Züchtern sein. Solche E-Mail-Beziehungen können sehr schnell kleine Grower-Netzwerke entstehen lassen, innerhalb derer sowohl Informationen als auch lebende Pflanzen verteilt werden können. Doch auch hier ist Vorsicht geboten, denn wie immer hört und spricht ‚Big Brother' mit. Mit ein bisschen Obacht jedoch kann eine gute Balance zwischen dem Schutz seltener Pflanzen und einer guten Verbreitung sinnvoll zu vermehrender Pflanzen erreicht werden, so dass eine gute Auswahl der besten Pflanzen letztlich eine größere Verbreitung findet. Die Verschärfung der Gesetze wirkt insofern wohl eher als verstärkender Selektionsdruck.

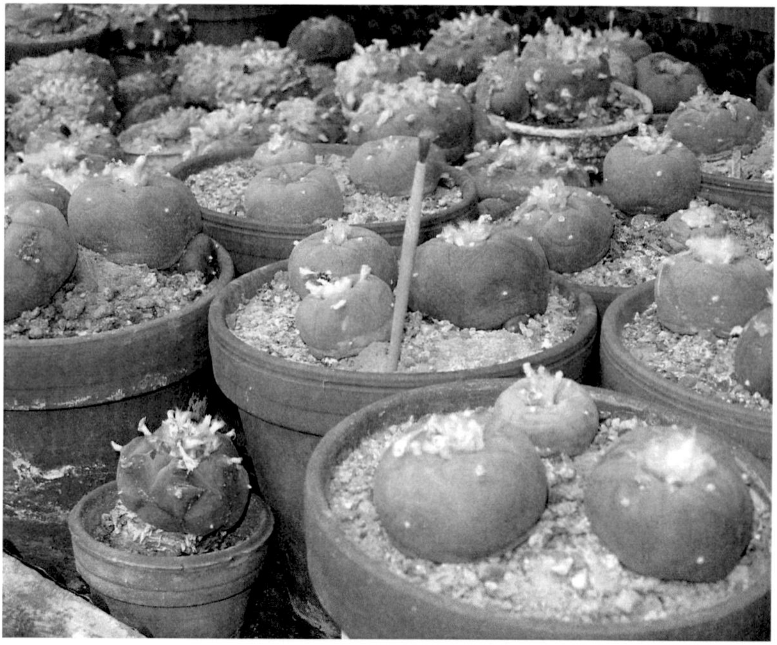

Lophophora williamsii ist im deutschsprachigen Raum als Zierpflanze legal.

Zugabe 3: Ein früher Versuch der Kommerzialisierung von Peyotl in Deutschland

Jochen Gartz
Erschienen in *integration* 6/95: 45

In der Deutschen Bücherei (Leipzig) stieß ich bei der Durchsicht einer Broschüre über Pflanzen, die paranormale Zustände hervorrufen sollen (ROUHIER, 1927) in einem der beiden vorhandenen Exemplare auf einen nachträglich vom Verlag eingebrachten Aufkleber (...).

Meines Wissens ist das offerierte Angebot an „echt mexikanischer Peyotl-Tinktur" der früheste (und einzige?) Versuch, in Deutschland die psychoaktiven Wirkungen von *Lophophora williamsii* (Lemaire) Coulter öffentlich zu vermarkten, hier speziell für parapsychologisch Interessierte. Der auch vorliegende Reprint (RÄTSCH, 1986) enthält diesen Aufkleber nicht.

Der Verlag Max Altmann existiert schon lange nicht mehr. Vor 1989 druckte ein staatlicher Verlag Altmann in Leipzig Glückwunschkarten, wahrscheinlich war dieser nach der Enteignung der ursprünglichen Verlagsbuchhandlung entstanden. Auch diese Firma wurde in den letzten fünf Jahren aufgelöst. Durch die heute verschollenen, historischen Geschäftsunterlagen lässt sich leider nicht mehr feststellen, welche Mengen Peyotl-Tinktur ehemals verkauft worden sind.

Andere Pflanzen, die Peyote genannt werden

„(...) Der Begriff Peyote [wird] auf manche narkotische Pflanze ausgedehnt, so dass ein wirres Durcheinander entstanden ist. Manche Kakteenarten (*Ariocarpus, Astrophytum, Pellicyphora, Strombocactus, Astekium* etc.), Sukkulenten (*Cotyledon*), Korbblütler und Leguminosen sowie Nachtschattengewächse gehören hierher."
(LEUENBERGER 1970: 31)

Einige Arten der Gattung *Cacalia*
Familie: Compositae, Korbblütler

Einige Arten der Gattung *Senecio*
Familie: Compositae, Korbblütler

Arten der Gattung *Cotyledon*
Familie Crassulaceae, Dickblattgewächse

Arten der Gattung *Scirpus*
Familie Lycoperdaceae, Stäublinge

Arten der Gattung *Lycoperdon*
Familie Cyperaceae, Riedgrasgewächse

Die Art *Rhynchosia longeracemosa*
Familie Leguminosae, Hülsenfrüchtler

Die Art *Oncidium cebolleta*
Familie Orchidaceae, Orchideengewächse

Neuzuordnung der Gattungen

ALTE GATTUNG		AKTUELLE GATTUNG
Aporocactus	=>	Disocactus
Azureocereus	=>	Browningia
Backebergia	=>	Pachycereus
Dolichothele	=>	Mammillaria
Helianthocereus	=>	Echinopsis
Islaya	=>	Eriosyce
Lemaireocereus	=>	Pachycereus
Lobivia	=>	Echinopsis
Lophocereus	=>	Pachycereus
Machaerocereus	=>	Stenocereus
Monvillea	=>	Acanthocereus
Neoporteria	=>	Eriosyce
Neochilenia	=>	Eriosyce
Notocactus	=>	Parodia
Phyllocactus	=>	Epiphyllum
Pseudolobivia	=>	Echinopsis
Pterocereus	=>	Pachycereus
Solisia	=>	Mammillaria
Sulcorebutia	=>	Rebutia
Trichocereus	=>	Echinopsis
Wigginsia	=>	Parodia
Zygocactus	=>	Schlumbergera

ANHANG

Glossar

Areole
: Dornen-, Borsten- Glochiden-, Filzpolster- und Haaransatz; meist kleines, pelziges Kissen. Ausser bei der Gattung *Mammillaria*, Geburtsort kleiner Seitentriebe und Blüten.

Auflaufen
: Keimung der Samen. Wenn aus dem Samenkorn ein zartes Pflänzchen bricht, läuft dieses auf.

Axillen
: Bei der Gattung *Mammillaria* mit Härchen ausstaffierte Vertiefungen zwischen den Warzen.

Bimskies
: Kiesart in verschiedenen Körnungen (fein bis grob) aus Bimsstein.

Cephalium
: Haar- und Borstenbildung; man unterscheidet zwischen echtem Cephalium (auf dem Kopf des Kaktus) und Pseudocephalium (Kopf und Seite).

Chlorophyll
: Der grüne Blattfarbstoff.

Cristat
: Hahnenkammwuchs, Verbänderung. Plötzliche Entstehung eines Vegetationsbandes (auch: Vegetationsscheitel) aus einem Vegetationspunkt. Nicht pathologische (= krankhafte) veränderte Wuchsform eines Kaktus. Genaue Ursache ist noch nicht klar.

Dornen
: Im Volksmund meistens falsch als Stacheln bezeichnete Blätter der Kakteen. Dornen sind immer dann Dornen, wenn sie als Teil fest mit der Pflanze verbunden sind. Rosen haben Stacheln. Der Stachel lässt sich leicht abnehmen. Er liegt extern, also außen. Dornen wachsen nicht nur extern an, sondern sie sind ein fest verwachsener Teil des Kaktuskörpers.

Drainage
: Meist aus Kieselsteinen und/oder Tonscherben bestehende Filterschicht im Pflanzgefäß, welche für ein schnelles Ablaufen des überschüssigen Gießwassers sorgt.

Epidermis

Oberhaut; fungiert als Schutz und Wasserspeicher des Pflanzenkörpers.

Epiphyten

Auf Bäumen lebende, nicht schmarotzende Pflanzen, deren Luftwurzeln oftmals bis zum Boden reichen.

Etiolement

Siehe auch Vergeilen. Folge einer fehlerhaften Kultur mit zu wenig Licht und entweder zu feuchter oder zu warmer Umgebung. Der Kaktus wächst übermäßig schnell meist krumm in die Höhe.

Glochiden/Glochidien

Borstenartige Dornenbüschel mit Widerhaken.

Hilum

Samen-Nabel

Hybride

Ergebnis der Kreuzung zweier verschiedener Gattungen (Mischling, Bastard).

Hydrokultur

Pflanzenkultur ohne Erde. Die Pflanzen werden in ein Material (meist Kügelchen) aus Blähton, Plastik oder Kies gesetzt und mit Nährstofflösung am Leben erhalten. Die Wurzel der Hydro-Pflanze trocknet nie aus, sondern hängt immer im nährstoffangereicherten Wasser.

Hydro-Substrate

Kügelchen aus Ton, Plastik oder Kies (s. o.). Diese haben die Eigenart, Wasser schwammartig aufzusaugen und wieder abzugeben.

Kallus

Wundmal; abheilendes Gewebe

Latex

In einigen Pflanzen vorkommender, oft weißer – manchmal bräunlicher – Milchsaft.

Monstrosus

Wilde Wuchsform mit aufgelösten Areolen und Rippen; ähnlich der Cristat-Form.

Nematode

Insekt, auch Älchen genannt. Die gemeine Nematode gilt als Pflanzenschädling, die Rubnematode hingegen als Nützling, weil sie Schädlinge wie den Dickmaulrüssler und die Sciara-Fliege eliminiert, selbst aber den Pflanzen keinen Schaden zufügt.

Opuntien
: Kakteen der Gattung *Opuntia*.

Ovarium
: Sammenbeutel einer Kakteenblüte.

Petalen
: Die inneren Blütenhüllblätter.

Pikieren
: Vereinzeln. Die Keimlinge werden nach dem Auflaufen aus dem Anzuchtsubstrat genommen und, um abzuhärten, zu fünft oder sechst in Einzeltöpfe gesetzt.

Raubnematode
: Siehe Nematode

Sepiolith
: Meerschaum

Substrat
: Pflanzenerde oder Erdgemisch. Das Substrat (also die Erde) liefert der Pflanze die nötigen Nährstoffe.

Sukkulent
: Fettfleischig. Fettfleischige Pflanzen haben das Vermögen, Wasser lange Zeit zu speichern und bedarfsorientiert abzugeben.

Testa
: Samenschale, Samen-Oberfläche

Vergeilen
: Siehe Etiolement

Quellenangaben & Literatur

ABERLE, David F. (1991), *The Peyote Religion Among the Navaho*, University of Oklahoma Press

ANDERSON, Edward (1996), *Peyote -The divine Cactus*, Tucson

BACKEBERG, Curt (1961), *Die Cactaceae - Handbuch der Kakteenkunde*, Jena: Gustav Fischer Verlag

BACKEBERG, Curt (1974), *Wunderwelt Kakteen*, Jena: Gustav Fischer Verlag

BERGER, Markus (2002), Die Gattung Ariocarpus, *Entheogene Blätter* 5: 26-34

BERGER, Markus (2003), *Psychoaktive Kakteen*, Löhrbach: Werner Pieper and The Grüne Kraft

BERGER, Markus (2004), *Cactus Entéogenos*, Barcelona: La Cañameria Global, S.E.

BERGER, Markus (2007), *Kakteen - genügsam formenreich faszinierend*, Stuttgart: Eugen Ulmer Verlag

BERGER, Markus (2009), *Kakteen pflegen*, Stuttgart: Eugen Ulmer Verlag

BERGMAN, Robert L. (1971), *Navajo Peyote Use: Its Apparent Safety*, Amer. J. Psychiat. 128: 6

BERINGER, Kurt (1927), *Der Meskalinrausch - seine Geschichte und Erscheinungsweise*, Berlin: Springer

BRAGA, D. L.; MCLAUGHLIN, J. L. (1969), Cactus alkaloids V. Isolation of hordenine and N-methyltyramine from Ariocarpus retusus, *Planta Medica* 17(1): 87–94

BRUHN, J. C. (1975), Phenethylamines of Ariocarpus scapharostrus, *Phytochemistry*

BRUHN, Jan G., and BRUHN, Catarina (1973), Alkaloids and Ethnobotany of Mexican Peyote Cacti and Related Species, *Economic Botany* 27: 241–251

BYE, R. A. (1979), Hallucinogenic plants of the Tarahumara, *J. Ethnopharmacology* 1: 23–48

CROSBY, D.M.; MCLAUGHLIN, J.L. (1973), Cactus alkaloids XIX. Crystallization of Mescaline HCL and 3-Methoxytyramine HCL from Trichocereus pachanoi, *Lloydia*, VOl 36, No. 4

DAGA, Enric (2004), Persönliche mündliche Mitteilung

DICHT, Reto F., A new conspectus of the genus Coryphantha. In: *Cactaceae Systematics Initiatives.* Nr. 11, 2001

FERRIGNI, N.R.; SWEETANA, S.A.; MCLAUGHLIN, J.L.; SINGLETON, K.E.; R.G. COOKS (1984), Identification of New Cactus Alkaloids in Backebergia militaris by Tandem Mass Spectrometry, *J. Nat. Prod.*, 47(5): 839–845

FINE ARTS MUSEUMS OF SAN FRANCISCO, *Art of the Huichol Indians*, New York: Abrahams, Inc.

FURST, Peter T. (1971), Ariocarpus retusus, the "False" Peyote of the Huichol tradition, *Economic Botany* 25: 182–187

FURST, Peter T. (Hrsg) und SCHAEFER, Stacy B. (Hrsg) (1998), *People of the Peyote: Huichol Indian History, Religion, & Survival*, University of New Mexico Press

GARTZ, Jochen (Hrsg.) (1999), *Halluzinogene in historischen Schriften - Eine Anthologie von 1913-1968*, Solothurn: Nachtschatten Verlag

GÖTZ, Erich / GRÖNER, Gerhard (2000), *KAKTEEN - Kultur, Vermehrung und Pflege. Lexikon der Gattungen und Arten* (7. Auflage), Ulmer-Verlag

GOTTLIEB, Adam (2000), *Peyote und andere psychoaktive Kakteen*, Solothurn: Nachtschatten Verlag

GRYM, Rudolf (1997), *Rod/Die Gattung Lophophora* (tschech.-dt.), Bratislava

GRYM, Rudolf (1997), *Rod/Die Gattung Lophophora – Ergänzter deutscher Text, Richter-Sukkulenten,* Bodenheim

HAAGE, Hans Friedrich (1993), *Kakteen*, Ulmer-Verlag

HAUSTEIN, E. (o. J.), *Kakteen - Lehrmeister Bücherei*, Philler-Verlag

HAUSTEIN, E. (1998), *Der Kosmos-Kakteenführer,* Kosmos

HEFFTER, Arthur (1896, 1898, 1901), *Über Cacteenalkaloide, Berichte der Deutschen Chemischen Gesellschaft* 20: 31, 34

HEFFTER, Arthur (1894), *Über zwei Kakteenalkaloide, Berichte der Deutschen Chemischen Gesellschaft* 27: 2975

HEFFTER, Arthur (1894), *Über Pellote: Ein Beitrag zur pharmakologischen Kenntnis der Kakteen,* Naunyn-Schmiedebergs Archiv für experimentelle Pathologie und Pharmakologie

HEWITT, Terry (1993), *The Complete Book of Cacti & Sukkulents*, Dorling Kindersley

HOFMANN, Albert (1979), *LSD – Mein Sorgenkind,* Stuttgart: Klett-Cotta

JACOBS, Peter (1986), *Auf dem Regenbogen reitet der Tod – Rauschgiftsucht und Drogenmißbrauch,* Verlag Neues Leben Berlin

JANZING, Gereon (2000), *Psychoaktive Drogen weltweit,* Löhrbach: Werner Pieper & The Grüne Kraft – Edition Rauschkunde

JEC CHEMICALS NL (ohne Jahr), *Cactussen - Chemical analysis*, Internet

KINOSHITA, Kaoru; AKIBA, Michiko; SAITOH, Masaaki; YE, Yang; KOYAMA, Kiyotaka; TAKAHASHI, Kunio; KONDO, Norio; YUASA, Hirosi (1998), Antinociceptive Effect of Triterpenes from Cacti, *International Journal of Pharmacognosy* (36)1: 50-55

KINOSHITA, Kaoru; KOYAMA, Kiyotaka; TAKAHASHI, Kunio; KONDO, Norio; YUASA; Hiroshi (1992), New Triterpenes from Trichocereus bridgesii,*Journal of Natural Products* 55(7): 953–955

KINOSHITA, Kaoru; TAKIZAWA, Takaomi; KOYAMA, Kiyotaka; TAKAHASHI, Kunio; KONDO, Norio; YUASA, Hiroshi; KAWAI, Ken-Ichi (1995), New Triterpenes From Trichocereus pachanoi,*Journal of Natural Products* 58(11): 1739–1744

LEWIN, Louis (1927/2000), *Phantastica*, Köln: Parkland-Verlag

MA, W.W.; JIANG, X.-Y.; COOKS, R.G.; MCLAUGHLIN, J.L.; GIBSON, A.C.; ZEYLEMAKER, F.; OSTOLAZA, C.N. (1986), Cactus Alkaloids LXI. Identification of Mescaline and Related Compounds in Eight Additional Species Using TLC and MS/MS,*J. Nat. Prod.*, 49: 735–736

MCKENNA, Terence (1992), *Die Speisen der Götter,* Löhrbach: Werner Pieper & The Grüne Kraft – Edition Rauschkunde

MCKENNA, Terence (1989), *Plan-Plant-Planet*, Löhrbach und Solothurn: Werner Pieper's MedienXperimente Löhrbach & Nachtschatten Verlag

MCLAUGHLIN, J. L. (1969), Cactus alkaloids. VI. Identification of hordenine and N-methyltyramine in Ariocarpus fissuratus varieties fissuratus and lloydii, *Lloydia* 32: 392–394

MCLAUGHLIN, J.L., and PAUL, A.G. (1966), The cactus alkaloids. I. Identification of N-methylated tyramine derivatives in Lophophora williamsii, *Lloydia*, XXIX: 315–327

McLaughlin, J.L., and Paul, A.G. (1967), Thc cactus alkaloids. II. Biosynthesis of hordenine and mescaline in Lophophora williamsii, *Lloydia*, XXX: 91-99

Meyer, B.N. ; Helfrich, J.S. ; Nichols, D.E. ; McLaughlin, J.L. ; Davis, D.V. ; R.G. Cooks (1983), Cactus Alkaloids LIII. Coryphanthine and O-Methyl-Candicine, Two New Quaternary Alkaloids from Coryphantha greenwoodii, *J. Nat. Prod.*, 46(5): 688-693

Michaux, Henri (1956), *Unseliges Wunder. Das Meskalin*, Carl Hanser Verlag

Mogrovejo, J.; Zaratrusta Underground (2000), *Descriptions of psychoactive cacti*, Internet

Neal, J. M.; Sato, P. T.; Howald, W. N.; McLaughlin, J. L. (1972), Peyote alkaloids: Identification in the Mexican cactus Pelecyphora aselliformis Ehrenberg, *Science* 176(9 Jun): 1131-1133

Myerhoff, Barbara G. (1976), *Peyote Hunt : The Sacred Journey of the Huichol Indians*, Cornell University Press

Neal, J. M.; Sato, P. T.; McLaughlin, J. L. (1971), Cactus alkaloids. XI. Isolation of tyramine, n-methyltyramine, and hordenine from Obregonia denegrii., *Econ Bot* 25: 382-384

Neal, J. M.; McLaughlin, J. L. (1970), *Cactus alkaloids IX. Isolation of N-methyl--3,4-dimethoxy-beta-phenethylamine and N-methyl-4-methoxy-(3-phenethylamine) from Ariocarpus retusus*, Ges. für Arzneipflanzenforschung & Am Soc Pharmacognosy (July 26-31): 8

Neal, J. M.; Sato, P. T.; Johnson, C. L.; McLaughlin, J. L. (1971), Cactus alkaloids X. Isolation of hordenine and N-methyltyramine from Ariocarpus kotschoubeyanus, *Journal of Pharmaceutical Sciences* 60(3): 477-478

Norquist, D. O.; McLaughlin, J. L. (1971), Cactus alkaloids VIII. Isolation of N-methyl-3, 4-dimethoxy-/3-phenethylamine from Ariocarpus fissuratus var. fissuratus, Journal of Pharmaceutical Sciences 59(12): 1840-1841

Ott, Jonathan (1993), *Pharmacotheon*, Kennewick: Natural Products Co.

Pardanani, J.H.; McLaughlin, J.L.; Kondrat, R.W.; Cooks, R.G. (1977), Cactus Alkaloids. XXXVI. Mescaline and Related Compounds from Trichocereus peruvianus, *Lloydia* (40)6: 585-590

Parnefjord, Ralph (2000), *Das Drogentaschenbuch*, Georg Thieme Verlag

Pieper, Werner (2000), *Highdelberg - Zur Kulturgeschichte der Genussmittel-amBeispiel einer berauschenden Stadt*, Werner Pieper & The Grüne Kraft - Edition Rauschkunde

Pieper, Werner (2000), *Kurt Beringer und die 'Heidelberger Drogenschule' der 20er Jahre*, Löhrbach: Werner Pieper & The Grüne Kraft - Edition Rauschkunde

Pieper, Werner (2002), *Nazis on Speed - Drogen im 3. Reich I + II*, Löhrbach: Werner Pieper & The Grüne Kraft - Edition Rauschkunde

Preston-Mafham, Rod & Ken (1995), *Kakteen Atlas - 1094 Kugelkakteen in Farbe*, Ulmer-Verlag

Pummangura, S; McLaughlin, J.L.; Davis, D.V.; Cooks, R.G. (1982), Cactus Alkaloids, XLIX. New Trace Alkaloids (Dehydrosalsolidine and Heliamine) from the Saguaro, Carnegiea Gigantea, and Confirmation by MIKES (MS/MS), *J. Nat. Prod.*, 45: 277-281

Radin, P. (1923), *The Winnebago Tribe*, 37° Annual Report of the Bureau of American Ethnology, 33-550

Rätsch, Christian (1988), *Lexikon der Zauberpflanzen*, VMA-Verlag

RÄTSCH, Christian (1995), *Pflanzen der Liebe*, Löhrbach & Solothurn: Werner Pieper's MedienXperimente & Nachtschatten Verlag

RÄTSCH, Christian (1998), Enzyklopädie der psychoaktiven Pflanzen, Aarau: AT-Verlag

RAUH, Werner (1979), *Kakteen an ihren Standorten*, Berlin: Parey Buchverlag

REAVIS, EDWARD (HG., 1967/2002), *Rauschgiftesser erzählen. Eine Dokumentation.* Solothurn: Nachtschatten Verlag

ROSS-FLANIGAN, Nancy (2001), *Peyote*, Enslow Pub

ROUHIER, Alexandre (1927), *Le Peyotl,* Gaston Doin & Cie Paris

ROUSH, R.A.; COOKS, R.G.; SWEETANA, S.A.; MCLAUGHLIN, J.L. (1984), A Search for New Alkaloids in Pachycereus weberii by Tandem Mass Spectrometry, *Anal. Chem.*, 57: 109–114

SCHÄFER, Georg; CUZ, Nan (1968), *Im Reiche des Mescal*, Synthesis Verlag

SCHMIDBAUER, W.; VOM SCHEIDT, J. (1994), *Handbuch der Rauschdrogen*, Frankfurt/M.: Fischer Taschenbuch Verlag

SCHULDES, Bert Marco (2001), *Psychoaktive Pflanzen*, Löhrbach: Werner Pieper & The Grüne Kraft

SCHULTES, Richard E.; HOFMANN, Albert (1998), *Pflanzen der Götter*, Aarau: AT-Verlag

SHULGIN, Ann & Alexander (1990), *PIHKAL – A Chemical Lovestory*, Berkeley: Transform Press

SHULGIN, Ann & Alexander (1997), *TIHKAL – The Continuation*, Berkeley: Transform Press

SLOTKIN, J.S. (1956), *The Peyote Religion : A Study in Indian-White Relations*, Glencoe: The Free Press

SMITH, Michael S. (2001), *Sacramental and Medicinal Cacti,* Internet (http://www.cactus-mall.com/mss/)

SMITH, Michael S. (1998), *Narcotic and Hallucinogenic Cacti of the New World,* Internet (http://space.tin.it/scienza/faccadia/nhcacti.htm)

SPECKMANN, Marika (1999), *Panindianische Mythologie am Beispiel der Peyote-Religion*, ibidem-Verlag

SPEIR, W. W.; MIHRANIAN, V.; MCLAUGHLIN, J. L. (1970), Cactus alkaloids VII. Isolation of hordenine and N-methyl-3,4-dimethoxy-beta-phenylethylamine from Ariocarpus trigonus, *Lloydia* 33: 15-18

STAFFORD, Peter (1977), *Enzyklopädie der psychedelischen Drogen*, Linden: Volksverlag

STAFFORD, Peter (1980), *Meskalin, Peyote und verwandte Kakteen,* Markt Erlbach: Raymond Martin Verlag

ŠTARHA, R. (1995), Alkaloids of Epithelantha micromeris, *Fitoterapia* 66 (4): 75

ŠTARHA, R. (1996), Alkaloids from the Cactus Genus Gymnocalycium, *Biochemical Systematics and Ecology* 24 (1): 85–86

ŠTARHA,R. - URBÁNKOVÁ, K. – KUCHYA, J. (1997), Alkaloids from the Cactus Genus Gymnocalycium (Cactaceae) (Part II.), *Biochemical Systematics and Ecology* 25 (4): 363–364

ŠTARHA, R. - CHYBIDZIUROVÁ, A., LACNÝ, Z. (1999), Alkaloids of the Genus Turbinicarpus, Biochemical Systematics and Ecology 27: 839–841

STAMMEL, Heinz J. (1986), *Das Heilwissen der Indianer – Tausend geheime Rezepturen und ihre Anwendung*, Rowohlt Verlag

STEWARD, Omer C. (1993), *Peyote Religion : A History* (Civilization of the American Indian, Vol 181), University of Oklahoma Press Anderson, Edward F.

TAEGER, Hans-Hinrich (1988), *Spiritualität und Drogen,* Markt Erlbach: Raymond Martin Verlag

TRACHSEL, Daniel (2011), *Psychedelische Chemie* - 4. komplett überarbeitete Neuauflage, Solothurn: Nachtschatten Verlag

TRENARY, Klaus (1997), *San Pedro Fanatic Report Version 4* „Visionary Cactus Guide", Internet

TROUT, K. (1997), *Sacred Cacti and Some Selected Succulents: Botany, Chemistry and Utilization*, Sedona, AZ: Narayan Publications

TROUT, K. (1999), *Cactus Chemistry: By Species,* Better Days Publishing

UNKNOWN (1996), *Peyote: The Divine Cactus*, University of Arizona Press

VÖLGER, Gisela (1981), Rausch und Realität - Drogen im Kulturvergleich, Materialband zu einer Ausstellung für Völkerkunde der Stadt Köln, 7. August bis 11. Oktober 1981

Zeitschriften

THE OFFICIAL NEWSLETTER OF THE PEYOTE FOUNDATION
The Peyote Awareness Journal
6 x jährl.; Abo 25 $ innerh. USA, 35 $ außerhalb USA;
The Peyote Foundation, PO Box 778 Kearny, AZ 85237 USA;
E-Mail: leo@peyote.win.net, Internet: http://www.maps.org/paj/

DEKORNE & SCHULDES (Hrsg.)
Entheogene - Forum für entheogene Forschungen, Verfahren und Erfahrungen
- eingestellt -

HARTWIN ROHDE
Entheogene Blätter (Nachfolger der *ENTHEOGENE*)
Monatliche Erscheinungsweise; Abo: 15 bis 60 €;
Hartwin Rohde, Danziger Straße 84, 10405 Berlin,
E-Mail: info@entheogene.de, Internet: http://www.entheogene.de

MULTIDISCIPLINARY ASSOCIATION FOR PSYCHEDELIC STUDIES
MAPS Bulletin
Mitgliederzeitschrift; Vierteljährlich; 35 $ bis 49 $ plus 15 $ außerhalb USA;
MAPS, 2105 Robinson Avenue Sarasota, FL 34232 USA; E-Mail: info@maps.org,
Internet: http://www.maps.org

BAUER, HANSLMEIER, LUNA U. A.
integration - zeitschrift für geistbewegende pflanzen und kultur
- eingestellt - Solange der Vorrat reicht, nur noch erhältlich bei Werner Pieper's MedienXperimente, Löhrbach

Bezugsquellen

für Pflanzen, Samen, Literatur, Zubehör, Nützlinge usw.

Georg Schwarz
Kakteen- und Pflanzenzubehör
An der Bergleite 5
90455 Nürnberg
Telefon: 0 91 22-7 72 70
Fax: 0 91 22-63 84 84
E-Mail: bestellung@kakteen-schwarz.de
Internet: www.kakteen-schwarz.de

Kakteen-Haage
Blumenstraße 68
99092 Erfurt
www.kakteen-haage.de

Der-Kaktus
Benedikt Krantz
Kesselbergweg 28
52385 Nideggen
www.der-kaktus.de

Uhlig Kakteen GbR
Hegnacher Strasse 31
71394 Kernen i.R.
www.uhlig-kakteen.de

Kakteen-Pilz
Monschauer Landstr. 162
52355 Düren
www.kakteen-pilz.de

Kakteen-OnlineShop
Kakteengärtnerei Albert Plapp
Drosselweg 7–9
84178 Kröning
www.kakteen-plapp.de

Anmerkungen

1 NEEM® ist ein rein pflanzliches, bienen- und nützlingschonendes, neues Präparat aus Samenextrakt des Neembaumes.
2 Vgl. GARTZ, Jochen, *Salvia divinorum – Die Wahrsagesalbei*, Solothurn 2001, S. 31
3 Vgl. Anm. 1
4 Vgl. Anm. 1
5 Diese Sorte gibt es nur gepfropft. Meistens sind solche Veredelungen auf *Hylocereus trigonus* gesetzt. Dieser Kaktus verlangt relativ tropische Vegetationsverhältnisse, weshalb er für Arten mit andersartigen Ansprüchen weniger geeignet ist. Zu diesen Arten gehören zum Beispiel *Ariocarpus* und *Astrophytum*. Auf *Hylocereus* gepfropfte *Astrophyten* gibt es häufig in Gärtnereien. Der Pfröpfling sollte umgehend vom Strunk entfernt, bewurzelt und wurzelecht weiterkultiviert werden.
6 Aus einem Brief an Arthur Koestler um 1960; Quelle: www.leary.com
7 Siehe Monografie *Lophophora williamsii*
8 GOTTLIEB 2000, SCHULTES et HOFMANN 1998: 144ff.
9 RÄTSCH 1998: 329ff., STAFFORD 1977: 173ff.
10 Die *Native American Church* ist eine amerikanische Eingeborenenkirche. Sie wurde 1911 von Joseph Rave initiiert. Vgl. auch BERGMAN 1971
11 ANDERSON 1996, JANZING 2000: 91ff., RÄTSCH 1998: 330f., STAFFORD 1977: 169ff., SCHULTES et HOFMANN 1998: 144ff.
12 SCHULTES 1938, BERGMAN 1971
13 HOFMANN, Albert, *LSD - Mein Sorgenkind*
14 ANDERSON 1996, HOFMANN 1979: 45f., SCHULTES et HOFMANN 1998: 190ff., SCHMIDBAUER et vom SCHEIDT 1994: 100f., STAFFORD 1977: 81ff., TAEGER 1988: 48ff.
15 ROUHIER 1927
16 W. PIEPER (Hrsg.), *Nazis on Speed*, Löhrbach 2002
17 Arthur Heffter zwei Stunden nach Einnahme von 16,6 mg Meskalin, aus: *Über Pellote*
18 Kurt Beringer über Musik unter Meskalineinfluss, *Der Meskalinrausch*
19 HESSE und WALLRAFF vgl. RÄTSCH 1998: 849
20 MICHAUX 1956
21 RÄTSCH 1998: 332
22 SCHÄFER et CUZ 1968
23 Aus: *Radin* 1923: 398f.
24 Ist heute *Epithelantha micromeris*
25 Ist heute *Ariocarpus fissuratus*
26 Aus: *The Entheogen Review* 7(3) 1998: 73
27 z. B. RÄTSCH 1998: 857f.; GOTTLIEB 2000: 91
28 RÄTSCH 1998: 857
29 SMITH 1998
30 SMITH 1998
31 BERGER 2002, BRAGA et MCLAUGHLIN 1969, BRUHN 1975, FURST 1971/ 1998, MCLAUGHLIN 1969, NEA et MCLAUGHLIN 1970, NEAL et al 1971, NORQUIST et MCLAUGHLIN 1971, RÄTSCH 1998: 67f., SCHULTES et HOFMANN 1998: 35 & 70, SPEIR et al 1970, TRENARY 1997, TROUT 1997
32 BERGER 2002, SCHULTES et HOFMANN 1998, SMITH 1998/2001
33 BERGER 2002
34 RÄTSCH 1998: 548, SMITH 1998 und 2001
35 GOTTLIEB 2000: 46, RÄTSCH 1998: 337
36 GOTTLIEB 2000: 46, RÄTSCH 1998: 337, SMITH 1998, TRENARY 1997, TROUT 1997
37 TRENARY 1997
38 SHULGIN et SHULGIN 1990
39 TRENARY 1997, FERRIGNI et al 1984
40 Früher „Papago“ genannter Stamm aus dem Norden Arizonas

41 Rätsch 1998: 154f., Pummangura et al 1982, Schultes et Hofmann 1998: 39 & 76f., Smith 1998/2001, Trenary 1997

42 Rätsch 1998: 154, Schultes et Hofmann 1998: 77

43 Trenary 1997

44 Rätsch 1998, Trenary 1997

45 Rätsch 1998: 843

46 Trenary 1997

47 Gottlieb 2000: 44, Rätsch 1998: 185f., Meyer et al 1983, Schuldes 2001: 41f., Schultes et Hofmann 1998: 66f., Smith 1998/2001, Trenary 1997, Trout 1997

48 Gottlieb 2000: 44, Rätsch 1998: 185f.

49 Trenary 1997

50 Gottlieb 2000: 44f., Rätsch 1998: 337 & 342, Smith 1998, Trenary 1997

51 Backeberg 1974, Rätsch 1998: 326f., Trenary 1997

52 Smith 2001

53 Rätsch 1998: 337, Schultes et Hofmann 1998: 42 & 74f., Trenary 1997

54 Bye 1979

55 Rätsch 1998: 329

56 Rätsch 1998: 226, Trenary 1997

57 Trenary 1997, Rätsch 1998: 705, Smith 2001

58 Rätsch 1998: 705

59 Gottlieb 2000: 46, Rätsch 1998: 330 & 336f., Schultes et Hofmann 1998: 42 & 70f., Smith 1998/2001, Starha 1995, Trenary 1997

60 *Epithelantha micromeris* gibt es in den Varietäten *E. micromeris* var. *bokei, E. micromeris* var. *densispina, E. micromeris* var. *greggii, E. micromeris* var. *micromeris, E. micromeris* var. *pachyrhiza, E. micromeris* var. *rufispina und E. micromeris* var. *unguispina*.

61 *Trenary* 1997

62 Smith 2001, Trenary 1997

63 Gottlieb 2000: Bildtafeln, Rätsch 1998: 336, Trenary 1997

64 Rätsch 1998: 850, Smith 2001, Starha 1996, Starha et al 1997, Trenary 1997

65 *JEC Chemicals*, Rätsch 1998: 850

66 Trenary 1997

67 Rätsch 1998: 843

68 Rätsch 1998: 511 & 513, Trenary 1997

69 Backeberg 1974, Trenary 1997

70 Rätsch 1998: 850, Trenary 1997

71 Trenary 1997

72 Rätsch 1998: 843, Smith 2001, Trenary 1997

73 Smith 2001, Trenary 1997

74 Rätsch 1998: 226, Shulgin et Shulgin 1990, Trenary 1997

75 Trenary 1997

76 Trenary 1997

77 Backeberg 1974, Beringer 1927, Furst 1998, Gottlieb 2000: 25ff., Grym 1997, Janzing 2000: 91ff., Heffter 1894, McKenna 1992: 286ff., McLaughlin 1966/67, Myerhoff 1976, Rätsch 1998: 326ff. & 849ff., Ross-Flanigan 2001, Schmidbauer et Vom Scheidt 1994: 265ff., Schuldes 2001: 62ff., Schultes et Hofmann 1998: 47 & 74f. & 144ff., Speckmann 1999, Stafford 1977: 169ff., Steward 1993, Smith 1998/2001, Trenary 1997, Trout 1997 u. v. a.

78 Seevers MH: Summary of unpublished experiments on mescaline sulfate, ground peyote buttons, and extracs of ether and chloroform soluble phenolic and non-phenolic fractions of peyote buttons in a man, monkey and the dog. Ann Arbor, Mich, Pharmacology Department, University of Michigan Medical School, 1970, zitiert in Bergman 1971

79 Gottlieb 2000: 33f., Rätsch 1998: 328f., Schultes et Hofmann 1998: 75

80 Grym 1997

81 Trenary 1997

82 Gottlieb 2000: 44ff., Rätsch 1998: 342ff., Schultes et Hofmann 1998: 48 & 78f., Smith 1998/2001, Trenary 1997, Trout 1997

83 Rätsch 1998: 343
84 Smith 2001
85 Trenary 1997, Rätsch 1998: 858
86 Trenary 1997
87 Rätsch 1998: 850, Trenary 1997
88 Trenary 1997
89 Trenary 1997
90 Trenary 1997
91 Rätsch 1998: 742, Smith 1998/2001, Trenary 1997
92 Rätsch 1998: 572 & 742
93 Backeberg 1974, Trenary 1997
94 Backeberg 1974, Gottlieb 2000: 46f., Neil et al 1971, Rätsch 1998: 336f., Trenary 1997
95 Backeberg 1974, Rätsch 1998: 850 & 856, Smith 2001, Trenary 1997
96 Rätsch 1998: 400f., Roush 1984, Schultes et Hofmann 1998: 51 & 68, Smith 1998/2001, Trenary 1997
97 Rätsch 1998: 401, Schultes et Hofmann 1998: 68
98 Trenary 1997
99 Gottlieb 2000: 41f., Neal et al 1972, Rätsch 1998: 337 & 428f., Schultes et Hofmann 1998: 53 & 74f., Smith 1998/2001, Trenary 1997, Trout 1997
100 Trenary 1997
101 Rätsch 1998: 850, Trenary 1997
102 Rätsch 1998: 850, Trenary 1997
103 Trenary 1997
104 Rätsch 1998: 843, Trenary 1997
105 Rätsch 1998: 850, Trenary 1997
106 Trenary 1997
107 Rätsch 1998: 850, Trenary 1997
108 Trenary 1997
109 Trenary 1997
110 Trenary 1997
111 Smith 2001, Trenary 1997
112 Smith 2001, Trenary 1997 u. a.
113 Backeberg 1974
114 Gottlieb 2000: 46, Rätsch 1998: 337, Smith 1998/2001, Trenary 1997
115 Rätsch 1998: 850, Trenary 1997
116 Rätsch 1998: 850, Trenary 1997
117 Rätsch 1998: 337, Smith 1998/2001, Trenary 1997
118 Trenary 1997
119 Trenary 1997
120 Backeberg 1974, Crosby et McLaughlin 1973, Gottlieb 2000: 51ff., Pardanani et al 1977, Rätsch 1998: 505ff., Schuldes 2001: 90f., Schultes et Hofmann 1998: 166ff., Smith 1998/2001, Stafford 1977: 169ff., Trenary 1997, Trout 1997 u. v. a.
122 Von Bert Marco Schuldes (mittlerweile eingestellt). Nicht zu verwechseln mit *Entheogene Blätter* von Hartwin Rohde!
123 Workshop „Mind, Molecules and Magic"
124 Rätsch 1998: 328 & 428, Smith 1998/2001, Starha 1999, Trenary 1997, Trout 1997
125 Trenary 1997
126 Trenary 1997
127 Vgl. Shulgin et Shulgin 1990
128 Nachtschatten Verlag Solothurn 2000: 79-80 („Die Wirksamkeit steigern")
129 Bergman 1971
130 Alle Arten sind psychoaktiv!
131 Mimikry-Pflanzen, sind Pflanzen, die durch Mimese (optische Anpassung an die Umwelt = Schutzfunktion gegen Tierfraß etc.) gänzlich in der sie umgebenden Kulisse „verschwinden".